2021

黑龙江省社会科学学术著作出版资助项目

中医心理疏导论

于钦明　齐　辉　杨玉赫◎主编

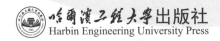

哈尔滨工程大学出版社
Harbin Engineering University Press

内容简介

本书对中医心理疏导相关理论及实践进行研究,希望为读者提供中医心理方面的知识,促进全民心身健康,助力"健康中国"建设。本书内容包括导论、中医心理疏导的发展简述、中医心理疏导的伦理道德、中医心理疏导的基础理论、中医心理疏导的实践方法、常见疾病的中医心理疏导、中医心理疏导与中医情志养生及中医心理疏导的发展趋势等。

本书可作为心理学、中医学等相关专业本科生、研究生的参考用书,也可供高等院校相关专业研究人员及心理学从业人员参考借鉴。

图书在版编目(CIP)数据

中医心理疏导论/于钦明,齐辉,杨玉赫主编. —
哈尔滨:哈尔滨工程大学出版社,2023.3
ISBN 978 - 7 - 5661 - 3860 - 6

Ⅰ. ①中… Ⅱ. ①于… ②齐… ③杨…Ⅲ. ①中医学 –
医学心理学 Ⅳ. ①R229

中国国家版本馆 CIP 数据核字(2023)第 040958 号

中医心理疏导论
ZHONGYI XINLI SHUDAO LUN

选题策划　夏飞洋
责任编辑　王丽华　秦　悦
封面设计　佟　玉

出版发行　哈尔滨工程大学出版社
社　　址　哈尔滨市南岗区南通大街 145 号
邮政编码　150001
发行电话　0451 – 82519328
传　　真　0451 – 82519699
经　　销　新华书店
印　　刷　黑龙江天宇印务有限公司
开　　本　787 mm × 960 mm　1/16
印　　张　15.25
字　　数　316 千字
版　　次　2023 年 3 月第 1 版
印　　次　2023 年 3 月第 1 次印刷
定　　价　68.00 元
http://www.hrbeupress.com
E-mail:heupress@hrbeu.edu.cn

本书编委会

前　言

　　中国是世界心理学起源最早的国家之一，无论是儒家、道家，还是中医学的理论，都蕴藏了丰富的心理学思想。当前，西方的心理治疗理论和流派众多，但由于文化背景和民族特点的差异，这些理论和方法在我国往往会"水土不服"。心理学的本土化成了当前中国心理学界亟须解决的问题。

　　中医心理疏导是应用中医心理学知识改变病人的认知、情绪、行为和意志，来达到消除症状、治疗疾病的一种方法，是具有中国特色的、较为系统的心理治疗方法，是一个多学科交叉的系统工程。本书在中医心理疏导相关理论及实践的基础上，依据一定的逻辑，分层次进行阐述。首先，通过对中医心理疏导文化溯源，分析中医心理疏导与相关学科的联系，阐述心理问题的中医致病因素及中医心理疏导的相关意义和方法，并为介绍其基本内容做理论铺垫。其次，详细阐释中医心理疏导发展，追溯到《黄帝内经》时期中医心理疏导的起源和形成，探讨传统文化在具体心理疏导治疗中的应用内容及方法，并勾勒出基本框架，使广大学者对中医心理疏导的来源及其提出的背景有较为完整的了解，同时对"道""德""礼""法"与中医伦理道德进行系统分析。再次，对中医心理疏导的基础理论和结构加以探讨，使读者能更好地把握中医心理疏导的实践方法，并在此基础上进一步明晰中医心理疏导的主要研究内容，构建中医心理疏导的理论体系。最后，提出了常见疾病的中医心理疏导方法，探讨了中医心理疏导与中医情志养生的关系，分析了中医心理疏导的发展趋势，使读者了解基于中医心理疏导相关知识和文化进行研究的必要性、重要性，以及研究的方法与措施。总之，本书对中医心理疏导的起源、发展、应用和实践进行了系统分析，形成了独特的理论体系，希望可以为中医心理学和现代心理学的发展提供借鉴价值，为读者提供中医心理方面的知识，促进全民心身健康，助力"健康中国"建设。

　　本书由于钦明、齐辉、杨玉赫担任主编，任蓉、郝丙辉担任副主编，由于钦明统稿。其中,于钦明负责第六章的编写和参考文献的整理;齐辉负责第一章和第八章的编写;杨玉赫负责第四章和第五章的编写;任蓉负责第二章和第三章的编写;郝丙辉负责第七章的编写。本书在成书过程中参考了大量文献著述,在此向相关作者表示衷心的感谢。

由于编者水平有限,书中难免存在错误或不足之处,恳请广大读者批评指正。

编 者

2022 年 12 月

目　　录

第一章 导 论

第一节 走进中医心理疏导

一、中医心理疏导的渊源

中国是世界心理学起源最早的国家之一,无论是儒家、道家,还是中医学的理论,都蕴藏了丰富的心理学思想。当前,西方的心理治疗理论和流派众多,但由于文化背景和民族特点的差异,这些理论和方法在我国往往会"水土不服"。究其原因,主要是社会文化因素在个体心理问题的发生、发展及转归中起着至关重要的作用。所以,心理学的本土化成为中国心理学界迫切需要解决的问题。在把西方心理学的原理与中国本土文化结合的过程中,我国逐渐拥有了适合自己国情的治疗理论和方法,不仅仅是求得症状的消失,而是以远期效果的巩固为最终目标。中医心理疏导就是其中具有代表性的理论之一。

二、中医心理疏导的历史

中国传统医学浩瀚繁博,我国古代医学家在心理治疗方面做出了卓越的贡献。早在两千多年前问世的《黄帝内经》等典籍中已经蕴藏了许多心理疏导和治疗的学术思想。之后,我国的历代医学家在其著作中也留下了丰富的心理疏导和治疗思想。作为中国本土化的心理治疗方法,心理疏导从传统医学宝库中汲取大量养分,构建和完善了自己的理论体系。中医心理治疗历史悠久,是我国传统文化的宝贵财富,对中医心理治疗的研究早在20世纪初就在我国形成体系,历经百年,有成果也有不足。

(一)情志学说的萌芽及雏形阶段

先秦时期,中医药学术体系尚未形成,有关情志致病的论述只散见于各种文献中,尚未形成系统的理论认识,所以有学者称之为"诸子散载时期"。

《山海经》中记载的38种疾病,就提到了狂、痴等。先秦诸子很重视对人的情志活动及其影响的研究,如《庄子·齐物论》曰:"喜怒哀乐,虑叹变慹。"即是对情志举而言之。《郭店楚简》载"喜、怒、哀、悲之气,性也。及其见于外,则物取之也",提出了"四情"的称谓。《吕氏春秋》载"大喜、大怒、大忧、大恐、大哀,五者接神,则生害矣",论述了"五情致病"。《荀子·天论》载"形具而神生,好恶喜怒哀乐藏焉,夫是之谓天情",概括为"六情"。《礼记·礼运篇》载"何谓人情?喜、怒、哀、惧、爱、恶、欲,七者弗学而能",已经有"七情"的提法。

秦汉时期是中医情志学说的雏形阶段。奠定中医学理论体系基础的《黄帝内经》在情志医学方面有大量精辟的论述。据考证,《黄帝内经》162 篇中,从篇名到主要内容,讨论到心理学有关问题的多达 32 篇,共计 236 个词条(中心词要目),并多次提及喜、怒、忧、思、悲、恐、惊等情志。内容涉及情志致病的达 129 篇之多,占全书的 72.9%。《素问·举痛论》曰:"百病生于气也,怒则气上,喜则气缓,悲则气消……,思则气结。"《灵枢·本神》曰:"肝藏血,血舍魂,肝气虚则恐,实则怒。脾藏营,营舍意,脾气虚则四肢不用……"阐述了情志变化同发病之间的关系。《难经》发展了《黄帝内经》的病因学说,特别强调了忧愁思虑恚怒的病因学意义。《伤寒论》开创了情志医学辨证论治的先河,全书条文 398 条,以心理因素作为病因之一,以异常的身心现象作为主证之一的有 40 条,约占 10%;88 条涉及心理现象,约占 22%;113 首方剂中,以心理因素为主要病因之一或以心身病症为主证之一的有 20 方,约占 18%;涉及心理问题的有 34 方,约占 30%。另外,西汉淳于意记载的 25 个病例中,情志因素致病的有 3 例(男 2 例,女 1 例,占 12%),发病过程中有心理异常者 7 例(男 4 例,女 3 例,占 28%)。

(二)初步形成于隋唐时期

隋唐时期,一些医家在中医情志致病等方面提出了自己独到的见解。隋代巢元方等编撰的《诸病源候论》全书共 50 卷,记载证候 1 739 个,其中涉及心理证候的达 106 个。对于五至五气,《诸病源候论》指出:"怒气则上气不可忍,热痛上抢心,短气欲死,不得气息也;恚气则积聚在心下,心满不得饮食;忧气则不可极作,暮卧不安席;喜气即不可疾行,不能久立;愁气则喜忘,不识人语,置物四方,还取不得去处。"唐代孙思邈效法《黄帝内经》,从七情内伤立论指出,"凡远思强虑伤人,忧恚悲哀伤人,喜乐过度伤人,忿怒不解伤人,汲汲所愿伤人,戚戚所患伤人",且进一步强调"寒气、热气、怒气、恚气、喜气、忧气、愁气,此之为病,皆生积聚"。他认为长期不良心理情绪的刺激,如心情抑郁、思欲无穷、喜乐过度等,都会导致心理失衡,成为损害健康的始动因素。同时,他还归纳了七情所致的各种证候,即"喜气为病,则不能疾行,不能久立;怒气为病,则上行不可当,热痛上冲心,短气欲死,不能喘息;忧气为病,则不能苦作,卧不安席;恚气为病,则聚在心下,不能饮食;愁气为病,则平居而忘,置物还取,不记处所,四肢浮肿,不能举上……"。

(三)成熟及完善于宋金元时期

宋金元时期是中医情志学说走向成熟的阶段。南宋陈无择在《金匮要略》三因论的基础上,结合《黄帝内经》"五志太过致病"学说,写成《三因极一病证方论》,明确提出了"七情"的概念,突出强调了情志因素在疾病发生发展中所起的重大作用,使中医的"七情学说"达到了成熟。"金元四大家"不仅把中医学的发展推向一个新的历史阶段,同时也为情志学说书写了新的篇章。刘完素提出了"五志过极皆为热甚"的论点,同时他还很重视七情六欲与疾病的联系,认为亢盛的情欲属于阳,若情欲过度,则易化热为炎。张子和在《儒门事亲·九气感疾更相为治衍》中,对七情致病的病变和证候,做了较全面的归纳和论述,认识到几乎所有的慢性病都受心理因素的影响。李东垣在《安养心神调治脾胃论》篇中提道:"凡怒、忿、悲、思、恐、惧,皆损元气。夫阴火之炽盛,由心生凝滞,七情不安故也。"他还在《内外伤辨惑论》中特别指出:"喜怒过多……耗伤元气,脾胃虚衰,元气不足而心火独盛。"朱丹溪在其代表作《格致余论》中指出,"相火"多起于情志妄动,并在《丹溪心法》中提出"七情之病皆从火化"的论点。

明清时期中医药学的发展,主要表现为通过对古籍的整理研究,将前代的理论进行全面总结,使中医学体系渐趋完善。《本草纲目》的问世、温病学派的形成、《医林改错》对人体解剖生理学的新认识等,都标志着明清医学出现了新的发展趋势。与此同时,中医情志学说也臻于完善。

明代万全在儿科情志病方面颇有建树。据统计,万全的《幼科发挥》记载了118 个医案,其中心理病症 17 例,约占 14.4%,以七情为病因者 7 例,约占总案数的5.9%。江瓘《名医类案》的总医案数为 2384 例,七情致病者为 196 例,约占8.2%。王肯堂《证治准绳》中记载了 50 多种由情志所致疾病,内容涉及内、妇、儿、外各科。秦景明《症因脉治》记载了约 117 种和情志有关的病。傅青主认为妇女以情志病为多,尤其是在妇女"七七"左右的更年期阶段,情志致病更为多见。张景岳认为"情志"是神的一种,由心神化生,其本质就是情。他在《类经·摄生类·天年常度》中曰:"神之为义有二:忿言之,则阳神曰魄,阴神曰魂,以及意志思虑之类皆神也。合言之,则神藏于心,而为情志之属,惟心所统,是为吾身之全神也。"他还阐释了《黄帝内经》"移精变气"和"祝由"的理论,并特别重视情志对健康的影响,形成了独具特色的心身医学观。

到了清代,情志学说已广为人知,许多医家专列情志病进行研究,情志学说得到了普遍应用。林佩琴《类证治裁》和沈金鳌《杂病源流犀烛》明确指出精神治疗在情志病中的重要地位,认为:"人有病在七情者,非药石可治,还当以情治之。"此外,《医宗金鉴》《沈氏尊生书》等医书中,也收集了不少情志病治疗验案。总之,这一时期对情志病的认识内容丰富,涉猎广泛。

三、中医心理疏导的内涵

中医心理疏导疗法以辨证施治为原则,以中国传统文化和传统医学为指导,以整体论和系统论等为基础,在临床上取得了显著疗效,尤其对以往认为很难治疗的各类心理方面的疑难杂症取得了较好的疗效。

(一)情志的概念

情志,是机体对外界环境刺激的不同情绪反应。其中有代表性的七种正常情志活动喜、怒、忧、思、悲、惊、恐称为"七情"。任何事物的变化都有两重性,既能有利于人,也能有害于人。同样,人的情绪、情感的变化,亦有利有弊。如《养性延命录》所说:"喜怒无常,过之为害。"《三因极一病证方论》则将喜、怒、忧、思、悲、恐、惊正式列为致病内因。

七情活动对机体生理功能起着协调作用。七情六欲,人皆有之,情志活动属于人类正常生理现象,是人体对外界刺激和体内刺激的保护性反应,有益于身心健康。人的心理活动,中医学将其统称为情志,它是人在接触和认识客观事物时,人体本能的综合反映。合理的心理保健是人体健康的一个重要环节,在人的一生中有重要价值,自古以来就被人类所注目。早在春秋战国乃至更早以前,诸子百家就有较精辟的论述。其中《管子》中的《内业》篇,是最早论述心理卫生的专篇。内,就是内心;业,就是术业。内业者,养心之术也。《管子》将善心、定心、全心、大心等作为最理想的心理状态,以这些作为内心修养的标准。

近年来,中医学中的心理保健思想正在逐渐引起人们的关注。世界卫生组织给健康下的定义是健康不仅仅是没有疾病,而且是"个体在身体上、精神上、社会上完好的状态"。由于"人类已进入情绪负重的非常时代",当代社会由精神因素引起的心身疾患已是人类社会普遍存在的多发病和流行病。从疾病谱系中的各种改变可充分说明精神致病的广泛性,心脑血管疾病和恶性肿瘤已经构成对人民健康和生命的主要威胁,而这些病的产生与社会心理因素有着密切关系。因此,情志保健必须重视,不可等闲视之。

(二)情志一体说

将情志视为一个单一的、不可拆分的概念,与现代心理学对情绪的认识与重视有关。许多学者认为,情志即中医学对现代心理学情绪、情感的特有称谓,或者说情志概念相当于人的情感系统或过程,其代表心理成分分为情感、情绪与心境,三者在心理功能和外显表征方面常难以分开。在此基础上,我们借鉴现代心理学情绪的定义,力图对情志概念予以界定,情志活动本是人体对外界刺激(主要是自然环境及社会环境)和体内刺激(或称内源性刺激)的保护性反应。情志是人体对与已发生某种关系的客观事物的内心体验,其性质与个体的心理需要相关。情志是在外界刺激因素作用下,五脏精气发生变动而产生的具有某种倾向性的态度表现,是通过心神的感应,在多种因素影响下产生的,心神的反应能力对情志的产生具有重要甚至是决定性作用。其后则明确指出《黄帝内经》的情志与现代心理学的情绪在内涵上是基本相同的,并直接借用现代情绪定义以界定情志概念。情志是指机体的精神状态,即机体在心神的主导和调节下,以五脏精气作为物质基础,以相互协调的脏腑功能活动为内在条件,在外界环境的刺激和影响下,内外综合作用而对客观事物产生的一种特殊反映形式,是人对于客观事物能否满足自己欲望而产生的体验。情志活动以五脏为内应,精气血津液为物质,经络为通路。其基本范畴包括现代心理学说的情绪、情感过程,亦涉及认识过程。

上述定义强调了情志的人体体验或反应,涉及情志发生的内外刺激因素及与人体需要的关系,但尚欠全面,或视情志为对客观事物产生的一种特殊反映形式,其表述明显错误。

情志是在脑神的调控下,五脏精气变动而产生的喜、怒、忧、思、悲、恐、惊等,以情感(情绪)为主体兼顾认识、意志过程,具有体验、生理和行为等变化的多维结构心理现象。这一定义借鉴了孟昭兰有关情绪的定义,即情绪是多成分组成、多维度结构、多水平整合,并为有机体生存适应和人际交往而同认知交互作用的心理活动过程和心理动机力量。但将意志纳入情志概念,则有失偏颇。情志是人和高级动物共有的对内外环境变化产生的涉及心理、生理的复杂反应;它具有特有的情感体验、情志表情和相应的生理和行为变化;它发生在一定的情景之中,其反应和表达方式与个体心理、生理状态有关。此概念较为全面地涵盖了情绪体验的基本要素,即刺激、意识体验、生理唤醒及行为。

情绪与情志的概念和内涵有很多共同之处,但情志并不等于情绪,情志除了包括七情五志外,也涉及五神的内容。它不仅包含了部分现代心理学的情绪,也包含了认知、意志的心理过程,还与个性心理特征有关。中医情志学说,是以五脏为中心的系统,重视情志与脏腑之间的联系,重视医师对情志外部行为的观察,从临床中研究情志的生理病理机制,缺乏客观的量化研究,将认知过程"思"也包括在情志中,强调不同情志之间的相互影响。情绪理论则重视周围环境对情绪的影响,重视个体对情绪的体验,以实验研究情绪的生理、病理机制,重视情绪的量化研究,强调分层分类。注重对情绪的整体认识是七情说突出的特点,是对古代中国人情绪生活的直觉把握,忽视强度区别则反映了东方思维方式在数量把握上的不足,未能涉及情绪心理的社会因素是七情说不能深入的重要原因。传统中医七情学说的论述几乎都是以病因、病理、治疗为内容,这里就忽略了一个最主要的方面,即七情的正常一面,或者说积极的方面,即正面效应。中医七情学说应由传统的追求心理适应的低层次的研究上升到提高心理境界和心理生活质量的高层次的研究,再上升为研究心理和行为规律的科学。当然这种差异除受文化的影响外,也受研究目的、方法、水平差异的影响,随着双方研究的不断深入,其差异性会逐渐减少。

综上所述,中医界对情志概念的认识历经了一个从提出到争辩,逐步深入到基本达成共识的过程。结合当代情绪心理学的研究成果,情志应该视为一个独立的概念,基本等同于现代心理学的情绪,故对情志的定义也应包含发生基本机制,以及情绪体验的基本要素,即刺激、意识体验、生理唤醒及行为。由此出发,可将情志定义为情志是指基于个体心理、生理状态,经过心神(脑)的感应、认知、调控,对内外环境变化产生的涉及心理、生理的复杂反应;它具有特有的情绪主观体验、情志表情和相应的生理与行为的变化,是一个复杂的,具有适应性、动力性和系统性的,能够帮助个体适应复杂多变环境的心理现象。

四、中医心理疏导的现代应用发展

认知心理学认为,情绪是一个对外界事物制造意义的过程。综合而言,主要的心理学流派分别从各自的角度论述了情绪情感的发生及组成,如内心体验、外显行为和生理过程。传统心理学认为心理过程中的认知和情感过程是两个独立的过程。但是,近年来学者研究发现,认知过程和情感过程存在交互作用。甚至有人提出,情绪是由认知引起的。最有代表性的情感认知理论是 Arnold 的刺激情景－评估－情绪理论和 Lazarus 的情绪归因理论。Arnold 的刺激情景－评估－情绪理论认为,同样的情景,由于个体对它的评估不同,产生的情绪也不同。她认为人的情绪是由大脑皮层和皮层下组织协同完成的,大脑皮层是情绪行为的最主要部分。Lazarus 的评价理论认为情绪是由来自正在进行的环境中的不同信息的生理、心理反应的组织。在情绪活动中,人不停地对刺激事件和自身的关系进行评价,包括初评价、次评价和再评价三个层次。

(一)中医情志对应于现代心理学的五种基本情绪

七情,即喜、怒、忧、思、悲、恐、惊七种情绪变化;五志,为怒、喜、思、悲、恐五种生于五脏的情绪。现代研究一般把忧与思合并,恐与惊合并,认为五志实际上涵盖了七情的内容,即愤怒、喜悦、忧思、悲哀、惊恐,分别属于肝系、心系、脾系、肺系、肾系。中医认为五种情绪之间的关系如同五行是相生相克的。

西方心理学基本情绪理论也提出了基本情绪的概念。基本情绪种类越少、越简明,就越有利于明确它们之间的关系。鉴于此,许多研究者尝试依性质、方向、强度、唤醒度等因素,使用坐标轴来对情绪加以研究。Wundt 将情绪置于一个三维坐标系中,坐标轴的两极分别为:紧张－放松、兴奋－平静、高兴－不高兴。后来又有人设计出一个二维坐标系。其中,Russell 提出了二维的圆形坐标系,该坐标系的两个坐标轴分别为享乐轴和兴奋轴,其两极分别为:快乐－不快乐、兴奋－激动。这样,所有的基本情绪都可以在这个同心圆上找到定位。鉴于此,凝练出五种基本情绪:怒、喜、思、哀、恐,它们实际上也就是中医的五志:怒、喜、思(忧)悲(哀)恐。中医五志和五行及五脏之间也存在对应关系:怒、喜、思、悲、恐分别对应于木、火、土、金、水和肝、心、脾、肺、肾。五种基本情绪之间存在着生克、乘侮、胜复、制化的关系。

（二）中医情志的神经体液基础

《黄帝内经》中论述了五种基本情绪与五行的对应关系，并用相生相克来描述基本情绪之间的关系，进而发明了以情胜情的治疗办法。上文我们根据现代心理学理论也推导出这五种基本情绪。尽管如此，我们希望能够从神经生物学的研究中找出神经基础。当前的精神类药物主要是作用于单胺类神经递质，影响其释放、再摄取等功能。这说明单胺类神经递质可能是情绪的神经基础。单胺类神经递质包括多巴胺（dopamine，DA）、去甲肾上腺素（norepinephrine，NE）、5 - 羟色胺（5 - hydroxy tryptamine，5 - HT）等。喜归心属火，它的神经递质是多巴胺。喜本为好事，使气和志达，营卫通利。但是喜气太过则缓，心气耗散，这一点也和 DA 的放松作用有关。哀属金，归于肺。肺为相傅之官，哀伤肺气，它和 5 - HT 有密切的关系。思（忧）归脾属土，思伤脾，气留不行，积聚中脘，不得饮食，腹胀满，四肢倦怠，故曰思则气结。实际上，思和思考、思虑有关，和相思也有关。关于思的实质，杜文东教授曾有专篇讨论。他认为，中医情志中的"思"不是思维的思，而应归于情志的范畴。同时，他还把思伤脾的病机与抑郁症相联系，得出了中医的思类似于抑郁情绪的结论。思有关的神经递质是乙酰胆碱（ACh），ACh 是自主神经的递质，主要参与副交感神经的活动。在中枢中，ACh 和思维认知密切相关，是老年性痴呆的主要神经递质。怒归肝属木，恐归肾属水，与它们二者的神经递质都是 NE，只是个体应急以后不同时段的反应。一般是应急事件出现之后，首先表现恐惧，然后转换为愤怒，二者总是相随而至。

（三）中医情志的"五行相生"关系

根据中医五行的相生理论，木 - 火 - 土 - 金 - 水 - 木的相生关系，可以得出五种基本情志的相生关系：怒 - 喜 - 思 - 悲 - 恐 - 怒的相生关系。比如，恐惧和愤怒的相生关系：恐惧往往能衍生出愤怒。众所周知，NE 是应激相关的神经递质，主要行为反应就是战斗或者逃跑（fight or flight），引起的情绪是恐惧和愤怒。外周神经的 NE 也参与了下丘脑 - 垂体 - 肾上腺轴功能的激活，是一个非常重要的自主神经递质，参与交感神经兴奋性作用。它们的主要功能是引起心跳，使呼吸加快，加快血液流速，增强机体的能量代谢。下面我们以愤怒和恐惧为例，讨论基本情志间的关系。Lazarus 认为愤怒和恐惧如同一枚硬币的两面，是人类和动物在进化过程中产生的一种适应反应。比如，当一头羊与一头狮子在非洲大草原上相遇，它们都会表现出 NE 分泌的增强，羊的反应是逃走，狮子的反应是追赶。这就是 NE 的"fight or flight"作用。根据行为反应，Frijda 认为愤怒和恐惧的区别在于愤怒引起攻击，而恐惧引起逃离。实际上，这两种情绪的最终目的均是试图把危险的事物和自己分开，只是作用的对象不同。愤怒是作用于危险事物，恐惧是作用于自己。需要指出的是，愤怒和恐惧可以互相转换。事物的不确定性会引起恐惧，而愤怒在于对事物不确定性的原因产生不满。因此，恐惧总是提前于愤怒而出现，我们提出恐惧引起愤怒,或者愤怒是恐惧的第二位的情绪。同样,根据中医五行的相生理论,恐属水,怒属木,水生木,恐生怒,亦符合上述愤怒与恐惧的关系。

第二节 中医心理疏导的文化溯源

中国古代的文化中,儒家文化、道家文化等产生的深远影响是前所未有的。以孔子、孟子为代表的儒家,以老子、庄子为代表的道家,影响东方世界的时间最长。儒家思想、道家思想为心理疏导疗法理论体系的构建提供了充足的养分。在随后的发展中,每个时期的医学家都对中医心理学及中医心理疏导做出了重要贡献。

一、儒家文化与心理疏导疗法

在儒家思想中,"仁"为其本,他们提倡积极的人生观、价值观。子曰:"智者不惑,仁者不忧,勇者不惧。"心理疏导疗法通过对患者的疏导,从"不惑"到"不忧",继而再到"不惧",这样一步一步地改善,最终达到消除心理障碍,并且锻炼出"勇"。再者,"一阴一阳谓之道",在疏导疗法看来,许多心理障碍患者,都是对自己道德、生活、工作等方面有过高要求,过分追求完美的人。别人对他们评价较高,但他们的自我评价却较低,很难自我满意。儒家提倡中庸之道,子曰:"不偏之谓中,不易之谓庸。中者,天下之正道;庸者,天下之定理。"中庸之道的原则中有一个是忠恕、宽容。虽然看起来要做到不好不坏很简单,但是真正在日常的生活中很难把握。疏导疗法认为,不应该一味地听取别人的否定建议,只要做好自己应该做的,积极地积累实践经验、改造个性,提高自己的心理素质,就能提高自己的生活质量。

二、道家文化与心理疏导疗法

道家重视人性的自由与解放,一方面是人的知识能力的解放,另一方面是人的生活心境的解放。"道"说明了世间事物发展的一般规律,又说明了人在社会中的立身规范,核心就是"清静""无为""抱一""守中"。"清静"就是清心寡欲,空,则无杂念。"无为"即无所为,无妄言、不乱行。在有心理障碍的人中,大部分都存在强迫性思维,会不断地胡思乱想,思考不会发生或者毫无意义的事情。心理疏导疗法就是要通过心理疏导去除这些病态的思维,将人带入一个无为、清静的世界。"抱一""守中"就是按照定下的目标,脚踏实地、坚定不移、不逃避、不抱怨、努力奋斗,最终一定会实现。心理疏导疗法依照这个积极的原则,在增强患者自身信心的前提下,帮助其确立目标,以"清静无为""抱一守中"为引导,不断提升自我认知和自我完善的能力,在学习、工作、社会交往中达到"自我满意"的成功境界。

三、《黄帝内经》中有关心理治疗的理论

中医心理治疗的内容在《黄帝内经》中很丰富,主要有祝由、暗示、情志疗法、听曲消愁法等。

祝由疗法是一种以语言开导为主的心理疗法,其主要内容在于祝说病由,转移患者精神,从而调整气机,使病得愈。在《黄帝内经》中,"善医者,必先医其心,而后医其身"。其主张心身同治,治疗必须首先清除患者致病的心理因素,调动病人的积极性,增强抗病能力,改善心身状况,达到治疗目的,这与现代心理治疗中的精神支持疗法相似。

暗示疗法主要通过含蓄间接的方式,诱导病人在"无形"中接受医生的治疗意见,进而影响人的生理功能,达到治疗目的。它是现代心理治疗的一种重要方法。《素问·调经论》有生动的记载:"按摩勿释,出针视之,曰我将深之,适人必革,精气自伏,邪气散乱,无所休息,气泄腠理,真气乃相得。"

情志疗法,即以一种情志抑制另一种情志,以达到淡化消除不良情绪,保持良好的精神状态之目的。它是中医心理治疗的一个特色。《素问·阴阳应象大论》曰:"怒伤肝,悲胜怒;喜伤心,恐胜喜;思伤脾,怒胜思;忧伤肺,喜胜忧;恐伤肾,思胜恐。"这对后世产生了重大影响,如张子和在此基础上创立了以情胜情法。

四、东汉时期的医学心理学思想

东汉三国时期,张仲景的《伤寒杂病论》中很多内容涉及了心理学思想。对于三国时期的华佗,人们只知其专长于外科术,其实他也善于心理疗法。如《后汉书·方术列传》中记载,华佗曾治一太守久病,使之盛怒,"吐黑汁数升而愈"。这便是运用"怒胜思"的心理疗法。

五、五代至金时期的医学心理学思想

宋代陈无择著《三因极一病证方论》,将致病因素分为内伤七情、外感六淫、不内外因三类,突出了情志致病的作用,并创立了"七气汤""小定志丸""菖蒲益智丸"等方剂,为中医心理学思想的发展做出了重要贡献。

金元四大家之一刘完素,提出了"六气皆从化火"及"五志过极皆为热甚"的观点,并将《黄帝内经》火热病机扩展为57条,其中有19条涉及心理内容,且论述颇为详细。他还从心立论,心主神,属火,认为五志化火生热,关键在于心的作用,因此在治疗上重视清心泻火,创制了凉膈散、双解散、防风通圣散。

六、明清时期的医学心理学思想

明清时期,中医心理学思想有了进一步发展,其重要标志之一就是对脑的认识

较前人有了进步。李时珍《本草纲目》中有"脑为元神之府"的提法；清代王清任《医林改错》中提出"灵机记性不在心在脑"的观点，并指出脑与各器官之间的联系及脑髓生长与智能发展的关系，其对人脑作用的研究与论述，堪称中医心理学思想的一个重要里程碑。

七、中医心理疏导的基本指导思想

心理疏导疗法继承和发展了中医治疗的原则，将中医人本思想、辨证施治原则、西医"习以治惊"技术等应用于心理疏导治疗的实践，取得了特殊的疗效。

(一)中医心理治疗的人本思想

中医心理学的理论基础源于《黄帝内经》，东汉末年张仲景所著《伤寒杂病论》为心身疾病的防治确立了完整的体系。之后，又经孙思邈、张子和、李时珍、叶天士等历代医家的阐发运用，世代传承。直至今天，人们仍然沿用"心主神明"的理论来解释复杂的心理现象，治疗身心疾病。中医学认为人是万物之灵，最为贵重。因此，它所观察的人的心理行为、生理、疾病现象都在强调人之为人本身的价值。《素问·宝命全形论》指出："天覆地载，万物悉备，莫贵于人。"中医认为病人的生命高于一切，医家以病人的生命为本。因此，在为病人诊治的时候，如面临万丈深渊，极其谨慎，全神贯注，绝无分心。"天人合一"强调人与自然的统一性和依赖性，要想维持正常的生命活动就应顺四时和情志。中医心理疏导所对待的患者不是单独的、个体的人，而是与自然、社会、他人构成的一个整体的人。要以整体和谐观关照健康，以平衡与否辨识健康与疾病，这正反映出"以人为本"的思想。所以中医整个理论的体系和临床实践均出于以人为中心的观察，人文关怀的核心是以人为本，中医心理治疗的人文关怀是帮助患者在生理、心理和社会行为能力上得到恢复或保持健康。

(二)辨证施治的治疗原则

辨证施治是中医治疗学的精髓，它强调因人、因时、因地制宜。辨证施治的实质是因人制宜。它立足于环境，针对个体的实际情况进行病机分析和证候识别，选择适当的治疗方式，整体施行治疗。

心理疏导疗法是在大量临床个案的经验累积上提出的治疗理论。它通过不断地实践最后上升为理论，再由理论不断指导临床实践，如此循环往复。用实践来检验理论的准确性、可行性，用理论来总结实践的客观性、真实性，不断完善理论和方法，使疏导疗法日臻完善。

同时，疏导疗法借鉴了中医治疗的原则，将辨证施治应用于每个心理疏导治疗案例，取得了特殊的疗效。中医治疗学的特点和精髓就是辨证施治，找出病症的主要矛盾，采取针对性的措施，解决病变的主要矛盾，从而实现治疗疾病的目的。它强调因人制宜、因时制宜、因地制宜，不同的疾病在发展过程中的各种矛盾也会影响最后诊断施治的方法。

心理疏导疗法同样以辨证施治的方法为原则,提倡每个案例都从其本身出发,实事求是。详细地询问患者及家属关于个案的资料,用心搜集个案的历史资料或者病历,保证各类信息的真实性。通过观察患者的外显行为,听取各方面的病程资料,询问在发病过程中的疑点,最后用心仔细感受患者的状况。最后对个案做出详尽系统的分析,并针对个案的不同制定出不一样的疏导模式、治疗方法。打破当初僵化地引进西方心理学治疗方法的模式,反对用单一、固着的分析治疗方法,提倡一切以实际出发,施用恰当的心理疏导,实现对心理治疗模式的完善创新。

(三)"习以治惊"的治疗方法

"习以治惊"是指在心理疏导治疗中要克服"怕"字,是摆脱病态心理的主要原则之一。古代医学对这个原则有比较详细的描述。《素问·至真要大论篇》曰:"惊者平之。平,谓平常也。夫惊以其忽然而遇之也,使习见习闻则不惊矣。"即面对恐惧的事物时,多看看、多听听、多接触接触,恐惧感就会逐渐减少直至消失。这些理论和方法,被心理疏导疗法所吸收,不但提出了"习以治惊"的重要原则,而且在治疗过程中提出了患者要"认识与实践同步""少想多做""勇于实践""贵在检验"等原则,非常强调通过实践检验"怕"字,进而逐步改变认知结构,治愈疾病。这与古代医学的上述治疗原则是一脉相承的。

八、中医心理疏导的应用理念

(一)辨证施治

辨证施治是中医治疗学的精髓,它强调因人、因时、因地制宜。辨证施治的实质是因人制宜。它立足于环境,针对个体的实际情况进行病机分析和证候识别,选择适当的治疗方式,整体施行治疗。如《素问·血气形志篇》曰:"形乐志苦,病生于脉,治之以灸刺。形乐志乐,病生于肉,治之以针石。形苦志乐……形苦志苦……形数惊恐……是谓五形志也。"这里谈到了五种情况,根据身、心劳苦不同分别采取不同的治疗方式。这说明治疗因人而异,考虑心理因素的重要性。王文缘在《医先》中说:"医者,意也。度时致病者意起之,立方医之,若天时圣教不同也……是以医贵审气运,察人情及病之原。""医意"就是医生要细察人情,体验病人的心理,选择适当的治疗方式。

心理疏导疗法以辨证施治为原则,主张从每个案例实际出发,实事求是,详细占有资料,反映个案历史变化的真实性,具体地进行分析,施之以恰当的心理疏导;主张一把钥匙开一把锁,反对治疗模式的僵化;提倡打破单一的、僵化的治疗模式,实现心理治疗模式的优化。心理疏导疗法通过临床个案的实际,不断积累、总结上升为理论,反过来再指导临床治疗,使之接受实践的检验,不断使理论得到完善。该疗法继承和发展了中医治疗的原则,将辨证施治应用于每次心理疏导治疗的实践,取得了特殊的疗效。

(二)建立良好的医患关系

古人非常强调在对疾病的诊治过程中,把医患双方的精神状态作为整个医疗工作的一部分,并认为对任何疾病的治疗工作都应与心理治疗相结合,十分重视耐心解释和说服,争取患者的合作与信任。如《素问·五脏别论》载"恶于针石者,不可与言至巧;病不许治者,病必不治,治之无功矣。"这说明了医生在心理治疗中打消病人顾虑,争取病人配合的重要性。《素问·疏五过论》说,"医不能严,不能动神……则医事不行",即医生对病人既要严肃,又要热忱,既要有恻隐之心,但也不能无原则地迁就,如不能"动神",则心理治疗无效。这些都成为心理疏导疗法中要求医生重视"培养治疗情感""发挥主导作用"的源泉。心理疏导治疗临床实践证明,良好的、健康的医患关系决定着治疗方向的对错和疗效的好坏。

(三)心病还须心药医

传统医学对心理治疗的重要意义有较为深刻的认识。整体观念强调形神一体、心神统一,对于疾病不仅要看到局部病变,而且要看到病是发生在有思维的人身上的,故注重整体的调理。在诊疗疾病时,古代医学家认为任何诊疗工作都应与心理治疗相结合。《素问·宝命全形论》关于疾病的治疗提出:"五法,一曰治神,二曰知养身……""……必先治神","治神"相当于现代的心理治疗。《素问·汤液醪醴论》谈到治疗疾病时有言,"精神不进,志意不治,故病不可愈",认为有的疾病治疗不见功效,是因为精神败坏的结果。

西汉辞赋家枚乘的《七发》记载,楚太子患病,吴国一客人给他治疗,不用"药石针刺灸",而以"要言妙道"治之,使太子"据几而起,涩然汗出,霍然病已"。《七发》详细地记述了这次心理治疗的全过程,是一份珍贵的临床资料。古代医学家在心理治疗方面取得了卓越的成就,为心理疏导疗法的形成提供了坚实的支撑,成为心理疏导疗法的先导。

朱震亨《丹溪心法》说:"五志之火,因七情而生,……宜以人事制之,非药石能疗,须诊察由以平之。""人事治之"即心理治疗,有时比药物更有效。

这些理论和记载阐述了一个道理,"心病还须心药医"。现代心理治疗的临床实践证明,单纯依靠药物,心理障碍和心身疾病是很难治愈的,只有通过心理治疗,才能解决因个性等因素而产生的心理障碍。心理疏导疗法非常强调心理治疗的重要性,对于心理障碍,一般不主张用药,而是要"治神",通过心理疏导治疗解决疾病。心理疏导治疗的众多临床记载也说明了这个原则。

(四)调动患者的治疗积极性

古人的心理治疗非常重视病人的心理状态,特别强调耐心说服、解释,争取病者的合作与信任。他们在诊疗过程中,努力调动病人的主观能动性来减弱或消除症状,达到治病、防病的目的。《灵枢·师传篇》说:"人之情,莫不恶死而乐生。告之以其败,语之以其善,导之以其所便,开之以其所苦。虽有无道之人,恶有不听者乎?"这已经是比较完整的心理疗法了。这是根据病人的实际情况和个性特征因人施治的重要原则,要求医生治疗时一定要给病人以精神支持,只有如此,才能取得病人的信任。从中可以看出,古人对病人的心理治疗主要从如下四个方面进行:"告之以其败",指出疾病的危害,引起病人对疾病的注意,使病人对疾病有一个正确的认识和态度;"语之以其善",告诉病人要与医生配合,只要治疗及时,措施得当,就一定可以治愈,以增强病人战胜疾病的信心;"导之以其所便",劝导病人安心调养,指出治疗的具体措施;"开之以其所苦",缓解病人的畏难情绪及恐惧和消极的心理。

临床实践证明,调动患者的主观能动性,帮助患者树立自信心,培养患者自我认识和矫正能力等已成为对心理疏导医生的基本要求,也是心理疏导治疗的重要原则。

(五)少想多做与精神休息

《素问·移精变气论》说:"古之治病,惟其移精变气,可祝由而已。"《灵枢·贼风》论述:"……先巫者,因知百病之胜,先知其病之所从生者,可祝而已也。""移精变气"指一种转移、改变患者精神状态,达到治疗疾病目的的方法。"祝由",即结合病人的精神状态,向患者祝说疾病的来由,改变病人的心理后即可治愈,这其中包含了暗示和疏导两种心理治疗方式。张子和的《儒门事亲》中记载了行为引导、转移注意、言语开导等多种手段,"余又尝以巫跃妓抵,以治人之悲结者。余又尝以针下之时便杂舞,忽笛鼓应之,以治人之忧而心痛者……"这些转移对病态心理和行为的注意力、摆脱恶性循环的方式被心理疏导疗法继承和发展,提出了"少想多做"的治疗理念。即少想病态的思维或事物,多做正常的事情,通过多做正常的事情转移和淡化病态心理。

《素问·上古天真论》提出:"恬淡虚无,真气从之,精神内守,病安从来?"说明情绪上要保持清静安宁,不贪欲妄想,就可以保持情志和调,预防疾病;而长期过激或突然剧烈的精神情志活动,超过了人体调节适应范围,往往就会诱发或加重疾病。这也成为心理疏导疗法中"开导病人宽容处世,正确对待矛盾,保持乐观、轻松的情绪,塑造健全的性格"这一思想的重要来源。《灵枢·本藏》云:"志意者,所以御精神,收魂魄,适寒温,和喜怒者也……志意和则精神专直……"《素问·宣明五气》说:"久卧伤气……是为五劳所伤。"将终日卧床也视为五劳之一而损害健康,指出了精神休息与躯体休息的区别。心理疏导治疗强调"少想多做",认为对于心理障碍患者,最好的休息方式是"该做什么做什么",坚持完成正常的社会功能,而不是逃避社会功能,休养在家。因为其疾病的致病因与躯体疾病完全不同,并不太提倡躯体休息。这与古人强调的"精神内守""志意和"等是一致的。

心理疏导疗法植根于历史悠远的中国传统文化,继承和发展了中国儒家、道家、中医学等思想。中国传统文化对疏导疗法的理论和方法有着深远的影响。同时,疏导疗法结合了中国当代社会的文化特点,吸收了西方各派心理治疗理论,并不断实践、不断创新理论,从而形成了适合中国人群的疗法。可以说心理疏导疗法是心理学本土化的一个产物,为中国心理学的发展增添了活力。综上所述,心理疏导疗法是在继承我国医学珍贵遗产的基础上发展起来的。我国医学史为具有中国特色的心理疏导疗法的发展奠定了坚实的基础,是其形成与发展的土壤和基石。继承和发扬我国医学的优良传统,进一步丰富心理疏导治疗的理论,将是心理疏导疗法发展的动力,也是其发展的优势。

第三节　中医心理疏导与相关学科的对比

一、心理疏导与心理咨询

心理咨询(counseling)是指运用心理学的方法,对心理适应方面出现问题并寻求解决问题的求询者提供心理援助的过程。需要解决问题并前来寻求帮助者称为来访者或者咨客,提供帮助的咨询专家称为咨询者。来访者就自身存在的心理不适或心理障碍,通过语言文字等交流媒介,向咨询者进行述说、询问与商讨,在其支持和帮助下,通过共同的讨论找出引起心理问题的原因,分析问题的症结,进而寻求摆脱困境、解决问题的条件和对策,以便恢复心理平衡,提高对环境的适应能力,增进身心健康。

心理疏导源于心理咨询,但又不同于心理咨询。它们的相同之处在于都以言语交流的方式进行咨询或疏导。不同之处在于:第一,适用对象不同。心理咨询最一般、最主要的对象是健康人群或存在心理问题的人群,它有别于极健康人群,心理疏导适用于一般性心理问题的调试,更多用于解决发展性心理调节。第二,工作性质不同。心理咨询是一种心理治疗辅助行为,而心理疏导是一种协助自我调节的支持行为。第三,主体要求不同。心理咨询需要工作主体掌握比较全面的、系统的心理学理论和应用技术,而心理疏导要求工作主体掌握必要的心理学知识和心理疏导技术,以及所在社会分工领域的专业知识。第四,服务方式不同。心理咨询一般需要具备心理咨询机构的基本条件,进行辅助治疗性服务,而心理疏导更多是融合在具体社会分工的职业能力中,提高岗位效能或生活适应能力。另外,心理疏导面对的主要是自我改善和效能提升问题,而心理咨询面对的主要是行为矫正和心理辅助治疗问题。

二、中医心理疏导独特的治疗理论

形神合一论是中医学中的重要理论。"形"与"神"是一个对立统一的概念，"形"是指有形的物质；"神"是指自然界的变化规律。《黄帝内经》称"阴阳不测谓之神"。在人体上，"神"用来说明复杂的生命活动及各种各样的生命现象，中医认为"神"不能脱离形体而独立存在，形神俱备是人体生命的象征，形神分离就意味着死亡。

心主神明论——中医学认为"神"的一切活动都由心来主宰，叫"心主神明"。在中医学中"魂""魄""意""志"均属神的范围。"魂"是指在"神"的指挥下的一种快速反应，亦步亦趋的低层次的精神活动，常和睡梦有关。"魄"是指与生俱来的一些本能活动和感觉功能。"意"和"志"则是指记忆力和记忆力的保存。

心神感知论——中医学认为人体所有感知觉都由"心神"主导，并通经络与感觉器官（目、耳、鼻、舌、身）相联系。

五脏情志论——是研究情志活动与脏腑关系的理论。"喜、怒、忧、思、恐"称之"五志"，七情五志是人类情感过程中所产生的不同情志变化。中医学认为情志活动是内脏机能的反应，是以脏腑为物质基础的，情志活动与五脏的关系为肝在志为怒、心在志为喜、脾在志为思、肺在志为忧、肾在志为恐。当脏腑功能发生变化时，人的情志也相应变化，如肝气盛时人易怒，心气盛时人易喜，肺气盛时人易悲，肾气虚时人易惊恐等。情志过急，又会伤及内脏，如暴怒伤肝，过喜伤心，忧愁伤肺，思虑伤脾，惊恐伤肾等。

阴阳睡梦论——是以阴阳学说为理论，从形神统一的唯物观出发来解释人体的睡眠及梦境。梦是一种睡眠中的特殊心理活动，中医学认为做梦时人是处在静中有动、阴中有阳的状态。一些正常的生理活动常常在睡梦中反映出来，如"甚饥则梦取，甚饱则梦予"等。有时梦与人体疾病信号有关，中医学认为"淫邪发梦"这种梦亦有一定规律，如病在上多梦腾飞，病在下多梦坠落，病在膀胱多梦如厕，病在前阴多梦性交。有时梦是人类本能欲望的反应，阴气盛多梦涉水，阳气盛时多梦大火燔灼，阴阳俱盛则梦格斗厮杀等。实际上没有无梦的睡眠，但如果出现恶梦不断、惊起梦游、夜夜梦遗等就是病态了。

三、中医心理疏导所具备的优势

中医心理疏导疗法立足于中国传统文化及传统医学，并引入系统论、信息论等现代科学理论，通过广泛的案例进行实践和总结，使理论不断得到完善及发展。心理疏导治疗体系有如下优点。

（一）中医心理疏导疗法是多学科的交叉

心理疏导疗法具有多学科综合性、多层次性的结构，它具有严谨的科学性和逻辑性。它将中国传统文化和西方多种心理治疗方法相结合,取其中适合中国社会现状的精华,并加以自己的创新和发展。将临床、基础医学、心理学、社会学、教育学、人文学、行为学等引进心理疏导疗法领域,并经过临床的不断实践,理论不断更新提升,形成了心理治疗方法本土化的强大基础。

(二)中医心理疏导疗法的适应性广

中医心理疏导疗法是通过临床的实践总结出来的,所以它是针对中国产生的本土化治疗模式。在我国,它的适用范围更为广泛,应用效果更为显著,同时它也打破了在一般治疗模式中消极的、教条的、单调的单向传输模式。它的功用范围不仅在有心理障碍的人群,而且面向整个社会。中医心理疏导疗法提倡通过对自身及社会的认识和了解,着眼于完善自身的个性、提高自身的心理素质、增强人们的社会适应性。

(三)中医心理疏导疗法强调自我的认识和完善

现代社会不断提出"性格决定一切""个性决定命运""细节决定人生"等,都在要求人们不断完善自身的个性。中医心理疏导疗法强调"修身",认为心理障碍产生的根源是内因——不良个性,不应多找外因。它以"认识个性、改造个性"为主线,要求被疏导者能够正确地认识自己,剖析自己的行为、心理实质,消除对心理障碍的误解,从而不断改造个性,去掉性格中那些"过"的部分,逐步提高心理素质。将认识和实践相结合,通过"习以治惊"等方法,充分调动自己的主观能动性以解决自身的问题。

(四)中医心理疏导疗法的目标是长期的

"冰冻三尺非一日之寒",要解决心理障碍或者心理疾病都不是一朝一夕的事,这是一个相对漫长的过程。整个中医心理疏导过程是连续的"认识－实践－再认识－再实践"过程,随着时间的推移不断地提高认知水平,改变自我。同时,中医心理疏导疗法的最终目标是改造个性。通过心理疏导,不但克服心理障碍、消除症状,而且通过不断的自我认识、实践、领悟,从根本上提高心理素质,提高适应社会的能力。

(五)中医心理疏导疗法强调"最优化"

首先,中医心理疏导疗法以最少的信息实现最优的控制,达到最佳的疗效。即疗程短、疗效好、效果巩固。其次,中医心理疏导疗法要求患者克服"怕",在克服"怕"的过程中提倡少想多做,想到就做。要求患者尽量恢复社会活动,通过"做"来减少病态思维的产生次数,这样同时也加快了患者适应社会的步伐,增强了自身的心理素质。最后,中医心理疏导疗法强调个性是主线,避开了误导视线的树叶(症状),直面树干(怕)和树根(个性),从而达到了时间和疗效的最优化。

第四节 中医心理疏导的意义和方法

一、中医心理疏导的意义

中医心理疏导是一种治疗心理疾病和精神障碍的中医疗法。中医心理疏导疗法是医务人员在与患者诊疗交往过程中利用中医理论,对患者阻塞的病理、心理状态进行疏通引导,使之畅通无阻,从而达到治疗和预防疾病,促进身心健康的一种治疗方法。

中医心理疏导是应用心理学知识改变病人的认知、情绪、行为和意志,来达到消除症状、治疗疾病的一种方法。中医心理疏导疗法是具有中国特色的、较为系统的心理治疗方法,是一个多学科交叉的系统工程。中医心理疏导疗法的理论基础:一是以辩证唯物主义和历史唯物主义为原则。二是以中国传统文化和古代中医心理疏导的思想及方法为主导。如"人之情,莫不恶死而乐生,告知以其败,语之以其善,导之以其所便,开之以其所苦,虽有无道之人,恶有不听者乎?"三是以控制论、信息论、系统论为基础。此三论是中医心理疏导治疗的"三位一体"的支柱。中医心理疏导疗法具有三个特点:一是它能帮助病人加深自我认识;二是它适用于各种心理障碍患者;三是它能在短期内取得较好的疗效,以长期疗效为目标,使患者永久地保持身心健康。

中医早有"心病还须心药治"的说法,疏导疗法也可称为"排泄法"。国外也有类似治疗方法,如日本学者森田正马先生,对失眠、恐惧症、强迫症、癔症及忧郁症患者采用中医心理疏导的方法,取得了很好的效果。医学心理学认为,一个人强行压抑自己的情绪,时间久了,心理承受力达不到,便会产生心理疾病。中医心理疏导疗法的基本工具是语言,通过沟通过程中的信息收集与信息反馈,疏通病员心理,引导患者自身心理病理的转化,提高主动应付心理应激反应的能力。

二、中医心理疏导所掌握的方法

中医作为国粹,已经有几千年的历史了。其在进行"望闻问切"的诊治过程中,医生总结了一些心理疏导方法。中医学历来重视心理调整在人体疾病治疗中的作用,早在两千多年前问世的《黄帝内经》等典籍中就已经蕴藏了许多心理疏导治疗的学术思想。之后,很多名家、名医对比逐步完善,形成了现代心理疏导疗法的主导思想。特别是当今社会,随着社会的发展和人们生活节奏的加快,人们面对来自家庭、社会、就业、结婚、疾病等方方面面的压力越来越大,严重影响了人们的身体健康,特别是对于患者,其压力更大,而心理疏导是治疗的有效措施。

中医心理治疗又称"意疗",是一种运用中医的理论,单纯借助语言、行为等方式来改变患者对事物的消极态度,改善患者因疾病或其他因素导致的情绪不畅或因情志不畅日久而产生的身体不适,从而达到治疗或康复的目的。中医心理治疗方法主要包括中医情志疗法、中医认知疗法和中医行为疗法。

（一）中医情志疗法

中医情志疗法是指医者引导患者产生某种情绪,治疗患者因不良的情志活动导致疾病的一种方法。人体正常的情志活动对人体脏腑功能的调节起重要作用,但若人体的某种情志过激,超越了人体自身生理调节范围和心理适应能力,即可产生气血失和、脏腑功能失调,从而导致疾病的发生。中医的心理干预从疾病产生的病因进行治疗,在临床中可获得较好的疗效。中医情志疗法主要包括情志相胜法、以情制情法、顺情从欲法、宁静神志法、移情易性法。

1. 情志相胜法

情志相胜法是根据《黄帝内经》的五行学说理论,用七情相胜理论作为治疗原则,通过一种情志活动来平衡另一种因某种刺激而引起的不良情志活动,从而恢复患者正常情志的一种方法。中医认为："怒伤肝,悲胜怒;喜伤心,恐胜喜;思伤脾,怒胜思;忧伤肺,喜胜忧。恐伤肾,思胜恐。怒伤肝,悲胜怒。"根据其中五行的对立制约关系,对患者的情绪进行相克的心理疏导,从而达到中医的根本平衡,即阴阳平衡,达到治疗疾病的目的。现该疗法主要用于调整因情志过激而导致亚健康状态人群的各种症状。

2. 以情制情法

以情制情法是以人的情志可以影响气机的升降出入为基础,通过对不良心理因素的调畅,从而使气机的升降出入恢复正常的一种疗法。例如,精神抑郁之人多易形成气滞、血瘀体质,使之"喜则气和志达,营卫通利",气机调畅则血行易通畅,即中医所说气行则血行。故本法可用于治疗气滞、气逆等一系列的气机升降失调的情志症状。

3. 顺情从欲法

顺情从欲法又叫"顺意疗法",是顺从患者的意志、情绪,满足患者的身心需求,释却患者的心理病因,以改善患者不良的情绪状态,纠正身心异常的一种方法。例如,当因情绪抑郁而致病的患者想要安静的环境,则应顺应患者的意愿,安排其在相对安静的环境中居住。在这样的环境中,患者可获得内心的满足感,心情变得舒畅,对患者抑郁情绪的纠正有较好的治疗效果。

4. 宁静神志法

宁静神志法是患者通过静坐、静卧或静立等方式进行自我控制调节的一种治疗方法。在此过程中患者可达到"内无思想之患,外不劳形于事"的境界。现代的瑜伽就是宁静神志法中的一种,通过静坐、静立,达到身体、心灵与精神的和谐统一。在锻炼的过程中患者能够忘却烦恼，真正得到心灵上的升华，逐渐摆脱不良情绪的干扰。该疗法现多适用于以烦躁、焦虑为主要表现的更年期综合征的患者。

5. 移情易性法

移情易性法是通过改变患者的生活环境和方式，转移或分散患者的某种思维的集中点，免于与不良刺激因素接触，使之摆脱不良情绪的一种治疗方法。一些患者往往过于关注自身的健康状态，若有一项指标升高或降低则会紧张、焦虑，这种不良情绪则会致病，使身体健康状况更差。移情易性法则是根据这一特点，通过改变患者的生活方式或环境，引导患者转移注意力，或根据患者的爱好，采取不同的措施转移患者的关注点，从而消除紧张、焦虑，达到调整情绪而治疗疾病的目的。

（二）中医认知疗法

以患者的认知活动作为操作对象，通过改善患者的认知，间接达到解决行为、情志、躯体方面问题的目的，主要包括安慰开导法、疏神开心法。

1. 安慰开导法

安慰开导法是在了解患者情绪变化根本原因的基础上，通过言语交谈来纠正其不良情绪和情感活动的一种方法。中医讲究整体观念，治其本，心理治疗也需要从本治起。医生通过对患者的安慰劝导，使其心情舒畅，抛除烦恼，增强患者战胜不良情绪的信心。

2. 疏神开心法

疏神开心法是医者待患者如知己，以诚相待，使患者把心中的疑虑讲出，医者再客观地进行有针对性的解释，同时让患者意识到其自身才是最主要的情绪来源，并向患者传递自己不仅是疾病的主体，更是战胜疾病的主体。

（三）中医行为疗法

中医行为疗法是医者通过某种行为对患者的情绪或行为方式产生直接或间接的影响，进而起到治疗患者不良情绪的一种方法，主要包括习以平惊法、暗示疗法、社交疗法、放松疗法。

1. 习以平惊法

习以平惊法是通过反复对患者进行一种可耐受的情绪刺激，逐渐使患者对该情绪的耐受度得到提高，从而恢复常态情绪的一种心理治疗方法。例如，对容易惊吓的患者偶尔进行惊吓刺激，则患者可承受的惊吓程度就会提升，进而提高患者的心理承受能力。该疗法与现代西方系统脱敏疗法颇为相似。

2. 暗示疗法

暗示疗法是利用言语、动作等，在不知不觉中诱导患者对医生充分信任，引导患者接受医生的观点、信念、态度或指令，以解除其心理上的压力和负担，从而达到治疗目的。该疗法主要用于治疗疑心重而导致焦虑、抑郁的患者。

3.社交疗法

社交疗法是鼓励患者参加社会活动,增加与人的沟通能力,很多因情志致病的患者多伴有社交恐惧症。社交疗法就是根据患者的这种症状,逐渐地与患者交流,让患者感受到别人对他们的爱,并让患者学会如何去爱别人,这样才能增加患者与人沟通的信心。鼓励患者多参加集体活动,多与人们交流,在娱乐中找到自己的兴趣,找到生活中的乐趣,这样他们才会克服原来的恐惧感,消除不良情绪,不断提高理性认知,战胜不良情绪从而达到治疗的目的。

4.放松疗法

放松疗法又称松弛疗法,是患者通过训练有意识地控制自身生理心理活动,改善机体紊乱状态的治疗方法。气功是我国古老的身心放松方法,它以自身为对象,以呼吸的调整、身体活动的调整和意识的调整(调息、调身、调心)为手段,纠正身体及心理的紊乱状态,防治心身疾病。

(四)其他疗法

如中医情境疗法、精神支持疗法、心理养生疗法等。

三、掌握中医心理疏导的方法

中国医学历来强调"心神合一,心神并治",十分重视心理治疗法,其中疏导法,如《灵枢·师传篇》所讲"人之情,莫不恶死而乐生,告知以其败,语之以其善,导之以其便,开之以其所苦,虽有无道之人,恶有不听者乎"。中医心理疏导从以下四方面进行。

(一)以合适的方式告知患者病情(告之以其败)

告诉患者这种疾病的危害、病情轻重程度及病情的发展趋势,使其对疾病有正确的认识。正如"三分治,七分养""病为本,人为标",中医认为疾病的治愈主要依靠自身的免疫能力,医生只是帮助病人恢复和增强抵抗力,疾病治疗成败的关键还是取决于病人自身的正气能否战胜体内邪气。因此,以合适的方式告知患者减轻其心理压力在进行心理疏导上是十分重要的。

(二)掌握开导病人的方法(语之以其善)

医生要对患者满腔热忱,耐心地做好治疗工作,介绍一些模范事迹,增强其乐观主义精神,去除各种因素的干扰,保持良好的精神状态,使脏腑气血功能旺盛,要耐心、反复地向患者强调积极配合治疗就能恢复健康,增强病人战胜疾病的信心。

(三)掌握调养方法并告知患者(导之以其所便)

医生要告诉患者身心调养的具体方法,比如情绪要保持平和,要保证充足的睡眠等,肢体障碍的病人要注意肢体康复,避免肢体产生使用性病变。

(四)学习心理学知识并进行心理干预(开之以其所苦)

帮助患者解除心中的苦恼,消除焦虑、恐惧、抑郁等消极心理,减轻心理压力,保持良好的心态去战胜疾病。

这四步完成的关键是做到与病人的心理相容,要照顾病人的自尊,了解病人的心理需求,急病人之所急,帮病人之所需,建立良好的医患关系,进而对病人进行关于身心障碍相关知识的讲解,使病人树立起战胜伤病的信念,并矫正不正常行为和习惯,达到治愈伤病的目的。

第五节 中医对心理疾病的认识

《素问·天元纪大论》曰:"人有五脏化五气,以生喜怒思忧恐。"在《素问·阴阳应象大论》中也有同样的论述。《黄帝内经》认为,情志是五脏之气所化生,是五脏气化活动的外在表现形式。正常的情志是五脏接受外在事物的神志变动表现,过激的情志则损伤脏腑,造成脏腑气机逆乱,甚至造成严重的病症。

《灵枢·百病始生》云:"夫百病之始生也,皆生于风雨寒暑,清湿喜怒。喜怒不节则伤藏,风雨则伤上,清湿则伤下。"情志伤人,直接损伤脏腑,尤其是心神。《灵枢·本神》有"怵惕思虑者则伤神,神伤则恐惧,流淫而不止。因悲哀动中者,竭绝而失生。喜乐者,神惮散而不藏。愁忧者,气闭塞而不行。盛怒者,迷惑而不治。恐惧者,神荡惮而不收"。虽《素问·阴阳应象大论》提出"怒伤肝、喜伤心、思伤脾、悲伤肺、恐伤肾",但是这种对应关系是在心神主导下得以实现的。《黄帝内经》认为心为"五脏六腑之大主",情志活动发乎心而应乎五脏,心在情志活动中占主导作用。故《类经》有"情志所伤,虽五脏各有所属,然求其所由,则无不从心而发"。费伯雄《医醇义》说:"然七情之伤,虽分五脏而必归本于心。"因而,"情志相胜"心理治疗是建立在"心神合一"整体观念的基础上的。

气的升降出入运动十分重要,如《素问·六微旨大论》提出"出入废则神机化灭,升降息则气立孤危"的观点。情志活动是正常的情感宣泄,不至形成病态,也不会损伤五脏的气机。过度的情志会影响内脏的气机升降,使气机的升降协调关系逆乱。具体在《素问·举痛论》有论述:"百病生于气也,怒则气上,喜则气缓,悲则气消,恐则气下……惊则气乱……思则气结。"怒则气上,是指盛怒则肝气上逆,血随气升,奔走于上,甚至血随气升而为呕血,肝气乘脾而为飧泄;喜则气机和调,心情舒畅,营卫通利,所以气机舒缓,若过喜则心气涣散而病;悲哀太过则心系拘急,心肺俱在膈上,肺失宣降而胀大叶举,上焦不能宣通,营卫不能布散,郁而化热,消损人体的正气;过度恐惧,首先伤肾,肾藏精,导致精美不固,气陷于下;大惊则使心气无所依附,神不守舍,思绪混乱不定,以致气机紊乱;思虑过度,心神劳伤,事存于心,神凝于事,使神气留而不行,以致气结。同样《灵枢·本神》也提出"愁忧者,气闭塞而不行"的观点。情志致病易致气机紊乱也是情志相胜疗法气机互调说的理论依据。

情志致病有常有变,情志既可伤及本脏,如"怒伤肝、喜伤心、思伤脾、悲伤肺、恐伤肾",也可按五行相制的顺序伤及他脏,如上文所述"悲胜怒"等,都属于情志致病之"常"。情志致病还可出现不按规律的伤及他脏,如《灵枢·本神》提出"怵惕思虑伤心、愁忧不解伤脾、悲哀动中伤魂、喜乐无极伤肺、盛怒不止伤肾",属于情志致病之"变"。其"变"还表现在疾病传变方面,如《素问·玉机真脏论》提出疾病的传变具有一定的规律性,"五脏相通,移皆有次"。但是在两种情况下,不按正常的传变次序,一种是"卒发者",另一种是"不依次入者,忧恐悲喜怒"情志致病。可见情志既可伤及本脏,也可依五行生克乘侮规律伤及他脏,又可不按规律伤及他脏,故情志致病错综复杂。

通过情志致病特点分析情志伤人十分复杂,临床治疗更是如此。因而单纯的五行相制难以解决临床所遇到的所有问题,故有阴阳相制、缓急相对之说,但整体来说都属于气机互调说。

第二章　中医心理疏导的发展简述

第一节　中医心理疏导的起源

作为中国本土化的心理治疗方法,中医心理疏导疗法从传统医学宝库中汲取了大量养分,构建和完善了自己的理论体系。

中医心理疏导起源于中国传统文化及中医心理治疗思想。中国传统文化为心理疏导疗法提供了文化基因。中国古代的传统文化中,儒家文化、道家文化产生的深远影响是前所未有的。以孔子、孟子为代表的儒家,以老子、庄子为代表的道家,影响中国和东方世界的时间最长。儒家思想、道家思想为中医心理疏导疗法理论体系的构建提供了充足的养分。儒家思想"仁"为其本,他们提倡积极的人生观、价值观。子曰:"智者不惑,仁者不忧,勇者不惧。"中医心理疏导疗法通过对患者的疏导,从"不惑"到"不忧",继而再到"不惧",这样一步一步地改善,最终达到消除心理障碍,并且锻炼出"勇"。再有,"一阴一阳谓之道",在疏导疗法看来,许多心理障碍患者,都是对自己道德、生活、工作等方面有要求,过分追求完美的人。别人对他们评价较高,但他们的自我评价却较低,很难自我满意。儒家提倡中庸之道。子曰:"不偏之谓中,不易之谓庸。"中者,天下之正道。庸者,天下之定理;中庸之道的原则中有一个是忠恕、宽容。虽看起来要做到不好不坏很简单,但是真正做到在日常的生活中却很难把握。中医心理疏导疗法认为,不应该一味地听取或者否定别人的建议,只要做好自己应该做的,积极地积累实践经验,提高自己的心理素质,从而提高自己的生活质量。道家重视人性的自由与解放,一方面是人的知识能力的解放,另一方面是人的生活心境的解放。"道"说明了世间万物发展的一般规律,又说明了人在社会中的立身规范,核心就是"清静""无为""抱三",中医心理疏导疗法依照这个积极的原则,在提高患者自身信心的前提下,帮助其确立目标,以"清静无为""抱三守中"为引导,不断提升自我认知和完善的能力,在学习、工作、社会交往中达到"自我满意"的成功境界。

中医心理治疗思想为心理疏导疗法奠定了理论基础。中医心理疏导疗法继承和发展了中医治疗的原则,将中医人本思想、辨证施治原则、西医治惊技术等应用于心理疏导治疗的实践,取得了特殊的疗效。

中医心理治疗遵从人本思想。古人的心理治疗非常重视患者的心理状态,强调以患者为中心,注重耐心说服、解释,争取患者的合作与信任。《灵枢·师传》说:"人之情,莫不恶死而乐生,告知以其败,语之以其善,导之以其所便,开之以其所苦,虽有无道之人,恶有不听者乎?"这已经是比较完整的心理疗法了,是根据患者的实际情况和个性特征因人施治的重要原则,要求医生治疗时一定要给患者以精神支持,只有如此,才能取得患者的信任。从中可以看出,古人对患者的心理治疗主要从以下四个方面进行:"告之以其败",指出疾病的危害,引起患者对疾病的注意,使患者对疾病有一个正确的认识和态度;"语之以其善",告诉患者要与医生配合,只要治疗及时,措施得当,就一定可以治愈,以增强患者战胜疾病的信心;"导之以其所便",劝导患者安心进行调养,指出治疗的具体措施;"开之以其所苦",解除患者的畏难情绪及恐惧和消极的心理。这些以患者为中心的思想已发展为心理疏导疗法的基础指导思想,如设身处地地考虑患者的需要,取得患者的信任,建立良好的治疗关系;调动患者的主观能动性,鼓励患者树立坚强的自信心,主动、积极、顽强地同疾病作斗争;培养患者自我认识和矫正的能力等。临床实践证明,调动患者的主观能动性,帮助患者树立自信心,培养患者自我认识和矫正能力等已成为对心理疏导医生的基本要求,也是心理疏导治疗的重要原则。

辨证施治是中医治疗学的精髓,它强调因人、因时、因地制宜。辨证施治的实质是因人制宜。它立足于环境,针对个体的实际情况进行病机分析和证候识别,选择适当的治疗方式,整体地施行治疗。

中医心理疏导疗法是在大量的临床个案经验累积上提出的治疗理论,它通过不断地实践最后上升为理论,再由理论不断指导临床实践,如此循环往复。用实践来检验理论的准确性、可行性,用理论来总结实践的客观性、真实性,不断完善理论和方法,使疏导疗法日臻完善。

同时,中医心理疏导疗法借鉴了中医治疗的原则,将辨证施治应用于每个心理疏导治疗的实践,取得了特殊的疗效。中医治疗学的特点和精髓是辨证施治,就是找出病症的主要矛盾,采取针对性的措施,解决病变的主要矛盾,从而实现治疗疾病的目的。它强调因人、因时、因地制宜,不同的疾病在发展过程中的各种矛盾也会影响最后诊断施治的方法。

中医心理疏导疗法同样以辨证施治的方法为原则,提倡每个案例都从其本身出发,实事求是。详尽地询问患者及家属关于个案的资料,用心搜集个案的历史资料或者病历,保证各类信息的真实性。通过观察患者的外显行为,听取各方面的病程资料,询问在发病过程中的疑点,最后用心仔细感受患者的状况。最后对个案做出详尽系统的分析,并针对个案的不同制定出不一样的疏导模式和治疗方法。打破当初僵化地引进西方心理学治疗方法的模式,反对用单一、固着的分析治疗方法,提倡一切以实际出发,施用恰当的心理疏导,实现对心理治疗模式的完善创新。"习以治惊"是指在心理疏导治疗中要克服"怕"字,是摆脱病态心理的主要原则之一。我国古代医学对这个原则有比较详细的描述。《素问·至真要大论篇》曰:"惊者平之。平,谓平常也。夫惊以其忽然而遇之也,使实习见习闻,则不惊矣。"即面对恐惧的事物,多看看、多听听、多接触接触,恐惧感就会逐渐减少直至消失。这些理论和方法,被心理疏导疗法所吸收,不但提出了"习以治惊"的重要原则,而且在治疗过程中提出了患者要认识与实践同步,少想多做勇于实践,"贵在检验"等原则,非常强调通过实践检验"怕"字,进而逐步改变认知结构,治愈疾病。这与我国古代医学的上述治疗原则是一脉相承的。

第二节　中医心理疏导的形成

中医心理疏导疗法是具有中医特色的心理治疗方法。中医学的相关著作中有丰富的心理疏导治疗思想,为心理疏导疗法的形成和发展奠定了基础。作为中医心理治疗的一个分支,中医心理疏导在中医心理治疗的基础上逐渐形成。我国医学为具有中国特色的心理疏导疗法的发展奠定了坚实的基础,是其形成与发展的土壤和基石。

一、远古至西周的中医心理治疗思想

我国人民从上古时期就开始了运用中医心理疗法治疗疾病,至今已有几千年的历史。在这悠久的历史中,历代医家对中医心理治疗的理论研究不断深入,创造了许多行之有效的治疗方法,留下了大量优秀的医案,这些都为中医心理治疗学的发展做出了很大的贡献。当前,随着医学模式的转变、心理疾病患者的增多,研究中医心理疗法,使其发挥自己的独特优势,为世界人民的健康事业服务,具有重要的意义。

考古学的研究表明,约在五十万年前就出现了"北京猿人",在距今五万年左右出现了"山顶洞人"。在旧石器时代末期,山顶洞人就用牙齿等物做装饰品,表现出了爱美的心理。在山顶洞人的骨化石旁边还发现了赤铁矿粉,这些赤铁矿粉粒洒于死者周围,可理解为是对死者的某种祝愿仪式,表示有安慰祝福、祛邪扶正等原始的医学心理思想。

上古的医学心理治疗思想还表现在历史传说中。《素问·移情变气论》就是讨论此问题的专论,帝问:"余闻古之治病,惟其移精变气,可祝由而已。今世治病,毒药治其内,针石治其外,或愈或不愈,何也?"可见"移情变气"方法是我国远古时期的治病方法。其通过移易精神,变利气血而治病。岐伯的回答也进一步确认了这种治疗方法,并说明了原因:"往古人居禽兽之间,动作以避寒,阴居以避暑,内无眷慕之累,外无伸宦之形,此恬淡之世,邪不能深入也。故毒药不能治其内,针石不能治其外,故可移精祝由而已。"在古代由于生产力水平低,人们的物质生活条件极为艰苦,患病较多。受到科学知识水平的限制,人们往往把自己不能理解的事物归于神的意志,在病痛的折磨和生死的挣扎中,往往求助于神灵的庇佑,人们崇拜神灵,举行各种祭拜活动,自发地使用精神因素来抗御疾病,这就是最初蒙昧的心理治疗,这样便产生了和神沟通的专职人员——巫医。原始巫医从事巫术的形式极多,有祈求式、比拟式、接触式、诅咒式、灵符式、禁忌式和占卜式等,不同的氏族有不同的仪式。这些做法有两个方面的作用:一方面求得保护,通过讨好,利用尊仰的心理可以得到祖先和鬼神的保护,有助于激发病人的正气;另一方面咒骂恶魔、赶走病邪,以求得平安,这实际上已转移了病人的注意力,具有暗示的作用。这两方面可以认为是"扶正"和"祛邪"的原始思想。

经过唐尧到夏商时代,华夏民族经济、文化、生产力都有了较大的发展,巫医也进入一个鼎盛的时期。《说苑》载:"上古之为医者曰苗父,苗父之为医也,以菅为席,以刍为狗,北面而祝,发十言耳,诸扶而来者,举而来者,皆平复如故。"说的是巫医苗父,以草扎狗、管乐歌舞为民治病。由此可以看出,当时巫医的治病模式是替病式,治病主要是祝由方法,治病场面主要是以集体场面为主。从事巫医活动的人开始是从家庭或部落中出现经验丰富的长者,或知识较多能说会道的人,后来随着上层人物对巫医的重视,"巫咸鸿术为帝尧之医",巫医已成为一门专门的职业。对于从事巫医活动的人,也有了特别的要求,孔子说:"人而无恒,不可以作巫医。"可见,巫医在当时是有一定社会地位的。《史记·日者列传》中言:"吾闻古之圣人,不居朝廷,必在卜医之中。"夏、商、西周、春秋时,巫医发展到空前状况,有较高的地位和文化程度,他们把神人格化,代行"神""鬼""天"的意志,的确能解决一些问题。有些巫医也认识到其治病的机理并非真正能"符咒""请神""杀鬼"之类的"天功",而是运用当时人们对神灵的信仰,自发地运用医学心理治疗思想治病。

随着医药知识的积累,人们对自然和人的认识逐渐深入,一些善于思考的巫医也认识到单纯心理治疗的局限性,尤其是对于外伤性疾病,有些巫医在治病过程中加入针刺、药物、火灸、手术等方法。《山海经·大荒西经》载,巫咸、巫彭等十巫往来灵山,"百药爱在",说明巫医也在不断地采集药物,摸索药性并用药治疗。他们发现将药物等方法和巫术结合治疗较单独的巫祝为好。随着医药知识积累的不断增多,民间应用药物、针刺等方法的尝试治疗效果越来越好,巫和医开始分化。《史记·扁鹊仓公列传》中记载扁鹊在为貌太子治病过程中,痛斥"国中治穰过于众事"的行为,反对祈求鬼神除灾消病的巫术,还记载了扁鹊提出的"六不治"之一是"信巫不信医"。在战国时期韩非子把巫医列为亡国之征,"巫"逐渐淡出医者的范畴。

二、春秋战国时期的中医心理治疗思想

春秋战国时期,生产力有了很大的发展,是奴隶制和封建制的交替时期,社会文明在此诸侯割据、七国争雄、诸子争鸣、学派林立的时期有了长足的进步。尽管诸子百家各显神通,但儒、道思想已占据了当时中国文化的主流,并呈现出二者相抗衡的趋势。诸侯国之间战乱纷争、社会动荡,使人民渴望在思想上得到解放。《左传》《老子》《易经》《尚书》《洪范》《吕氏春秋》等著作都在不同程度上记载了与人的心理相关的内容,体现出这一时期人们对心理问题的深深思索。

《左传·昭公元年》记载,生活于春秋时期(大约公元前六世纪)的名医医和在诊治疾病过程中对心理治疗非常重视。晋侯求医于秦,秦伯使医和视之。曰:"疾不可为也。是谓近女室,疾如蛊。非鬼非食,惑以丧志。……女,阳物而晦时,淫则生内热惑蛊之疾。今君不节不时,能无及此乎?"医和诊断晋平公的病为一种心志疾患,是不治之症,并指出病因不是由于鬼神,也不是由于饮食,而是由于心病丧"志",原因在于好色纵欲引起,继而医和以"六气"说分析其病机,并指出其危害。在此基础上,医和后来提出了六气致病说,"天有六气,……淫生六疾。六气曰阴、阳、风、雨、晦、暝也。……阴淫寒疾,阳淫热疾,风淫末疾,雨淫腹疾,晦淫惑疾,明淫心疾"。六气中前四疾为自然因素致病,而晦淫、惑疾为晏寝过节则心惑乱;明淫心疾之明,昼也,思虑烦多,心劳生疾。战国时期的扁鹊也有其独到的医学心理思想,在《史记·扁鹊仓公列传》中记载了扁鹊提出的"六不治"思想:"人之所病,病疾多;而医之所病,病道少。故病有六不治:骄恣不论于理,一不治也;轻身重财,二不治也;衣食不能适,三不治也;阴阳并,藏气不定,四不治也;形羸不能服药,五不治也;信巫不信医,六不治也。"这里的一、二、六条中指出了心理因素与疾病治疗的关系。

《吕氏春秋·至忠篇》记载了战国时期宋国名医文挚以"怒胜思"治愈齐王之病。"齐王疾痏,使人之宋迎文挚。文挚至,视王之疾。……非怒王则疾不可治……与太子期,而将往不当者三,齐王固已怒矣。文挚至,不解屦登床,履王衣,问王之疾,王怒而不与言。文挚因出辞以重怒王,王叱而起,疾乃遂已。"文挚认为齐王的病可以通过激怒齐王以胜"清疾"(忧虑病)的心理疗法治疗,于是文挚故意不守信用,三次不按约期为王治病,以欺齐王之法让他发怒,后又在见齐王时,"不解屦登床""履王衣""出辞"等行为进一步激怒齐王,使处于至尊地位的齐王雷霆大怒,"王叱而起",达到治疗的目的"疾乃遂已"。这是中医心理疗法中情志相胜疗法的最早记录,但此时并没有系统的情志相胜的理论。

从上述例子来看,心理治疗在战国时代已较为普遍。战国时代,诸子政见游说,在医学上也采用了开导劝慰等心理治疗形式,并且已经关注到情志之间的相互关系问题,临床上有一部分医生已能自觉运用,并达到一定的治疗效果。

三、秦汉三国时期的中医心理治疗思想

在公元前26年,汉成帝诏天下遗书,对古医经或古经方进行系统的整理,陆续撰成医经七种(包括《黄帝内经》),经方十一家。这些不仅是对中医学,也是对秦汉以前的医学心理思想的一次大总结。《方技略》有神仙术、房中术等涉及一些临床心理和心理卫生方面的内容。在《黄帝内经》奠定了中医学和中医心理理论的基础后,中医心理治疗思想上的再次突破是在东汉末年涌现出的两位著名医家——华佗和张仲景。他们在疾病的诊治过程中已经意识到了心理病因病机对机体的影响。《内照法》《华佗神医秘传》相传为华佗所著,其中《内照法》阐述了脏腑心理病机,《华佗神医秘传》记载了大量的治疗情志异常的民间验方和自己用方的体会,如癫狂的分类及用方等。张仲景在我国医学史上贡献卓越,其名著《伤寒杂病论》在中医学上有着划时代的意义,奠定了中医临床辨证论治的理论基础,被称为"方书之祖",张仲景本人也被尊称为"医圣"。《伤寒杂病论》被后世分为《伤寒论》和《金匾要略》两个部分,《伤寒杂病论》原著中并没有对心理治疗和情志异常做专门探讨,但其中蕴涵着丰富的医学心理内容。

西汉时期,中医心理治疗思想有了进一步的发展,表现在心理病因、心理病机、癫狂和情欲养生等四个方面。第一,在心理病因方面,《淮南子·本经训》言:"人之性,心有忧丧则悲,悲则哀,哀斯愤,愤斯怒,怒斯动,动则手足不静,甚则发为狂癫。"其从情"感而自然"的观点出发,认为任何产生于内部的情感,都要从外部情绪表现出来,一系列的连锁反应会引起过激的病态表现。《淮南子·精神训》言:"人大怒破阴,大喜坠阳,薄气发暗,惊怖为狂,忧悲焦心,疾乃成积。"这段话结合了《庄子》和《黄帝内经》的相关思想,不仅认识到过激情绪致病,而且用《黄帝内经》中关于情志对阴阳的影响来阐述心理病因、病机,有很高的概括性。第二,在心理病机方面,《论衡·订鬼》言:"凡天地之间有鬼,非人死精神为之也,皆人思念存想之所致也,致之何由?"其不仅指出生理病变引起心理幻觉,而且指出心理幻想影响心理机能,揭示了心理对生理的反作用,解释了人的心理能动性。这在生理、心理、病理的三者相互关系的认识上,是值得称道的科学见解。第三,有关癫狂症的记载,《淮南子·原道训》曰:"今夫狂者之不能避水火之难而越沟读之险者,岂无形神志气哉?然而用之异也。失其所守之位,而离其外内之舍,是故举措不能当,动静不能中,终身运枯形于连嵝列埒之门而蹪蹈于污壑陷阱之中,虽生俱与人钧,然而不免为人戮笑者,何也?形神相似也。"这是对精神病患者旺盛活动,联想澎湃,意念飘忽行为较早的具体描述。第四,情欲养生。对于情欲心理,在西汉时已注意到养生防老,调神养心的意义,体现了东方传统的心理卫生观。

四、晋至隋唐的中医心理治疗思想

公元265年,司马炎建立西晋,晋武帝灭吴出现了西晋的短期统一,至南北朝

分裂对峙的局面,直至公元581年隋文帝杨坚再次统一中国,这三百多年短暂而动荡的历史时期,对国人的心灵造成了巨大的影响,人们饱受政权的频繁更替和征战的颠沛流离,盼望精神的宁静和生活的安定,中国传统文化所承担的作用已经远远超出了为封建统治者巩固政权,而彰显出极大的包容性及对中国人精神安慰剂的作用。唐代发展为中国封建社会的极盛时期,政治上较长时间的稳定,促进了经济、文化等各方面都向纵深发展,中医心理治疗思想在文化繁荣的影响下也迎来了一个新的发展时期。这一发展时期主要表现在对个体心身疾病的深入认识,心理病机的阐发,心理卫生保健,益智方药的收集整理,以及从伦理的角度对医德、医术的认识和规范上。这一时期出现了我国几部非常重要的医书,如皇甫谧的《针灸甲乙经》、巢元方的《诸病源候论》、孙思邈的《备急千金药方》和《千金翼方》、王焘的《外台秘要》、王冰的《黄帝内经素问注》等,在这些官方和个人的集成中,体现了医学心理治疗思想向纵深发展的趋势。

五、五代至宋金元的中医心理治疗思想

五代至宋金元时期,由于前代的积累、经济的发展、民族的融合、中外的交流,包括医学在内的科学技术发展进入了一个高峰期。唐后五代十国更迭,赵匡胤虽统一中国,但有不断的外犯,南宋偏安江南,北方历经辽、金、元战争动乱。在这样一个传统科技文化发展、时局动荡不安、人民生活贫病交加的复杂形势下,医家们从各种不同的条件和角度进行学术探讨,形成了学术争鸣时期。从医学心理思想来看,陈言及金元四大家各有建树,中医心理治疗思想出现了一个高峰期。

陈言(公元1131—1189年),字无择,其主要著作为《三因极一病证方论》。在这本著作中他明确提出"三因学说",即内因、外因及不内不外因,对后世的病因学说具有深远的影响。在医学心理思想方面,陈无择主要围绕他所提出的内因"七情"由腑郁发而深入展开。刘完素(公元1120—1200年),字守真,号通玄处士。他在《素问玄机原病式》中阐发《素问·至真要大论》病机十九条时,大量地描述了异常的身心现象,扩大了心理病机的论述,发展了心理疾病的证治。张从正(公元1156—1228年),字子和,号戴人,主要著作为《儒门事亲》。《儒门事亲》共记载医案236例,其中明确记载情志病者达23例,心理治疗医案10例,在整个中国古代医学史上是心理治疗医案最多的著作。张子和对心理病因病机有较深入的研究,他明确提出用语言治疗心理疾病,他在《儒门事亲·九气感疾更相为治衍》中从理论到实践,从心理病因病机到治则验案,分节专论,为古代医学史上不多见的专门探讨情志问题的文献。张子和擅长使用多种方法治疗心理疾病与身心疾病,所创中医心理疗法,有些与西方现代心理学的治疗方法颇相类似。他积累了较为丰富的医学心理学的医案,在《儒门事亲》中提到的10例心理治疗医案中,他亲自治疗的就有8例,并提出了实用的中医心理养生思想。李东垣(公元1180—1251年),

本名李杲，字明之，号东垣老人，著有《脾胃论》《内外伤辨惑论》等著作，其中涉及了一些心理思想。李东垣提出"内伤脾胃，百病由生"，在脾胃学说中很重视心理因素在发病学上的意义，强调保护"脾神"的重要作用，并把养生摄神看作防病的首要内容。朱震亨（公元1281—1358年），字彦修，又称丹溪。朱丹溪承刘完素、张子和、李东垣诸家之说，去短用长，集各家之所长，以"阳常有余，阴常不足"为基础，用"相火论"解释心理病机。这既是学术上的重要突破，同时也体现出中医学术体系的一脉相承，还反映出生命高层次上中医整体治疗的特色。由上可见，金元时期中医心理学思想以金元四大家为代表，在理论上七情学说日益成熟，心理病机深入阐发，在实践上心理治疗广泛应用，出现了我国中医心理学史上的高峰时期。

六、明清时期的中医心理治疗思想

中医心理治疗思想在古代经历了6个阶段。远古至西周是中医心理治疗思想的萌芽期，从远古人的爱美心理发展到以巫医活动为中心，当时由于针药知识非常有限，所以针药仅作为治疗的辅助手段，巫医的语言、行为、舞蹈则是治疗的主要手段。春秋战国是中医心理治疗思想的雏形期，伴随这一时期百家争鸣的文化繁荣，诸子政见游说，在医学上也采用了开导劝慰等心理治疗形式，心理治疗在战国时期已较为普遍，临床上有一部分医生已能自觉运用，并达到了一定的水平，如文致以怒治齐王之思，开情志相胜疗法之先河，但当时还没有系统的理论，属于经验的积累阶段。《黄帝内经》的成书有待考证，其丰富的心理治疗思想主要来源于春秋战国和秦汉时期，其篇章中既有医学心理治疗的思想基础理论问题，又有医学心理临床的诊断和治疗问题，构成了中医心理治疗思想的雏形。秦汉三国时期是中医心理思想的成熟期，《黄帝内经》虽然构成了中医心理治疗思想的雏形，但实际上其还是偏于理论，略于方剂。东汉末年张仲景著《伤寒杂病论》，虽然没有对情志心理问题进行系统、专门的阐述，但在内容中涉及较多的情志病种，针对某些心理情志异常制定了一套理、法、方、药的辨证论治方法，为后世治疗这类疾病做出了示范，确立了心身疾病的临床辨证体系。晋至隋唐是中医心理治疗思想的纵深发展期，这一时期主要是随着临床分科的发展，对个体身心发展有了更深入的认识。《诸病源候论》《备急千金要方》在分科的基础上对心理发展和心理病机做了进一步的阐释，尤其是孙思邈在养性调情、益智方剂等方面都进行了深入的研究。五代至金元是中医心理治疗思想发展的高峰期，这个时期科学技术高度发展，传统文化走向融合，时局动荡，人民生活贫病交加，医家从不同的条件和角度展开学术探讨，医学心理治疗思想随之发展到了一个高峰期。从中医心理学理论上看陈无择的《三因极一病证方论》是萌于春秋战国、源自《黄帝内经》的"七情学说"成熟的标志，对七情学说从病因、病机、辨证、诊断、治疗及调养等方面进行了较为系统的研究。从实践上看，中医心理治疗达到了鼎盛时期。张子和在《儒门事亲》提出的

"九气更相为治"奠定了中医以情胜情法的基础,丰富了《黄帝内经》情志学说的内容,在《儒门事亲》中大量的医案和注释,对我国中医学心理治疗产生了重要的影响。朱丹溪融"理学""医学"为一炉,集各家之所长,以"阳常有余,阴常不足"为基础,他用"相火论"阐释心理病机。

《格致余论》《局方发挥》《金匮钩玄》《月一溪翁传》中有大量的七情病因的医案,仅《格致余论》中就有 43 例。可见无论是在中医心理理论还是在实践上,宋金元时期较以往有了大幅的创新和突破,成为中医心理思想发展的高峰时期。明清时期是中医心理思想的稳定时期。明清医家已经普遍接受和广泛运用了《黄帝内经》以来的传统心理治疗理论体系,张景岳《类经·会通》中,专列"情志病"29 条,将气化、脏象、病因、病机、病症、诊断、辨证、治则和调养等内容"会通"在一起。《景岳全书》中对郁证、癫证、狂证、痴呆症等在具体的临证分型、治则、用药等方面有了更进一步的完善,丰富了临证心理的内容。清代叶天士创立的卫气营血辨证论治方法,承袭于张仲景的《伤寒杂病论》,将一些异常的情志作为辨证论治的要点确立下来,是温病学派成熟的标志,中医心理治疗思想出现了稳定发展趋势。

20 世纪初,一方面现代西方心理科学初入中国,另一方面中国的一些有识之士提出要保护中国传统文化,于是中国的中医学界和刚起步的心理学界都开始了对中医心理治疗思想的研究。这一时期实际上是中医学专家和心理学专家两支队伍都在各自进行研究,但当时的主力仍然是中医学的队伍。20 世纪 20 年代早期,中医杂志从讨论巫医问题和祝由的心理治疗作用开始,1923 年张越公在《三三医报》发表了《论符、禁、祝治病》,这是现在有记录的当时最早的中医心理治疗的研究论文。此外还有《心病还须心药医》《中国历代心理疗法》等相关论文,对中医心理治疗有了更明确的提法。《国医砥柱》杂志对心理治疗进行了较为广泛的讨论,涉及了诈病、移精变气、情志相胜等内容。这段时间,中医心理治疗在民间也有所应用。但总的来说,这一时期对中医心理治疗的研究还处在相对零星散乱的状态,个案引证报道较多,在研究的深度和广度方面显然还是远远不够的。

1949 年以后,我国中医心理治疗的研究虽然仍在向前发展,但过程却是极为曲折的,先是心理科学被作为"伪科学"受到彻底排斥,研究人员也随之被迫离开心理学的相关研究领域;而中医学这时也因种种原因经历了极为艰难的发展历程,直到 1953 年和 1956 年国家领导人两度做出重要批示后,中医学才真正得以被重视和发展。对中医心理治疗的研究,在这一阶段主要依靠中医学的研究队伍,他们的研究从报道个案逐渐发展到提炼心理治疗的基本原理。这一时期取得的突出成果主要包括 20 世纪 50 年代陈存仁发表的《中国心理病疗法史》,60 年代李心天发表的《主观能动性在中西医疗法中的作用》,70 年代中科院和其他的医疗机构展开合作,对针灸、针麻中的心理现象进行的实验研究和临床观察及在此基础上发表的《比较针刺与暗示对痛阈的影响》。此外,中医领域还对"郁、癫、狂、百合病"等症的临床心理治疗的探索性研究进行了报道。1983年,成都中医学院中医心理学小组编纂的《中医心理学文集》中有专门的"心理治疗"栏目,而王极盛、李兴民、孙浦泉、杜文东、王升龙、吕再生、玉米渠和刘辉等都发表了对中医心理治疗方法的研究。进入20世纪80年代的中后期,在经历了近30年的禁锢之后,西方心理治疗理论和方法再度大量涌入,这时不少中医学工作者和心理学工作者重新萌发了拯救和挖掘整理中医心理治疗思想的念头,相继发表了百余篇相关的专业论文,论述也较为集中,中医心理治疗的理论研究和临床应用研究在这一时期都有了飞跃性的发展,中医学和心理学两支研究队伍都得以壮大,激发了20世纪的又一次研究高潮。特别是对《黄帝内经》中心理治疗思想和古代心理治疗医案的挖掘整理,成果显著。其中玉米渠对"七情发病""情志相胜"展开了深入的研究,所编《中医心理治疗》一书,从中医学角度对中医心理治疗进行了系统的梳理。20世纪90年代之后,心理学的本土研究思潮高涨,民族文化和民族心理的研究成为心理学的主要研究方向。杨鑫辉教授等中国心理学的工作者们投入到中国传统文化心理学的研究中,深入探讨以中医为主的中国传统医学中的心理治疗思想。这样一来,中医心理治疗研究的视角也随之发生了改变,开始与现代西方心理学进行比较融通。例如,杨鑫辉教授对中医心理治疗科学性的探讨,对中医心理治疗理论基础、原则方法等的系统研究,以及对医患关系、医者素质的讨论等。在实践方面,这一时期中医心理治疗在临床的应用也越来越受到关注,取得了一定的成效。

进入21世纪,对中医心理治疗的研究也步入了持续发展阶段。2003年,在召开的心理治疗学术研讨会上,杨国枢、杨中芳等学者讨论了当时的本土心理治疗理论与实践的发展情况,以及中国文化背景下的心理行为特征相关问题,从文化的角度出发,对中国本土心理治疗的研究途径提出了自己的见解。之后,国际、国内的心理学大会多可见中国本土文化心理学研究的身影,虽然始终不是主流,但却一直在不断发展。杨鑫辉、汪凤炎等学者认为应当从研究中国古代心理学思想入手,发现中国人心理深层次的内涵,从而有效地推进心理治疗的中国本土化,在此基础上建立真正适合中国人的心理治疗体系。季建林则认为中国的传统中医始终强调"人"的整体性,进而归纳总结了一系列有效实用的治疗原则。

纵观中医心理治疗思想历史的发展时期,可以看出其内容十分丰富。我国医学历史源远流长,研究范围广阔,由于中医心理治疗思想本身具有系统性亦使其呈现出某种规律来,对于这个领域的研究仅停留在中医学自身的范围之内显然是不够的。从中国传统文化和中医学的角度,对中医心理治疗思想进行系统深入的研究,形成一套体系完备的心理疏导理论必然有利于中医心理理论与实践的提高和中医文化研究的丰富。

第三节 中医心理疏导的发展

中医心理疗法源远流长,已成为中医学领域的新学科,中医心理疏导则是其重要组成部分之一。心理疏导疗法是在继承祖国医学珍贵遗产的基础上发展起来的。继承和发扬祖国医学的优良传统,进一步丰富心理疏导治疗的理论,将是心理疏导疗法发展的动力,也是其发展的优势。

中医心理疏导是当代中医、西医和心理学家们运用现代心理学的科学研究方法。它结合中医学的特点,对中医学中的心理学思想及临床心理治疗技术进行挖掘、整理、提高和完善,使之与现代心理学、心身医学、精神医学、医学心理学等学科相互渗透和融合。中医心理疏导理论的形成借鉴了现代临床医学心理学的某些科学理论和方法,同时它也为现代临床在中国的发展提供了新的模式。现代临床心理治疗在中国的传播与发展并没有完全沿用西方的发展模式和研究思路,而是经历了一个中国本土化的过程。中医心理疏导的发展是这一本土化过程的具体体现。同时,它也对目前临床心理学原有的理论、方法、技术和工作模式在中国的发展提出了一些疑问,甚至挑战,从而引起了一些争议。总的来说,中医心理疏导理论是在临床实践中诞生的,也是在临床实践中发展的,我国几千年的宝贵临床经验能够为现代临床医学的本土化提供丰富的资源。由于中国的历史和传统文化及目前中华民族在世界上的人口比例和在世界上的特殊地位,决定了中医心理学必将在世界临床心理学中拥有其他学科不可替代的影响。所以,中医心理疏导疗法拥有很大的发展空间。中医心理疗法应凸显中医心理学自身的特色,秉承中国传统文化中的思想精华,侧重中医心理疗法临床应用的研究,培养中医心理治疗的专业人才。中医心理疗法在人类心身疾病日益多发的今天,必将为人类的健康事业做出卓越的贡献。

目前,心身疾病在患病人群中所占份额急剧增大,心理学在社会医疗中所处的位置日益突出。中医心理疏导因其注重天人合一、心身并治的观点,简单易行、安全有效,顺应了时代的潮流,将成为人类对抗心身疾病的重要手段。

但由于中医学理论本身的局限性,决定了中医心理疏导也必然存在着一定的局限性,主要体现在以下两方面:第一,由于中医"整体论"思维和"形神一体"方法论的影响,中医学关于精神、心理的研究始终没有独立的章节,也不可能形成独立的内容。从这个角度来看,整体论成为中医学的理论特色,自然也是后世出现的中医心理学的理论特色。这种朴素的整体思维和"形神一体"的理论从方法学上来讲,在人体解剖结构、生理病理、病因病机、症状证候、四诊诊断、处方用药、预后判断等中医学的全部诊疗过程中都包含着人的"心"与"身"两个方面。它的优势在于把针对心理疾病的治疗融于身体治疗当中,同时也在针对身体疾病的治疗中融入了针对"心理"的治疗。问题在于人的心理现象与躯体的生理现象既有联系也有区别,如果我们只讲联系而忽略区别就不利于学科的深入发展。在中医学里毕竟没有经过细化的分析研究过程,既没有对人的心理现象(包括心理的结构、功能)进行实质性的研究,也没有针对人的精神和心理对人体的独特作用(包括生理与病理过程)进行实质性的研究,导致传统中医学针对心理疾病和心身疾病的防治与中医其他临床各科没有形成本质区别。这种状况在一定程度上会制约中医学理论自身的发展,同时也限制了中医学的学科分化,最终影响了中医学对中医心理疏导的认知。第二,任何理论都是在超越中发展起来的,中医心理疏导也是如此。中国传统医学是在中国传统文化的大背景下产生和发展的,中医心理疏导当然也离不开这个大背景。在中国传统文化中,心理学思想不仅存在于中医的经典著作当中,也存在于诸子百家的著作之中。中国现代心理学家潘菽教授曾指出,近几年来,对我国古代心理学思想做了初步的研究,已发现我国古代有些思想家的思想中是有不少很值得珍视并具有科学性的心理学思想。其中还有一些非常可贵且科学意义深刻的,为西方心理学史及现代的传统心理学所没有的心理学原则性见解。这是我们心理学的家珍,对于这些家珍,我们急需进一步加深挖掘,取其精华,去其糟粕,把所得到的精华吸收到我国所要研究建立的心理学中来,构成我国心理学的另一种重要特色,使我国心理学增添独特光彩。由此可见,中医心理疏导的研究不仅是中医学工作者的任务,也是中国心理学的任务。未来中医心理疏导理论发展有如下两种思路。

一、中体西用

如何从中国传统文化和中医学这一典型的东方理论思维中汲取心理学和临床心理学的营养,建立中医心理疏导体系,是我们面临的理论研究任务之一。

(1)从中国传统文化中汲取心理学理论营养。中国传统文化自中国早期文字的形成开始,经历春秋战国、百家争鸣、百花齐放的时代。诸子百家的思想非常丰富,产生于现代的中医心理学理论,有必要在丰富的中国传统文化中汲取养分,以东方特有的思维模式和方法去研究一切有益于中医心理疏导理论发展的路径。

(2)从中医理论中提取临床心理学理论的形成过程,汲取中国传统文化的主体营养,所以已有的中医学理论中包含着丰富的心理学理论思维,如整体思维、辨证论、平和适中、生克制化、朴素的哲学数理思维等。中国传统心理学是建立在传统人文科学基础上的,让中医心理疏导研究回归本源,用人文科学的方法来进行研究,这与现代临床心理学以自然科学方法为主截然不同。

二、衷中参西

从心理学角度发展现代中医理论(西渐东进)的西方临床心理学是建立在西

方心理学各种思维模式和基础理论之上的临床学科,虽然中医理论中富含各种心理学相关理论但并不是说已有的中医心理学已经非常完善了,中医学理论是在"形神一体化"理论模式下诞生的理论。因此,从基础理论,如阴阳五行学说、整体论、辨证论、太极、三才、四时、五脏、六经、七情、八纲、九气、三焦、卫气、营血、经络俞穴、五运六气等,到临床应用中的病因病机、望闻问切、症状证候、治则治法、临床禁忌、针灸推拿、气功养生等理论中,都包含着丰富的临床心理学防治理论。但是,这些理论和经验需要进一步挖掘、整理、丰富和完善,需要我们从现代临床心理学的角度去进一步审视和研究,需要借鉴现代临床心理学中的自然科学方法并进行深入研究,这个过程即中医学理论的发展和完善的过程,也是东西方医学与心理学的大融合的过程。西方临床心理学以西方心理学理论为基础,后者的长处在于具有悠久的历史和丰富的经验积累,而它的短处在于缺乏系统的研究,没有引入现代科学方法,很多经验上的东西并未经过数理统计意义上的研究和证实。

因此,未来中医心理疏导理论研究势必向以下几个方面发展:一是向传统文化要智慧,在丰富和发展中国心理学理论体系基础上,进一步丰富和发展中医心理疏导理论体系。二是继续对已有的中医学理论进行挖掘、整理、提炼和提高,丰富和发展中医心理疏导理论体系。引进现代心理学研究模式,凸显中医心理疏导自身特色。现代心理学已具有一整套成熟的体系与研究模式,在研究中医心理疗法的过程中,可借鉴现代心理学的体系、内容、研究方式等对中医心理疗法进行整理与规范,这在中医心理疏导研究的早期是不可避免的。将来随着中医心理疗法的发展与充实,体系步入正轨之后,则应立足于中医心理疏导的自身特色,发展与现代心理疗法不同或疗效显著的治疗方法。三是构建中医多学科研究的重要分支。中医学是涵盖了哲学、基础自然科学、社会科学、心理学、人体科学等在内的多学科的综合科学,而中医心理疗法无疑是中医学的重要组成部分。将中医心理疗法的研究发展为中医多学科研究的重要分支,不仅有利于保留与发挥中医自身的特色,也有利于加快中医现代化的步伐。中医多学科研究的最终目的是实现中医现代化。所谓中医现代化,即在哲学思想的指导下,多学科地研究中医传统的独特的理论及其丰富的临床经验,探索其规律,揭示其本质,使中医理论得到严密的科学论证,形成更加先进的科学体系,并有力地指导临床实践。四是迅速融入世界临床心理学研究当中,借鉴现代心理学特别是临床心理学的理论、方法和技术,研究中医心理理论。最终,要形成具有中国特色的中医心理疏导理论体系。五是形成系统化的教育体系及专业人才培养模式。中医心理疏导研究的发展,需要大批有素质的中医心理学专业人才。目前,中医心理教育呈现出应用性不足、专业化不足、职业化不足的问题,这是进行中医心理疗法研究所必须正视的教育体制与人才培养模式的问题。为此,必须强调中医心理疏导的应用性,突出中医心理教育的专业化、职业化办学方向,加强其与中医基础学科及临床学科的内部联系,注重中医心理教育的课程建设,强化中医心理疗法的师资培训等,最终形成系统化的教育体系及专业人才培养模式。在新的历史时期,必须积极地促进中医心理疏导学科建设,建立比较完整的中医心理学理论、临床、科研与教育体系,培养一支既具有扎实的中医与心理学理论和临床基础又具有一定的科研能力及现代科技知识,如外语、计算机等方面综合素质的临床与科研学术队伍。从不同角度、不同层面建立科研网络,拓展思路,多学科结合,争取使中医心理疏导的科研工作取得新的突破。

展望现代中医心理疏导发展,现代中医心理疏导植根于传统文化,以儒家、道家和佛教的哲学思想及其固有的心理学为基础,探索儒家、道家、佛教哲学的"本质",是中国古代哲学、传统医学与现代医学三者有机结合的产物,是具有中国传统文化思想特色的中医心理学。我们要充分挖掘、探索和运用中国传统医学几千年传承下来的有关心理学的医籍和医案,做到古为今用,更好地发挥中医传统心理治疗的作用。"心理学有一个悠久的过去,但却只有一个短暂的历史。"用德国著名心理学家艾宾浩斯的这句名言来描述中医心理学的发展是再合适不过的了。中医心理疏导也为后世医家在治疗疾病的方法上提供了思路,对情志疾病和心理治疗有了更多的阐释和发挥。中医心理疏导的发展必须是符合其自身特点的发展,必须是针对其服务对象的发展,必须是谋求进一步发展的发展,只有这样,中医心理疏导学才能得到广泛的普及,才能真正造福桑梓。中医心理疏导的理论发展正面临终验的历史时刻,我们有必要对中医心理疏导理论发展的过去、现状和未来有一个比较清醒的认识,有必要对它的特色和优势、缺陷和局限、现在和未来进行更深入地思考,并把这些问题放到整个中医学、现代医学、中国和世界的心理学,特别是中国和世界的临床心理学、心身医学、行为医学等理论发展的背景中进行思索,只有这样才会让中医心理疏导获得可持续发展的永恒动力。

第三章 中医心理疏导的伦理道德

第一节 中医心理疏导的伦理道德基础

自古以来"德术并重"就是中医心理疏导的重要特征。目前,人们更多地追求中医心理疏导的技术性,而忽略了医德的内容。我们在反思中医心理疏导面临的种种危机的同时,开始在中医药文化缺失的问题上觉醒。因此,在今天我们重塑中医心理疏导医德,还要从中医赖以产生和发展的中国传统伦理思想的土壤中寻找道德根源,让中医医德的深刻内涵在当代中医人的灵魂深处形成信念和情感,成为弘扬中医、发展中医的不竭动力。

中国传统伦理思想的主流是由儒、释、道三家构成,他们的思想经过中国历代哲学家的争鸣、丰富与完善,成为中国人的行为标准和凝聚民族力量抵御外族入侵的精神力量。在这样的文化背景下产生和发展起来的中医心理疏导,其世界观和价值观必然离不开儒、释、道思想的滋养。中医心理疏导的道德信念、行为规范、禁忌约束无不与中国传统伦理思想有着深厚的思想渊源。如明代陈实功就提出要"先知儒理,然后方知医理",中国古代大批儒医、道医、佛医的出现,都体现了中国伦理思想在医学领域的渗透有多么深刻。今天我们需要的是站在中医之道的角度上统一思想,统一价值观,形成中医界公认、全社会多数人认可的道德思想。在这里我们将打破门派的界限,仅以道德构成要素的内在无形的根本宗旨、道德品质修养、外在的行为规范和国家强制执行的道德约束手段为主线,将中国传统伦理思想以道、德、礼、法四个层面展开论述,即体现道德现象由内而外的逻辑关系,又将儒、道、佛关于这四个层次的论述统一起来,以便于指导今天的道德教育和实践。

一、"道"论思想与中医伦理道德

"道"是中国古代哲学和传统伦理思想中的重要范畴,描绘的是中国人所认识的世界图景,指宇宙的最高原则和规律。道的原意是人所行的道路,《说文解字》曰:"道,所行道也。从辵,从首。一达谓之道。"段玉裁注曰:"道者,人所行,故亦谓之行。道之引申为道理,亦为引道。"在《说文解字》行部有"四达谓之衢",乙部有"馗,九达道也",就是四面通达的叫衢,九面通达的叫馗,可见"一达"就是一条道,没有旁开的岔口,按照承培元《说文引经证例》解释"一达谓长道无旁出也"。引申到哲学的范畴里,"道"引导人行动的方向,人要遵循着"道"去行事,那么人在天地宇宙中生活,"道"就是天地宇宙的规律和规则,它告诉我们世界是什么的问题。冯友兰说过,哲学之目的,即在确定理想人生,以为吾人在宇宙间应取之模型及标准,则对于宇宙间一切事物及人生一切问题,当然皆须作甚深的研究。严格地说,吾人若不知宇宙及人在其中之地位究竟"是"如何,吾人实不能断定人究竟"应该"如何。所以我们研究人类道德中的医学道德,就不能不研究中医是如何认识世界、认识生命、认识医学的,不能不了解人在宇宙中的位置及人所担负的使命是什么,这是"道"的层面的问题,是"德"的来源和基础。

道家以理性精神对宇宙观和人生观经进行思考,认为"道"是世界由以运转的大规律,万物开端最初的推动力。《道德经》第二十五章说:"有物混成,先天地生。寂兮寥兮,独立而不改,周行而不殆,可以为天下母。吾不知其名,字之曰道。""道"生于天地之先,独立存在而不改变,周而复始地运行而不停息,它就是孕育天下万物的母亲。"道"是我们看不见、听不到、摸不着的,"视之不见,名曰夷;听之不闻,名曰希;抟之不得,名曰微。此三者不可致诘,故混而为一。其上不曒,其下不昧。绳绳兮不可名,复归于无物。是谓无状之状,无物之象,是谓惚恍"(《道德经》第十四章)。"道"是无形的客观存在,郭象谓"道"是"无所不在,而所在皆无也"(《大宗师注》)。

"道"是事物产生、存在的大规律,规律本身是无形的,但规律又客观存在,我们是可以感知、可以认识的,"道"高于万物,又在万物之中,"仁者见之谓之仁,智者见之谓之智,百姓日用而不知"(《周易·系辞》)。所以万物与"道""不可须臾离也,可离非道也"(《中庸》)。万物必须要遵"道"而行,"道者,万物之所由也。庶物失之者死,得之者生;为事逆之则败,顺之则成。故道之所在,圣人尊之"(《庄子·渔父》)。所以为人处世也要守"道",老子说"人法地,地法天,天法道,道法自然"(《道德经》第二十五章)。中国哲学家把自然界天地宇宙的运动规律叫天道,属于自然科学的范畴;人类社会的运动规律及人的行为准则叫人道,属于社会科学的范畴。人道是效法天道而来,所以我们要"知天道以尽人事",讨论中医道德的宗旨,就是中医心理疏导所应遵循的最高原则和终极目的,就要从道德乃至科学的源头"天道"开始。

"天道"是整个人类宇宙的最高法则,当然是"人道"效法的榜样,人的生命也来自天地的创造,"人以天地之气生,四时之法成""人生于地,悬命于天,天地合气,命之曰人"(《素问·宝命全形论》),而人是天地所生的最高贵的生命,"天覆地载,万物悉备,莫贵于人"(《素问·宝命全形论》)。同样是天地之气生万物,为什么人是最尊贵的生命呢?《荀子·王制》篇说:"水火有气而无生,草木有生而无知,禽兽有知而无义。人有气、有生、有知,有义,故最为天下贵也。"

天道以"生生"为宗旨,人道也以生命的完善为目的,如"身体发肤,受之父母,不敢毁伤,孝之始也"(《孝经·开宗明义章》)。《汉书·艺文志》引用刘歆《七略》的话,对包括医生在内的"方技"给出的定义是"方技者,皆生生之具"。就是说中医就是帮助生命健康长寿,生生不息的工具和技术。中医的"生生"方法也是效法天道,如《灵枢·顺气一日分为四时》中说"春生夏长,秋收冬藏,是气之常也,人亦应之"。因此,"智者之养生也,必顺四时而适寒暑,和喜怒而安居处,节阴阳而调刚柔,如是则避邪不至,长生久视"。所以医者持生生之具,必要"上合于天,下合于地,中合于人事"。不知道天地自然的宗旨是生生,不了解天地自然的生生之理,不了解人在天地间的地位和社会规律是不配做医生的,"不谙天理,不可与言医,不解人情,不可与言医"(邵登瀛《四时病机·之一》)。

秉承天道生生是"自己而然""不为而为",所以中医情志治疗的思路也是以顺应自然、激发人体内在的自我修复功能为原则。顺天道,就是顺应阴阳之道,"从阴阳则生,逆之则死。从之则治,逆之则乱"。纵观人类社会的历史,皆以顺应天道生生之理而兴旺发达,夫治民与自治,治彼与治此,治小与治大,治国与治家,未有逆而能治之也,夫唯顺而已矣。

二、"德"论思想与中医伦理道德

中国文化中对道德的反思开始于武王伐纣时期,殷商时人们迷信天命,纣王认为自己受命于天就可以主宰一切,所以为所欲为,狂暴残虐,导致商朝灭亡。周武王宣称"纣有亿兆夷人,亦有离德,余有乱臣十人,同心同德"(《左传》昭公二十四年引《泰誓》)。管子更直白地表述这句话为"纣有臣亿人,亦有亿万之心,武王有臣三十而一心"(《管子·法禁》引《泰誓》)。所以武王取得胜利的原因是纣王的人虽然多,可是人心不齐,武王的人虽然少,可是同心同德。

人世间王朝的更迭使周人对天命产生怀疑,周人回顾夏、商两代灭亡的教训,认为"殷先哲王"能够"畏天显小民"(《尚书·周书·酒诰》),所以是有"德"的,能够秉承天命。后来的殷王"惟不敬厥德,乃早坠厥命"(《尚书·周书·召诰》),而周文王"克明德慎罚,不敢侮鳏寡,庸庸,祗祗,威威,显民,用肇造我区夏"(《尚书·周书·康诰》),文王有德、敬德、用德,所以能够得到天的授命,"惟王其疾敬德,王其德之用,祈天永命"(《尚书·周书·召诰》)。"惟我周王,灵承于旅,克堪用德,惟典神天。天惟式教我用休,简畀殷命,尹尔多方。"

何谓有德、用德呢? 那就是"敬天保民"的思想。要听天命、敬天命,怎样知道天命呢? 人民的需要就是天命,"民之所欲,天必从之"(《左传》襄公三十一年引《泰誓》),"天视自我民视,天听自我民听"(《孟子·万章篇》引《泰誓》),皇天授命是非常公平的,它只会辅佐有德行的人,"皇天无亲,惟德是辅"(《左传·僖公五年》引《周书》），所以仅仅依赖天命去得到天的庇佑是没有用的，必须要"聿修厥德，永言配命，自求多福"（《诗经·大雅·文王》）。当然周人依然把尊天命放在第一位，但是立足点放在德上，"以天为宗，以德为本"（《庄子·天下》）这是一个非常大的进步。

周人将目光从天命拉回到自身，是对人类自身意识的觉醒，到春秋以后，对道德的认识就更加客观了。老子《道德经》第五十一章说"道生之，德畜之"，万物是依道而生，依德而养的。庄子《天地》说："泰初有无，无有无名；一之所起，有一而未形。物得以生，谓之德；未形者有分，且然无间，谓之命；流动而生物，物成生理，谓之形；形体保神，各有仪则，谓之性。"冯友兰解释说："由此言之，则天地万物全体之自然，即名曰道；各物个体所得之自然，即名曰德。故老子谓道生万物而德畜之也。德即各物之所分于道者；其分已显，则谓之命；成为具体的物，则谓之形；形体中之条理仪则，即是性也。"

道是德的源头或称原则，当德与道相符合就是道德，与道相违背就是不道德。江茅云："道德实同而名异，无乎不在之谓道，自其所得之谓德。道者，人之所共由；德者，人之所自得也。试以水为喻。夫湖海之涵浸，与坳堂之所畜，固不同也；其为水有异乎？江河之流注，与沟浍之湍激，固不同也；其为水有异乎？水犹道也，无乎不之；谓之实同名异，讵不信然？"（焦兹《老子翼》卷七引）

德，作为道德、品德之意，古写作"惪"，《说文解字》注："外得于人，内得于己也。从直，从心。"意思是说，惪，身外对人使有所得，身内对己也同样有所得。由直，由心会意。《段注》曰："外得于人，谓惪泽使人得之也。""内得于己，谓身心所自得也。""俗字假德为之。德者，升也。"《洪范》三德："一曰正直。"《周易·乾·文言》中"君子进德修业"的"德"的含义就是道德、品德。

在先秦时期，道、德原是两个概念。孔子说："志于道，据于德，依于仁，游于艺。"这里的道是指最高原则，德指德行、德政，是行道之所得，如"敬德保民"的"德治"思想。老子的道和德主要是指宇宙观和人生观，道是最高原理，德是每一事物之本性，是有德于道。《管子·心术上》说："德者道之舍，物得以生，生知得以职道之精。故德者得也，得也者，其谓所得以然也。"道是蕴藏在德中，物因道而生，德就是事物之所以谓之的原理。《荀子·劝学》说："故学至于礼而止矣，夫是之谓道德之极。"求学问达到礼为止境，就是道德的最高境界。朱熹认为心中有道，行不失于道就是有德，"德者，得也，得其道于心而不失之所谓也"。张岱年认为，"在中国伦理学史上，道德可以说是一个概念，又是两个概念。分析地看，道与德是两个概念，道指行为应该遵循的原则，德指行为原则的实际体现。道德是行为原则及其具体运用的总称"。《黄帝内经》曰："中古之世，道德稍衰、邪气时至。"其中的道德就是这个含义。

今天我们讲"道德"，既可以指个人修养、自身形成的品德或个人德行，也可以指道德规范的总和,即我们平时对道德的定义,是人们进行行为选择所依据的准则,可简称为调节社会中人与人、人与自然关系的行为规范的总和。

医德的概念中,医就是道,医者对医道持有的信念、信仰会影响和决定其以什么样的精神品格来呈现其在医疗行为过程中对人、对己的言行态度,医者内在的精神修养和对外所表现出来的行为模式就是医德。

中医医德就是在中医这种独特的医学模式背景下,医务人员所应持有的观念、态度及行为准则和规范。

三、"礼"论思想与中医伦理道德

"礼"最初的含义是祭祀的仪式。《说文解字》中解:"礼,履也。所以事神致福也,从示从豊。"为什么用履来解释礼呢?《周易·序卦传》说:"物畜然后有礼,故受之以履。履者,礼也。履而泰,然后安,故受之以泰。"我们看一下其中的逻辑关系:当物质丰厚有存蓄的时候,大家如果没有规矩的都想要,那就会大乱,甚至会争夺起来,所以要在这个时候制定一些"规则",就是"礼"。大家都知道了礼节,并遵守礼节,就会平安无事,所以就天下通泰,秩序良好。也就是所谓的"仓廪实,则知礼节;衣食足,则知荣辱"《管子·牧民》。履是什么意思呢?《段注》曰:"履,足所依也。引申之凡所依皆曰履,此假借之法。"原来履本来是足所依附的东西,引申为凡是所依附的东西,包括行为依据的规则都可以叫作履。段玉裁说:"礼有五经,莫重于祭,故礼字从示。丰者,行礼之器。"饶炯《部首订》中说:"后乃以器名为事名,凡升降、拜跪、酬酢、周旋诸仪,亦谓之豊,又旁加示别之。"

从"礼"的本义上我们可以看到,"礼"是一种大家都遵守的管理制度,从人性上讲,"礼"是怎么来的呢?《礼记·礼运》篇说:"饮食男女,人之大欲存焉;死亡贫苦,人之大恶存焉。故欲恶者,心之大端也;人藏其心,不可测度也;美恶皆在其心,不见其色也;欲一以穷之,舍礼何以哉。""礼"的制定是为了节制人性的欲,"礼"作为一种区分行为善恶标准的规范,可以引导人们趋善避恶,趋利避害。《荀子·礼论》说:"礼起于何也? 人生而有欲,欲而不得,则不能无求。求而无度量分界,则不能不争;争则乱,乱则穷。先王恶其乱也,故制礼义以分之,以养人之欲,给人之求。使欲不必穷于物,物不必屈于欲。两者相持相长,是礼之所起也。"

"礼"的目的是治理国家、行使政令、管理人民。《左传·昭公五年》中说:"礼所以守其国,行其政令,无失其民者也。"《左传·隐公十一年》中也讲:"礼,经国家,定社稷,序民人,利后嗣者也。"冯友兰说:"所谓道德及政治上、社会上种种制度,皆是求和之方法,不能生存于乱中,所以必有道德制度以整齐划一之。故无论何种社会,其中必有道德制度,所谓'盗亦有道',盖若无道,其社会即根本不能成立矣。历史上所有道德的、政治的、社会的革命,皆不过以新道德制度代旧道德制度,非能一切革去,世人皆随意而行也。其所以者,盖因人与人之间,常有冲突;人间之和,即非天然所已有,故必有待于人为也。"这段话应该是《论语·学而》中有子所说的"礼之用,和为贵"的深意吧。

荀子认为,管理社会国家的方法有四种,就是礼、乐、政、刑。他在《荀子·礼论》中说:"礼节民心,乐和民声,政以行之,刑以防之。礼乐刑政,四达而不悖,则王道备矣。乐者为同,礼者为异。同则相亲,异则相敬。乐胜则流,礼胜则离。合情饰貌者,礼乐之事也。乐由中出,礼自外作。乐由中出,故静。礼自外作,故文。大乐必易,大礼必简。乐至则无怨,礼至则不争。揖让而治天下者,礼乐之谓也。"这就是礼乐的作用。

"礼"对于社会资源的分配是有等级、有差别的,所以礼的重要功能是建立等级秩序,区分贵贱亲疏。《荀子·礼论》说:"礼者,贵贱有等,长幼有差,贫富轻重皆有称者也。"贾谊概括说:"夫立君臣,等上下,使父子有礼,六亲有纪,此非天所为,人之所设也。夫人之所设,不为不立,不植则僵,不修则坏。"《管子》曰:"礼义廉耻,是谓四维,四维不张,国乃灭亡。"所以"礼"是人伦中所独有的,只能由人所设,没有"礼",也就不称其为国了。

"礼"是社会道德的原则、判断是非善恶的标准。如《礼记·曲礼上》说:"夫礼者,所以定亲疏,决嫌疑,别异同,明是非也。"《荀子·王霸》中说:"国无礼则不正,礼之所以正国也。譬之,犹衡之于轻重也,犹绳墨之于曲直也,犹规矩之于方圆也,既错之而人莫之能诬也。"没有权衡就称不了轻重,没有绳墨就画不出曲直,没有规矩不成方圆,"礼"就是社会道德是非善恶的标尺。

"礼"的秩序原则是什么呢?应该是"少事长,贱事贵,不肖事贤,是天下之通义也"(《荀子·仲尼》)。每个人在社会秩序中的地位不是永远不变的,遵守"礼"的这个基本原则,就是有道德的人,即使是庶人也可以做卿大夫;不遵守"礼",即使是士大夫的子孙也要被贬为庶人。这就是《荀子·王制》中说的"虽王公士大夫之子孙也,不能属于礼义,则归之庶人。虽庶人之子孙也,积文学,正身行,能属于礼义,则归之卿相大夫"。这样"义审而礼明,则伦等不逾,虽有偏卒之大夫,不敢有幸心,则上无危矣"(《管子·君臣下》)。

《周礼·天官冢宰第一》记载了我国最早的医师制度,"惟王建国,设官分职,医师上士二人,下士四人,府二人,史二人,徒二十人。食医中士二人,疾医中士八人,疡医下士八人,兽医下士四人"。《后汉书·百官志》记载:"太医令一人,六百石,掌诸医。药丞、方丞各一人,药丞主药,方丞主方。"宋朝医师选拔考核有非常严格的制度,做了医官后还可以罢黜,如"乾德初,令太常寺考校翰林医官艺术,绌其艺不精者二十六人"。这些医事管理制度都属于"礼"的内容,每个医生的地位是由个人医德和医术的水平来决定的,这就给医疗管理建立起了秩序来。

礼仪的教化作用在中国古代一直是非常显著的,中医乃司人性命的术业,非同儿戏,在中医情志治疗过程中更是遵守加之。

四、"法"论思想与中医伦理道德

"法"作为人们社会行为管理的一种制度,今天我们的定义是这样的:法是体现统治阶级的意志,由国家制定或认可,受国家强制力保证执行的行为规则的总称,包括法律、法令、条例、命令、决定等。这与两千年前战国末期的韩非子对法的定义基本一致。韩非子曰:"法者,宪令著于官府,刑罚必于民心,赏存于慎法,而罚加乎奸令者也。"就是说,法是由官府颁布的,刑罚措施必须要让老百姓都心里知道,对于遵守法纪的人要有赏,对于违反法纪的人则要惩罚。那么法是要明文公布的,"编著之图籍,设之于官府,而布之于百姓者也"(《韩非子·难三》),要体现公平、公正、公开的原则。

《说文解字》对"法"的解释是:"灋,刑也。平之如水,从水;廌(zhì),所以触不直者,去之,从去。"意思是说,刑法像水一样平,这是神话传说中一种可以辨别是非曲直的神兽,它可以用角来抵触不正直的人,让不正直的人离开,所以《段注》说:"此说从廌去之意。法之正人,如廌之去恶也。"

法的基本功能是赏善罚恶,是道德约束与评价的一种手段。荀子认为法是社会治理的根本措施,他说:"法者,治之端也。""百吏畏法循绳然后国常不乱。"法使人们遵守而社会不乱的原因是它不像道德那样只是在人们心中或者口碑上有一个评价,而且这个评价让人们看不到现实的效益,"教而不诛,则奸民不惩;诛而不赏,则勤励之民不劝"(《荀子·富国》),这样就会带来善人不思向善,恶人更肆无忌惮的后果。而法则不同,法是一个水平划一的道德标准,它通过赏罚措施,"勉之以庆赏,惩之以刑罚"(《荀子·王制》),激励人们向善不作恶,作恶的人也逃不掉法律的制裁。同时荀子强调,赏罚要统一,不能有差别,"诛赏而不类,则下疑俗俭而百姓不一"(《荀子·富国》)。同时执法者也要遵守,才能"上一则下一矣"(《荀子·富国》)。法家的基本人性论是"人性利己"。如慎到说:"人莫不自为也,化而使之为我,则莫可得而用矣。"商鞅认为:"名与利交至,民之性。饥而求食,劳而求佚,苦则索乐,辱则求荣,此民之情也。"韩非子不仅发挥这些思想,认为"好利恶害,夫人之所有也""喜利畏罪,人莫不然",而且认为"以法为教""以吏为师"是可以起到"劝善""胜暴"的道德教化作用的。他在《韩非子·守道》篇中说:"圣王之立法也,其赏足以劝善,其威足以胜暴。"但事实上,法制带来的善是利用人性中避害的一面,强制人们不去作恶罢了。"夫严刑者,民之所畏也;重罚者,民之所恶也。故圣人陈其所畏以禁其邪,设其所恶以防其奸,是以国安而暴乱不起。"这种外在的监督防范,是无法做到孔孟的内心教化所带来道德觉醒的效果的。《吕氏春秋》同样主张"法治",但把韩非子的观点从极端法治拉回来,认为应该从天赋人性不可改变的角度,主张因势利导,德治与法治并举。

唐朝的韩愈则用"性、情三品"说将人性分出上下,"上之性就学而愈明,下之性畏威而寡罪。是故上者可教，而下者可制也，其品则孔子谓不可移也"(《原性》)。那么上性的人就可以用道德教化，下性的人就要用法律的威严使他害怕而少有犯罪。用天人关系论证了法治在判断是非上的作用，认为"天之道在生植，其用在强弱；人之道在法制，其用在是非。"(《天论》)，而且人道伦理必须有法治，"天之能，人固不能也；人之能，天亦有所不能也"(《天论》)，"人能胜乎天者，法也"，人间法律就如天道主宰自然一样主宰着人间的祸福，"生平治者人道明，咸知其所自，故德与怨不归乎天；生乎乱者人道昧，不可知，故由人者举归乎天"(《天论》)，意思是说，如果"法大行"，即法制严明、是非清楚、赏罚分明，人们懂得什么样的行动会有什么样的结果，都知道吉凶祸福的由来，而不会相信天命；相反，如果"法大驰"即政治腐败、法制驰坏、是非赏罚颠倒，人们在无助无望的境遇中，就会认为有"神"的力量主宰着世界和自己的命运。

礼、法因时代不同，人们的世界观、价值观不同会有所不同，照《商君书》所记载的，秦孝公说："今吾欲变法以治，更礼以教百姓。"商鞅赞成说："三代不同礼而王，五霸不同法而霸。"《更法篇》曰："当时而立法，因事而制礼。礼法以时而定，制令各顺其宜，兵甲器备各便其用。"每个时代都有符合这一特定时代的礼法，时代的变迁也多以礼法的变化为特征。《吕氏春秋·察今》有云："治国无法则乱，守法而弗变则悖，悖乱不可以持国。世易时移，变法宜矣。譬之若良医，病万变，药亦万变，病变而药不变，向之寿民，今为殇子矣……因时变法者，贤主也。"一个国家、民族的礼法是这一国家民族文化的代表和集中体现，但始终不渝的是中医情志治疗中要遵循的礼法规范。

第二节　中医心理疏导的伦理道德要求

一、精诚笃志

医学的根本任务在于以术济人，良好的医德必须以精湛的医术为载体。因此，中医历代医家都十分重视把"精术"作为"立德"的根本和基础。"医无术不行，术无道不久。"清代袁枚《小仓山房诗文集·徐灵胎先生传》说："不知艺也者，德之精华也。"指德与艺是一个统一体，以权重论则德为首重。其所以是统一体，因为无德不成医，无艺(医术)亦不成医，况且是无精艺难成良医。其所以以德为首重，因为德是艺的思想基础，有仁心者必求精艺，以施仁术于民，解民疾痛之苦。所以医家当"德重艺精""精术显德"。

（一）专一沉潜、静心沉气

要"精"首先要"专一"，"何谓专？无外慕之思"(《岳美中医话集·漫谈医德》），心无旁骛，全神贯注。"所以不十全者，精神不专，志意不理，内外相失，故时疑殆"（《素问·征四失论》）；"彼习业者，专则精，不专则杂。禀心者，一则恒，不一则间"（孙一奎《赤水玄珠·自序》）。学得"精"心性的要求是要"静"，心浮气躁的人无法"专"，不专则不能恒久，就谈不上"精"，所以"医家切须自养精神，专心道业，勿涉一毫外务。盖医者意也，审脉，辨证处方，全赖以意为主，倘精神不足，则厌烦苟率，而艰于深心用意矣"（冯兆张《冯氏锦囊秘录》）。外务指与医道专业无关的事务，会干扰分散精力，特别是悖于医德的事务，如孙思邈在《大医精诚》中指的那种淡于"救苦之心"，而去"专心经略财务"的行为。医非小道，选择了，就要肯下功夫，有恒心，医术才能精益求精，"医司人命，非质实而无伪，性静而有恒，真知阴功之趣者，未可轻易以习医。志既立矣，却可商量用工"（李梴《医学入门·习医规格》）。

（二）博览群书、精勤不倦

孙思邈在《大医精诚》中说："及治病三年，乃知天下无方可用。故学者必须博极医源，精勤不倦，不得道听途说，而言医道已了，深自误哉。"学医的人要博览群书，深入思索，从中穷其医理，以求对医道有精深的造诣。宋代史崧在《灵枢经·序》中说："夫为医者，在读书耳。读而不能为医者有矣，未有不读而能为医者也。不读医书，又非世业，杀人岂不甚于梴刃乎？"这段话说明，医学理论至关重要，它是前人临床经验的理性总结，是指导临床实践的理论依据，对其理解掌握和运用的深度、准确与否，直接关系到患者的生命安危。因此，为医者必须精勤不倦，博览群书，探本溯源，穷究医理，方能为患者解除病痛。

（三）钻研医理、至精至当

清代高世栻在《医学真传·先生自序》中说："医理如剥蕉心，剥至无可剥，方为至理。"因此，要探求生命之学，做一名有真知灼见、真才实学的高明医生，只有精勤不倦、穷究不舍、步步深入、层层破解，才能掌握最正确、最精辟、最完整、最有价值的医理医术。"昔缪仲淳作《广笔记》，尤在泾作《医学读书记》，徐灵胎作《医学源流论》，皆以高才绝学精研医理，故其权衡精当，非复专门之书之所能及。"（《重庆堂随笔》）

著书立说要至精至当。"在立法著述者，非要于至精至当，则贻误后世，被其害者必多。在读书用法者，非审乎至精至当，则冒昧从事，被其害多。"清代沈金鳌在《沈氏尊生书·自序》中曰："医者以庸陋之姿，胶执之见，贪鄙之心，相与从事，甚且读书，而不通其义，虽浅近之语，亦谬解讹传。吾见其治一病必杀一人，即或有时偶中，侥幸得生，在医者并不知其所以然，犹张目大言，自据其功，以为非我莫治，不亦可愧之甚矣乎？"

二、医患相得

医患相得理论最早可追溯到《素问·汤液醪醴论篇》，该论曰："病为本，工为标，标本不得，邪气不服，此之谓也。"疾病和患者是根本，是主要的；医疗技术和医生处于辅助的地位，是为患者服务的。《素问·移精变气论篇》还将这种医患关系学说进一步推广，"亡神失国。去故就新，乃得真人"。王冰注云："标本不得，谓工病失宜。夫以反理倒行，所为非顺，岂惟治人而神气受害？若使之辅佐君主，亦会国祚不得康宁矣。标本不得，工病失宜，则当去故逆理之人，就新明悟之士，乃得至真精晓之人以全己也。"标以下医生给人治病，不但不能治好病，反而加重病情。所以患者有拒绝庸医的理由。"本"为治疗对象，不能变更。如医生术穷，则应另就高明。

后世的医家对此也展开了激烈的讨论。如金代名医张子和在其代表作《儒门事亲·凡在上者皆可吐式》中有"标本相得"的论述："必标本相得，彼此相信，真知此理，不听浮言审明某经某络、某脏某腑、某气某血、某邪某病，决可吐者，然后吐之。"

只有医患互相信任，医生准确把握病情医患"相得"，方能施行某些疗法。明代张景岳在《类经》中谈到如何治疗情志内伤病症时有一段论述也很精彩。他说："必病与医相得，这才是基础。"这是古代对"医患相得"理论最直接的论述。"情能相浃，才能胜利，庶乎得济而病无不愈。"医患双方相互沟通、相互合作。"医患相得"的"得"有满意、合适、收获等意思，是指医生和患者之间彼此默契、心有灵展的感觉。患者充分透露、展示自身全部的疾病和心身状态信息，医生则在此基础上尽可能完整准确地把握患者的精气神状态。因此，"相得"是医患都有所收获，是心理上互信、信息上互得、经济上节约成本、信念上达成共识的一种和谐状态。

"医患相得"的医患关系模式是中医学对世界医学的一大贡献，其主要理论价值在于澄清了医患关系中的主次问题，建立了以患者为中心，以医患合作、互信平等为取向的人本主义传统。"医患相得"的医患关系模式不仅在古代有意义，对于当下的中国乃至世界医学仍然具有重要的借鉴和指导价值。

要贯彻"医患相得"思想，在情志治疗时医生就需要在德行方面进行修炼。

（一）敬畏生命，尊重患者

《素问·宝命全形论篇》中说："天覆地载，万物悉备，莫贵于人。"《灵枢·玉版》中有"人者，天地之镇也"，并强调要尊重每一个患者，人人平等。所以有"君王众庶，尽欲全形"之说。尽管人与人的身份可能有所不同，但在医生眼中，每个人都是同等的。这体现的是一种朴实的平等思想。孙思邈的《大医精诚》说："必当安神定志，无欲无求……有疾厄来求救者，不得问其贵贱贫富，长幼妍媸，怨亲善友，华夷愚智，普同一等，皆如至亲之想。"只有这样，才能做到临床沟通中的医患相得。

(二)内存仁心,善待病家

晋代杨泉在《物理论·下卷》中说:"夫医者,非仁爱之士不可托也;非聪明理达不可任也;非廉洁淳良不可信也。"其明确强调医生要内存仁心,具备慈爱、廉洁之德,又要有辨证解惑之智,做到德才兼备。如此才可与患者充分交流沟通,知其病本所在,方可指点、帮助或安慰患者,从而与患者建立起良好的"相得"关系。清代医家喻昌在《医门法律·明问病之法》中说:"医,仁术也。仁人君子,必笃于情。笃于情,则视人犹己,问其所苦,自无不到之处。"医生要有恻隐之心,以患者的痛苦为自己的痛苦,自然可以体察细微,照顾周详,从而得到患者充分配合。清代名医费伯雄也在《医方论·序》中提出:"我欲有疾,望医之相救者何如? 我父母妻子有疾,望医之相救者何如? 易地以观,则利心自澹矣。"

(三)品行端正,行为得当

医生的品行要端正。清代王燕昌在《王氏医存·卷十二》中提出医有"八要",即"一要立品,二要勤学,三要轻财,四要家学,五要师承,六要虚心,七要阅历,八要颖悟。"要做到医患之间"相得"的关系,医生就要讲究基本的行为规范。《医宗必读·行方智圆心小胆大论》中说:"行欲方而智欲圆,心欲小而胆欲大。嗟乎! 医之神良,尽于此矣。""行方"是指"宅心醇谨,举动安和,言无轻吐,目无乱观,忌心勿起,贪念罔生,毋忽贫贱,毋惮疲劳,检医典而精求,对疾苦而悲悯",即行为端正。"智圆"是指"知常知变,能神能明",即头脑灵活,懂得变通,充满智慧。"心小"是指"望、闻、问、切宜详,补、泻寒、温须辨,当思人命至重,冥报难逃。"一旦差讹,永劫莫忏,乌容不慎",即心细如发,慎重。"胆大"是指"补即补而泻即泻,热斯热而寒斯寒。抵当承气,时用回春,姜附理中,恒投起死;析理详明,勿持两可",即敢于承担,敢冒风险。"方""圆""小""大"四个字精辟地概括了做医生应具备的素质,即谨慎、敢于承担、德行端正、聪敏机警。

(四)体察人情,顺应事理

"人情"有着丰富的内涵,可以指人之通常的心情事理,也可以指交情、情面,还可以指人际往来应酬的礼节习俗及礼物等。中医学强调,好医生除了要有良好的医术以外,还要懂得"人情"世故,才能与患者及其家属很好地沟通,从而能胜任相应的医疗工作。

医生与患者相处首先应学会主动了解患者,要根据不同患者的不同特点采取相应的方式、方法。《温病条辨·万物各有偏胜论》曰:"得天地五运六气之全者,莫如人。人之本源虽一,而人之气质,其偏胜为何如者? 人之中最中和者,莫如圣人。而圣人之中,且有偏于任,偏于清,偏于和之异。千古以来不偏者,数人而已。医者性情中正和平,然后可以用药。"说明人之情性总是有偏差,医生要"因人制宜",进行疏导和用药,自身则要保持中和端正的态度,以不变应万变。另外,人的年龄、性别、经济状况等差异导致了处事方式的差异,尤其应当引起重视。

三、三因制宜

《灵枢·寿夭刚柔》指出:"人之生也,有刚有柔,有弱有强,有短有长,有阴有阳。"《灵枢·论勇》曰:"勇士者,目深以固,长衡直扬,三焦理横,其心端直,其肝大以坚,其胆满以傍,怒则气盛而胸张,肝举而胆横,眦裂而目扬,毛起而面苍。""怯士者,目大而不减,阴阳相失,其焦理纵,𩨓骬短而肝系缓,其胆不满而纵,肠胃挺,胁下空,虽方大怒,气不能满其胸,肝肺虽举,气衰复下,故不能久怒。"《灵枢·论勇》还认为,即使同样是勇士或怯士,他们之间的生理活动和心理流动也是有差异的,"夫勇士之不忍痛者,见难则前,见痛则止;夫怯士之忍痛者,闻难则恐,遇痛不动。夫勇士之忍痛者,见难不恐,遇痛不动;夫怯士之不忍痛者,见难与痛,目转面盻,恐不能言,失气惊,颜色变化,乍死乍生"。由于患者来自社会各阶层,每个患者的先天禀赋、后天培养、所处自然社会环境、生活方式等的不同,造成了个体的独特心理及行为,因而临床患者各自的需要不同、动机不同,对待疾病的反应也不同,即使在同一环境中患同样疾病也会产生不同的情绪变化。患者的年龄、性别、体质、生活习惯、经济条件、文化程度、阅历、信仰及情感、意志、需要、兴趣、能力、性格和气质的不同,加之疾病的性质和病程长短各异,他们的心理状态各不相同。因此,医护人员必须认真了解患者的个性特征,对不同的患者采取不同的方法,帮助患者正确对待疾病,树立战胜疾病的信心。一方面坚持正确的引导,以情动人;另一方面又要因人而异,有的放矢,调动患者的良好情绪,不依据一个模式,不说空话、套话,酌情采用不同方法,把心理护理做到每个患者的心坎上,使情志治疗工作收到良好的效果。

"人以天地之气生,四时之法成",指人是自然界的产物,自然界天地阴阳之气的运动变化与人体是息息相通的,因此人的生理活动、病理变化必然受着诸如时令气候节律、地域环境等因素的影响。患者的性别、年龄、体质等个体差异,也对疾病的发生、发展与转归产生一定的影响。因此,在治疗疾病时,就必须根据这些具体因素做出分析,区别对待,从而制定出适宜的治法与方药,即所谓因时、因地和因人制宜,也是治疗疾病所必须遵循的一个基本原则。

(一)因时制宜

就日节律而言,《素问·金匮真言论》记载:"平旦至日中,天之阳,阳中之阳也;日中至黄昏,天之阳,阳中之阴也;合夜至鸡鸣,天之阴,阴中之阴也;鸡鸣至平旦,天之阴,阴中之阳也。故人亦应之。"

《素问·生气通天论》言:"阳气者。一日而主外,平旦人气生,日中而阳气隆,日西而阳气已虚,气门乃闭。"说明人体阳气随昼夜推移而呈盛衰变化。《灵枢·营卫生会》则论述了人体阴阳气血随昼夜变化的规律,"日中而阳陇为重阳,夜半而阴陇为重阴夜半为阴陇,夜半后而为阴衰,平旦阴尽而阳受气矣,日中而阳陇,日西而阳衰,日入阳尽而阴受气矣。夜半而大会,万民皆卧,命曰合阴;平旦阴尽而阳受气,如是无已,与天地同纪"。

人体与时间节律有着深刻的对应关系,也正因如此,人体在不同的季节,往往有不同的易感疾病,如《素问·金匮真言论》曰:"春善病鼽衄,仲夏善病胸胁,长夏善病洞泄寒中,秋善病风疟,冬善痹厥"。当时间节律和气候的变化失去一致,至而未至或未而至时,人体也易产生疾病。如《灵枢·岁露》曰:"二月丑不风,民多心腹病。三月戌不温,民多寒热。四月巳不暑,民多瘅病。十月申不寒,民多暴死。"

《黄帝内经》中的因时制宜思想还体现在对疾病的治疗中。《灵枢·寒热病》曰:"春取络脉,夏取分腠,秋取气口,冬取经输。凡此四时,各以时为齐。"可见《黄帝内经》中是十分强调因时施治的,而这也是天人合一的整体性的具体体现。

(二)因地制宜

根据不同的地域环境特点制定适宜的治疗原则,称为"因地制宜"。不同的地域,地势有高下,气候有寒热湿燥,水土性质各异。因而,在不同地域长期生活的人就具有不同的体质差异,加之其生活与工作环境、生活习惯与方式各不相同,使其生理活动与病理变化亦不尽相同,因地制宜就是考虑这些差异而实施治疗的。

不同地域的人的体质、生活特点、发病原因等会有不同。《素问·异法方宜论》曰:"东方之域,天地之所始生也,鱼盐之地,海滨傍水,其民食鱼而嗜咸。鱼者使人热中,盐者胜血,故其民皆黑色疏理,其病皆为痈疡。其治宜砭石,故砭石者,亦从东方来。西方者,金玉之域,沙石之处,天地之所收引也。其民陵居而多风,水土刚强,其民不衣而褐荐,其民华食而脂肥,故邪不能伤其形体,其病生于内,其治宜毒药。故毒药者,亦从西方来。北方者,天地所闭藏之域也。其地高陵居,风寒冰冽。其民乐野处而乳食,脏寒生满病,其治宜灸焫。故灸焫者,亦从北方来。南方者,天地所长养,阳之所盛处也。其地下,水土弱,雾露之所聚也。其民嗜酸而食胕,故其民皆致理而赤色,其病挛痹,其治宜微针。故九针者,亦从南方来。中央者,其地平以湿,天地所以生万物也众。其民食杂而不劳,故其病多痿厥寒热,其治宜导引按蹻,故导引按蹻者,亦从中央出也。"《医学源流论》曰:"人禀天地之气以生,故其气随地不同。西北之人,气深而厚。"这些说明人的居住环境、饮食习惯对人的体质及患病各有不同,故采取的治疗方法各异。

(三)因人制宜

根据病人的年龄、性别、体质等不同特点制定适宜的治疗原则,称为"因人制宜"。不同的患者有不同的个体特点,应根据每个患者的年龄、性别、体质等不同的个体特点来制定适宜的治疗原则。如清代徐大椿《医学源流论》曰:"天下有同此一病,而治此则效,治彼则不效,且不惟无效,而及有大害者,何也? 则以病同人异也。"

《素问·微四失论》指出："不适贫富贵贱之居,坐之薄厚,形之寒温,不适饮食之宜,不别人之勇怯,不知比类,足以自乱,不足以自明,此治之三失也。"可见,在医疗实践中辨别和依据疾病发生个体之间的差异,具体问题具体分析的思想在《黄帝内经》中就早有体现。人以天地之气生,四时之法成,由于先后天因素等的不同,使个体之间存在着很大的差异,表现在禀赋寿夭、生理功能、心理状态、适应能力、生活方式、发病预后等方面的区别,这也是治病要因人而异的根本原因。

在医疗中要考虑到性别的不同,从而制定适宜的治法。《灵枢·五色》中记载:"男子色在于面王,为小腹痛,下为卵痛,女子在于面王,为膀胱、子处之病。"可见,性别在疾病的诊断方面常有着重要的意义,因此也要根据性别制定适宜的治法。

不同的年龄阶段,人体的气血盛衰不同,发病特点不同,治法上应有所区别。身体机能是随着年龄而改变的,故而体质常呈阶段性变化,在施治时必须顾及于此。如《本草纲目》说:"凡人少、长、老,其气血有盛、壮、衰三等,故治法亦当分三等。其少日服饵之药,于壮、老之时,皆须别处,决不可忽。"说明年龄不同、体质有异,在辨证论治的前提下具体立法、处方、用药应有所区别。

四、加强规范

(一)自我约束

自我约束是指医务人员通过建立符合中医之道的世界观、价值观和道德观,由此树立其内在的道德信仰,而在医疗行为和实践中对自己言行所做的自主、自愿的约束。这种自我约束的力量是强大的,如孔子所说的志士仁人"无求生以害仁,有杀身以成仁"的精神。自我约束的实现来自道德教育和医德修养。

道德教育的原则,一是立足源头,从"道"入手,道不立,无从谈德,这是现代中医教育中的一个薄弱环节。道德建立也是建立中医职业忠诚度、加强凝聚力的根源。二是细化"德"的内涵教育,不能把道德教育停留在喊口号上,而是要落实在医疗实践中,有明确的努力方向和行为范本。

医德修养的方法,如"德"论所述,有为人由己、推己及人、见贤思齐、忠恕、中庸、内省、慎独等。

(二)舆论约束

社会约束是通过患者的口碑、社会舆论工具对医务人员的言行进行评价而对医生道德施加影响的约束机制。患者的口碑是对医生道德的最直接评价,社会舆论则是借助舆论工具对医疗事件、现象、行为做出善恶判断,并表明态度,传达社会对医疗行为的选择标准及行为后果。

社会约束是一种他律机制,是通过社会舆论的赞扬和谴责、表彰与批评的方式来实现的。所以如果没有足够的道德教育,人们可能会畏于社会压力而违心遵守,但也有钻空子逃避社会舆论的可能,所以要真正达到对医生道德情感的影响,必须与自我约束的道德教育相结合。

(三)制度约束

制度约束是由国家医疗管理的行政机关或相关学术团体公布的,是体现社会道德主流、医学科学宗旨和角色期望,且不论医务人员主观上认可与否,均客观存在的各种医德规范的总和。

制度约束有一定的强制性,不管你愿意与否都要遵守。目前我们国家颁布的一些医疗质量评估考核制度、奖惩制度、医德医风考评制度等对医务人员的道德均有一定的导向性和约束力。

制度能否起到道德约束作用的关键,一是制度是否完善,二是评价体系是否科学合理,三是奖惩执行是否严格。否则这些制度都会形同虚设,对医生道德引导与行为起不到约束的作用。

(四)法律约束

法律约束是以国家法律的形式促使医德规范的更具有强制性的约束机制,一般通过审讯、裁决等方式对医学道德问题进行评判。其强制执行力对非道德的行为会产生震慑作用,也是惩恶扬善的最有力手段。

法律约束对增强医务人员的责任感有重要的促进作用,尤其是在社会价值观、道德观方向迷失的社会转型时期。法律可以起到立竿见影的导向作用,对于迅速纠正医学道德上的不正之风,扭转医疗行为上的失德状态,是其他约束机制无法替代的,是医德医风建设的根本保障。

目前我国已经颁布了《中华人民共和国医师法》《医疗事故处理条例》《中华人民共和国医务人员医德规范及实施办法》等,对规范医疗秩序,提高医疗道德水平都起到了重要作用。

第三节　中医心理疏导的伦理道德发展

本节站在历史的角度纵向深入挖掘,又横向中外比较分析,运用了文献学、比较学、中国伦理学及现代医学伦理学的方式,做到全方位、多视角史论结合,既有创新,又表现出极严谨的科学性和现实可行性。

一、创立中医医德伦理体系

从道德的根源着手,由内而外地建立起中医心理疏导的伦理道德体系。本研究将中医医德从传统的医学伦理学中分离出来,在现在中医界面临种种危机的关头,无疑可引起人们从中医之道的角度重新审视医德问题,并通过研究,形成中医医德以道、德、礼、法从内在思想到外在行动和道德约束机制为内容的理论体系。这将从世界观、价值观层面彻底改变现阶段中医界套用其他体系的医德规范给中医发展带来的尴尬局面。

二、开创传统伦理与现代医学伦理结合的新局面

中国传统伦理思想资源极其丰富,对中医道德的形成有着深远的影响,而且对道德问题的讨论可谓深入而透彻。但是中医医德的思想来源于中国各家各派的论述,散在而不系统。打破中国伦理思想体系的门派界限,有利于从搭建医德体系的角度提出中医医德宗旨、医德修养、医德规范、医德约束等现代伦理思想概念,用各家各派的观点沟通传统与现代,共同为医德体系服务,这就填补了现代医德理论缺少中国伦理思想体系的空白,开创了中国传统伦理思想与现代医学伦理思想结合的新局面。

三、构建中医医德规范的指标体系与评价体系

我们应结合中医品德修养的内涵,尝试制定出中医医德规范的指标体系,为医德修养提供明确的内容和方向。同时根据中医医德规范的内涵及医德约束机制,拟制定符合中医药核心价值的医德评价体系,并将其与现代医学伦理学要素对照,以便于今人理解和掌握。当然,这只是尝试性工作,必不能完全科学合理,希望这样的思路能够改变目前中医没有符合自身特点的评价办法,不得不套用西医行为规范而给中医发展带来的尴尬。

四、广泛的现实意义及应用价值

我们从道德层面挖掘中医医德的内涵,有利于保持和弘扬中医药的特色。道德的伦理思想根源提出中医医德修养的内涵,有利于今后的医德教育,并为中医医德理论提供了内容、形式和医德修养的路径,从德与礼的关系角度提炼出中医医德规范的实施、评价细则,有利于在制度上加强医德管理,为立法保障中医医德规范的推广实施提供了可操作性的意见和理论指导,有广泛的现实意义及应用价值。

第四章　中医心理疏导的基础理论

第一节　形神合一论

一、理论概念及疏导作用

　　"形神合一论"是中医心理学的生命整体观,这是中医学整体观念在中医心理学基础理论中的具体体现,也是中医心理学基础理论的指导思想,因此可以看成是中医心理学基础理论的基础。神的概念内涵是一元的,即为"生命之主",但其外延是广泛的,既包括心理方面的,也包括生理方面的。因此,这一概念本身就体现了中医心理学的心理生理统一观。神与形是生命不可缺少的两个方面。从本源上说,神本于形而生,并依附于形而存;但从作用上说,神又是形的主宰。神与形的对立,是生命运动的基本矛盾;神与形的统一,是生命存在的基本特征。神与形的对立统一,便构成了人体生命这个有机统一的整体。"形神合一"的生命观是中医学整体恒动观的一个重要组成部分;"形神合一论"的具体内容为中医心理学的身心统一、心理生理统一的基本观点奠定了坚实的理论基础。它长期以来有效地指导着中医的临床实践,并为现代科学进步弄清生命的本质及疾病发生的规律提供了若干宝贵的线索。

　　形神指人的形体和精神。在哲学史上不同的学派对形神关系有着不同的解释,中医心理学中的形与神是一对既对立又统一的概念,倡导形为神之质,神为形之主的形神合一论。这一理论是中医学的指导思想整体恒动观在中医心理学中的具体体现。《黄帝内经》在古代整体恒动观的朴素唯物主义和自发辩证法思想的指导下,在长期医疗实践经验积累的基础上,通过对人体生理、病理的分析,阐明了形与神的辩证关系,不但对中医学的发展做出了贡献,奠定了中医心理疏导的心理生理整体观,而且也为心理疏导的发展提供了有力的论据。

二、神的概念

　　"神"的概念产生于原始社会后期。新石器时代的人类尚处在蒙昧阶段,原始人在生产劳动和采集、渔猎活动中,对周围的环境和一切变幻莫测的自然现象,甚至对一些无法理解的东西,产生了复杂的幻想。例如,他们把平时生产活动和在采集、渔猎中得到的收获,看成是自然界的恩赐,当得不到时,则认为是自然界的惩罚。同时,人们的头脑中存在着许许多多的疑问,如白天黑夜、刮风下雨、电闪雷鸣、海波的激荡、火山的爆发等现象发生的原因。这一切自然现象都使原始人感到疑惑,并对这些自然现象产生了奇异感、威胁感和恐惧感。因为不能解释这些奇异现象,更没有能力去克服这些威胁,于是只能把种种不如意的事情归结到一个幻想中的无所不能、无处不在、无时不有、威力无比、主宰一切的"神"之上。于是,就形成了信仰和崇拜超自然的神灵,出现了原始的拜物教。《礼记·祭法》说:"山林、川谷、丘陵,能出云为风雨,见怪物,皆曰神。"《说文解字》云:"神,天神引出万物者也。"徐灏注曰:"天地生万物,物有主之者曰神。"可见,神之本义是指在人们想象中的具有超人力量的万物的主宰,具有明显的唯心主义色彩。

随着认识理性的发展与提高,人们把掌管天地、人间运行的主宰者从神灵身上转移到客观规律上,神的概念也引申出新内涵。如《系辞》说,"神无方面易无体""阴阳不测之谓神"。这里的神主要指事物的变化神秘莫测,进一步深入研究,又把神看作天地万物运动变化的内在规律,虽然仍不出"主宰"之义,但已脱离天神,而证明自身运动是变化的依据。故《中国大百科全书·哲学》朱伯昆释云:"神,最初指主宰自然界和人类社会变化的天神,后来经过《易传》和历代医学家、哲学家的解释,到张载和王夫之,演变为用来说明物质世界运动变化性质的范畴,成为内因论者反对外因论的理论武器。"

《黄帝内经》把神的概念引入中医学中,用来解释说明人体的生命现象。在充分保留其有关自然界变化莫测规律为神明的同时,还引申出神主宰人体生命活动,反映生命活动规律的生理外在表现及精神意识思维等内涵,并进行了详细阐发,从而进一步丰富了神的内涵。

首先,中医认为凡具有呼吸、语言、饮食、排泄等生命活动者,神便寓于其中,所有生命活动的外在表现包括脏腑外在的生理功能表现、显露于外的外在征象均属于神的内涵。《黄帝内经》关于此方面的记述包括以下三个方面:一指具有生命力的人。《灵枢·本神》说:"故生之来谓之精,两精相搏谓之神。"父精母血,两精相合构成胚胎,形成生命,并由此赋予生命原始活力,这种由先天精气妙合所产生的生命及其生命活力即是神的所在。二指人体脏腑气血功能活动。人体生命活动的正常及生命活力的旺盛有赖于体内脏腑经络气血的正常功能,因此人体脏腑生理功能的外在表现也属于神的内涵。如《素问·八正神明论》说:"血气者,人之神,不可不谨养。"《灵枢·营卫生会》说:"血者,神气也。"均将血气功能活动称为神。三指内脏精气的外华。人体内脏精气的盛衰,通过经络气血反映到体表,使目之神色,形之神态,面部五色,肢体官窍及语言、思维等发生相应变化,即有诸内必形诸外,其外在的神采即是反映了神的内涵。如《灵枢点·大惑论》说:"目者,五脏六腑之精也。营卫魂魄之所常营也,神气之所生也。"即是指五脏精气反映于眼目的神而言,同时这种内涵也给临证诊断中重视望神诊病提供了理论基础。

其次,精神心理活动包括的意识、思维、情志与灵感等也是神的重要内涵,它由心所主,以气血阴阳为其物质基础,主宰人体生命活动与心理活动。《素问·灵兰秘典论》说:"心者君主之官,神明出焉。"此中之神细分之义包括以下几方面:一指思维活动,即包括感知、记忆、思考、想象和判断等认知过程。《黄帝内经》以意、志、思、虑、智进行概括,属于精神活动之一。《灵枢·本神》曰:"所以任物者谓之心,心有所忆谓之意,意之存谓之志,因志而存变谓之思,因思而远慕谓之志,因虑而处物谓之智。"二指感觉意识。《黄帝内经》以神、魂、魄、意、志进行分述,分藏于五脏,总统于心神,后世亦称五脏神。《灵枢·本神》说:"肝藏血,血舍魂……脾藏营,营舍意……心藏脉,脉合神……肺藏气,气舍魂……肾藏精,精舍志……"三指情志活动,通常有怒、喜、思、悲、忧、恶、惊七情。七情的变化根源于脏腑气血的正常活动,也属于心神的体现。《素问·阴阳应象大论》说:"人有五脏化五气,以生喜怒悲忧恐。"即正常的情志活动与五脏相关。

可见,中医学中神的含义已经脱离了其鬼神信仰的本义,一方面指整个人体生命活动的外在表现,也称为广义之神;另一方面指精神意识思维活动,也称为狭义之神,其基本范畴相当于现代心理学中的心理过程。

三、形的概念

形的本义是指形象、形体,《说文解字》曰:"形,象也。"中医学中"形"的概念包括两方面的内容:一是指存在于自然界中的一切有形实体,如《素问·阴阳应象大论》曰:"阳化气,阴成形。"《素问·天元纪大论》曰:"在天为气,在地成形。"《素问·六节藏象论》曰:"气和而有形,因变以正名。"其中的"形"即指一切有形之物体。二是指人的形体,即是指视之可见、触之可及的脏腑经络组织、五官九窍、四肢百骸等有形躯体,以及循行于脏腑之内的精微物质,包括脏腑、经络、气血、津液、精、骨、肉、筋、脉、髓等。如张景岳说"形者,迹也",高士宗言"形者,血气之立于外者也",张志聪说"形谓身形",都对形进行了具体的描述。

四、形神关系

形神关系实际上就是身与心、生理与心理的关系。对于形与神的关系,在哲学与心理学上,一直是唯物主义与唯心主义争论的重要焦点。中国古代思想家围绕形神问题出现了两种对立的思想:一种是二元论的形神观,把形与神看作两个实体、两个本源,如《庄子·知北游》所说:"精神生于道,形本生于精。"认为精神可以离开形体而独立存在;另一种是唯物主义一元论的形神观,认为神是由形派生的,没有形体就没有精神,有"形具而神生""形存则神存,形谢则神灭"等说法。中医学中的形神关系秉承了中国古代哲学中的唯物论思想,体现的是形为神之质,神为形之主的唯物辩证观点。

(一)形为神之质

"神本于形而后生,形为神之质"即是说生命形质的物质基础是神产生与依存的载体,形生则神生,形存则神存,形亡则神亡。荀子认为神是形的变化功能,"形则神,神则能化矣"。《荀子·不苟》提出了"形具而神生"的观点,强调了精神对形体的依赖关系。

中医学的生命观认为,生命由来于"气",乃天地合气而成,而构成宇宙万物最基本的元素也是气。故《灵枢·决气》说:"精、气、津、液、血、脉,余意以为一气耳。"但气本无形,气聚成精,方始有形可见,形生而后神生。故张景岳《类经附翼·大宝论》说:"形以精成,而精生于气。"因此,一般都认为有形的始基是精。人身之神生于形,即指精而言。

形是体,是本;神是生命活动及功能。有形体才有生命,有生命才能产生精神活动,具有生理功能。而人的形体又须依靠摄取大自然的一定物质才能生存,故《素问·六节藏象论》说:"天食人以五气,地食人以五味,五气入鼻,藏于心肺,上使五色修明,音声能彰;五味入口,藏于肠胃,味有所藏,以养五气,气和而生,津液相成,神乃自生。"这段经文讲的也是后天之精对神的濡养作用。

神生于形的含义,除了神产生需以精为本外,神的活动也以精为物质基础。《读医随笔·气血精神论》说:"精有四:曰精也、曰血也、曰津也、曰液也。"四者可相互转化,皆为神的物质基础。精为形之基,为神之本。精气充则形健而神足;精气亏则形弱而神衰;精气竭则形败而神灭。俗称"精神"一词,虽不能概括人身之神的全貌,但由此也足以说明精与神有着密切不可分的辩证关系。

神依附形而存在,以形为物质基础,除表现于精气的化生作用之外,还表现在神对形的依附性方面,神不能离开形体而独立存在,而且它的功能也必须要在形体健康的情况下才能正常行使。故《素问·上古天真论》中有"形体不敝,精神不散"之说。中医将神、魂、魄、意、志称为五脏神,各居舍于相应内脏,因此五脏又可称为"神之宅"。又将怒、喜、思、悲、恐称为五志,加上忧与惊则称为七情,五志七情同样对应五脏并与精、气、血、津液密切相关。

神的产生源自形精,而居藏于五脏,依存于气血,从神所发生的所在看,除五脏及精气血津液以外也与脑髓有关,故《灵枢·经脉》说:"人始生,先成精,精成而后脑髓生。"由此产生出"无形则神无以生,无形则神无所依"的中医哲学内涵,也正因为如此,形衰则神也衰,形亡则神亦亡,神不自能离形独存,二者相即相合,乃成为人。这是形神理论的重要基础。

(二)神为形之主

形神理论在强调形为神之质及形的存在决定了神的存在的同时,也十分重视神对形的反作用,并将神对形的反作用提高到主宰性、决定性的高度。因此,在关系到健康和疾病的认识上,突出强调了神的重要性。如刘完素说"神能御其形",张景岳《类经·针刺类》载"无神则形不可活""神去离形谓之死"等。

人体由脏腑经络等组织构成,是有气血津液循行其间的生命整体,各脏腑之间的活动虽各司其职、错综复杂,但都是在心神的统合下协调有序进行的。所以《素问·灵兰秘典论》说:"心者,君主之官也。神明出焉……主明则下安……主不明则十二官危,使道闭塞面不通,形乃大伤。"因此神对形的主宰作用对于生命形体脏腑经络组织活动、精气血津液运行等至关重要。如果神的这一主宰作用不能正常开展,发生神的太过不及病变,则不但影响神明本身,而且影响脏腑气血,造成形体衰敝的情况。如七情致病中的"怒伤肝""喜伤心""悲伤肺""思伤脾""恐伤肾"等皆是直接伤五脏。五脏受伤进一步可影响及心,使君主之官动摇不安,出现《灵枢·口问》所说的"悲哀愁忧则心动,心动则五脏六腑皆摇"的改变。如继续发展,则可能影响整个生命形体,导致"形弊血尽而功不立"的"神不使"(《素问·汤液醪醴论》)结局,终致治疗无功,形体衰亡。

(三)形与神俱、形神合一

"形与神俱"语出《素问·上古天真论》,是指生命形体与精神心理状态的高度和谐平衡状态,它是生命活动的基本特征,也是保身长全的重要前提。这种形与神的高度整体统一,也称作"形神合一",是中医心理学的重要理论观点,也是医学哲学重要的生命观内涵。

中医心理学认为,形为神所依,神为形所主。若形神相合,则生机蓬勃;反之如形神相离,神离形去,生机不存,形体如同行尸走肉。同时中医还认为,只有"形体不敝,精神不散",生命机体才能泰然安和,健康长寿,强调正常的生命应当是"形与神俱""形神合一"。故张景岳说:"形者神之体,神者形之用。""人身以血气为本,精神为用,合是四者以奉生,而性命周全矣。"所以形与神的统一,是生命特征有机统一整体性的体现,也是中医形神关系的最高境界。

因为形神在生理上密切相关,所以二者在病理上亦相互影响,主要表现在形病则神病,神病形亦病等方面。

形病则神病。机体正常的脏腑功能活动可以产生正常的神志活动,如果脏腑功能失调则可导致神志活动的异常改变。《素问·宣明五气》云:"五精所并,精气并于心则喜,并于肝则悲,并于肺则忧,并于脾则畏,并于肾则恐,是谓五并,虚而相并者也。"《灵枢·本神》亦指出:"肝气虚则恐,实则怒……心气虚则悲,实则笑不休。"均说明由五脏之形病可导致神志疾患。现代心身医学的许多资料亦表明,许多慢性患者确有一些常见而又比较固定的心理变化特点,如心脏病患者常有恐惧、焦虑、孤寂等不良的心理状态。

神病形亦病。神志活动为五脏所主,神志失调,会影响相应内脏的生理功能,从而导致不同的病理变化。《素问·阴阳应象大论》即指出:"心,在志为喜,喜伤心;肝,在志为怒,怒伤肝;肺,在志为忧,忧伤肺;脾,在志为思,思伤脾;肾,在志为恐,恐伤肾。"这说明情志过激会引起五脏功能失常而产生疾病。《灵枢·百病始生》即有"喜怒不节则伤脏"之训。在临床上也观察到,暴怒、暴喜确可诱发脑出血、心肌梗死、上消化道出血等的突然发作,正如《素问·生气通天论》所云:"大怒则形气绝。而血菀于上,使人薄厥。"

现代心身医学也认为,人类疾病除了生物和理化致病因素之外,社会和心理、情绪和压力、人格和生活方式等许多因素都可以致病。任何类型的不良情志因素,如离婚、事业失败、亲人死亡及对以往错误的终日自责等引起的愤怒、悲哀、紧张、恐惧、内疚等,若超过了常态,均能使肾上腺皮质激素和催乳素等内分泌异常,免疫系统功能紊乱而诱发各种心身疾病,甚至死亡。原发性高血压病、偏头痛、冠状动脉粥样硬化性心脏病、心肌梗死、脑出血、哮喘和癌症等的发生与变化,多与精神情志因素有关。可见,现代心身医学的认识与《黄帝内经》"形神合一"的病理观相吻合。

第二节　心主神明论

一、理论概念及疏导作用

"心主神明论"是中医心理疏导关于心理活动生理机制的阐释。这是在中医理论的指导下,用藏象学说一元化阐述人体复杂的生命活动规律的假说,是中医心理学基础理论中的核心理论。"心主神明论"认为,人的生命活动最高主宰是"心神",心理活动也不例外。人体的心理活动和生理活动,就是统一在"心神"之中。心神主导了脏腑功能活动的协调,人对客观世界的认识过程、情感过程,以及由之而产生的意志过程,也都是在心神主导之下,以五脏为生理基础而产生的。因此说"心为五脏六腑之大主,而总统魂魄,兼赅志意"(《医门法律》)。"心主神明论"是在"形神合一论"的基础上,将"人身之神"依附于"藏象之心",故心才成为"君主之官"而主神明。在理论上,它和"脑髓说"只不过是在"神"所依附的"形"这一点上有所分歧,而与"神为生命之主"这个基本观点是一致的。由于"心主神明论"不仅很好地阐述了人体复杂生理活动的整合控制、心理活动的有序进行,而且更重要的是突出了心理和生理的统一,因此这一在整体观思想指导下,以藏象论为基础所形成的假说,在中医长期临床实践中,很好地发挥了防治疾病的实际效果。"心主神明论"不仅是中医藏象学的重要命题,而且自古以来也深深渗透到中华民族的传统思想和文化中,并成为中医心理疏导心身统一、心理生理统一的元论的藏象学基础。

所谓神明者,"神"藏于内,"明"显于外,合称神明。心主神明的"神"与"神为形之生"的"神"是一致的。此"神"藏于心,又称为"心神",是人的生命活动最高主宰,人体的生理活动和心理活动,都是统在"心神"之下的。

二、心神主导脏腑功能活动

形神合一构成了人的生命,神是生命活动的主宰。《素问·灵兰秘典论》以比拟手法,形象地用"君相臣使"列举了脏腑的职能:心为"君主之官,神明出焉";肺为"相传之官,治节出焉";肝为"将军之官,谋虑出焉";胆为"中正之官,决断出焉";膻中为"臣使之官,喜乐出焉";胸中为"上焦之门口也";脾胃为"仓廪之官,五味出焉";大肠为"传导之官,变化出焉";小肠为"受盛之官,化物出焉";肾为"作强之官,伎巧出焉";三焦为"决渎之官,水道出焉";膀胱为"州郡之官,津液藏焉",共十二官之职。心因为藏神而位居五脏六腑之首,具有统帅、核心的地位,主宰人的生命活动,故《灵枢·邪客》称:"心者,五脏六腑之大主也。"认为只有在心神统领下,才能形成完整协调的藏象体系,维持机体的统一和谐。《素问·灵兰秘典论》还说:"凡此十二官者,不得相失也。故主明则下安。""主不明则十二官危"。由此可见,"主"之明否,决定全身脏腑的"安""危",强调了心对脏腑功能的统帅作用。

心神调节"十二官"功能的途径,《黄帝内经》将其称为"使道"。何谓"使道"?王冰注解曰:"使道,谓神气行使之道也。"根据《黄帝内经》"血者,神气也""经脉者,所以行血气"(《灵枢·本藏》)、"心主身之血脉"(《素问·痿论》)、"诸血者,皆属于心"(《素问·五脏生成》),以及"心藏脉,脉舍神"(《灵枢·本神》)等论述,认为"使道"即指经络而言。经络不仅具有运载气血的功能,还有联系各脏腑器官组织,使之成为一个有机统一整体的作用。神对性的主宰和调节作用的中枢是心,而联络各器官组织的通路是经络。《灵枢·经脉》虽未完全明示这一联络通路,但《灵枢·经别》却补充了其不足,十二经之别脉内属五脏六腑,而又多与心相通。因此心或经脉的病变,视其轻重,可出现不同程度的脏腑功能失调,产生生理或心理的异常;而其他脏腑器官的病变,也可通过经脉影响心神,以至造成相关部位甚至全身的功能失调,产生生理或心理的异常。因此,心神主导脏腑功能活动,还有赖于经络为神气"使道"。

三、心神主导人的意识思维活动

人类的意识思维活动,是最高级的生命活动。从广义上它可概括为对客观世界的全部认识过程,以及学习、记忆、观察、想象、思考、判断等能力,和由此产生的有目的的意识行为,如情感、意志、语言、运动等。因此它是和动物有着本质区别的人类特有的心理活动。心主神明论认为,人对客观事物的感知是在心神主导下完成的。《灵枢·五色》曰:"积神于心,以知往今。"这里的"知"实际上就是对客观事物的认知,也就是说心神主宰人的意识思维活动。

(一)心神与知觉

现代心理学认为,知觉是对当时直接作用于感受器的客观事物的整体及其外部相互关系的反应。客观事物包含着多种属性,如物体有形状、颜色、大小、声音、气味、温度等属性,机体在病理情况下有形体、面色、体态的改变等。人通过感觉能够反映一个事物的个别属性,并且可以通过感受器官的协同活动,在大脑里将事物的各种属性联系起来,整合成为一个整体,形成一个完整的映像,这种对客观事物和机体自身状态的感觉和解释就是知觉。

中医学认为,心神主宰着"五识"(感觉),而感觉是知觉的基础,是知觉的有机组成部分。但是知觉的产生不只是某种感觉器官活动的结果,而往往是视觉、听觉、嗅觉、触觉等整体活动的反应,知觉不是各种感觉的简单总和,而是借助过去的经验,在大脑中综合物体的不同属性、不同部分及其相互关系,形成该物体的完整映象。中医诊病过程中,通过望、闻、问、切四诊得来的资料,联系起来产生一种综合的整体反映,为辨证分析提供了依据。这样的反映即为知觉,这种知觉是在心神的作用下产生的。《灵枢·五色》说:"五色各有藏部,有外部,有内部也。色从外部走内部者,其病从外走内;其色从内走外者,其病从内走外……五色各见其部,察其浮沉,以知浅深;察其泽夭,以观成败;察其散搏,以知远近;视色上下,以知病处;积神于心,以知往今。"这种对五色的上下、左右、内外、远近的整体的"知今"的知觉,是通过医者"积神于心"实现的,也就是说心神产生知觉。

错觉是对客观事物不正确的知觉。《灵枢·大惑论》专门研究了迷惑、眩晕等错觉、幻觉产生的道理,它说:"余尝上于清冷之台,中阶而顾,匍匐而前,则惑。余私异之,窃内怪之,独瞑独视,安心定气,久而不解。独博独眩,披发长跪,俯而视之,后久之不已也……目者,五脏六腑之精也,营卫魂魄之所常营也,神气之所生也。故神劳则魂魄散,志意乱……目者,心之使也。心者,神之舍也。故神精乱而不转,率然见非常处,精神魂魄,散不相得,故曰惑也……心有所喜,神有所恶,卒然相惑,则精气乱,视误,故惑。神移乃复。是故间者为迷,甚者为惑。"这一段古文论述了视觉炫惑产生的原因,主要是由于精气亏虚致"神劳"而影响了心神的活动。当然错觉不仅指视幻觉。《证治汇补》还观察到"有视、听、言、动俱妄者,渭之邪祟,甚则能言平生未见闻事,及五色神鬼。此乃气血虚极,神光不足,或挟痰火,壅闭神明,非真有祟也。"其认为幻觉产生的原因是由气血虚亏、痰火内壅等,扰乱神明所致。

总之,知觉是在心神的作用下产生的。心神功能正常,可以产生对事物整体的正确反应;心神功能失常,则会产生对事物的错觉。

(二)心神与思维

现代心理学认为,思维是人们在通过感觉、知觉获得材料的基础上,进行复杂的分析与综合、抽象与概括、比较与分类。形成抽象的概念后,应用概念进行判断和推理,从而认识事物本质特性和规律性联系的心理过程,思维具有间接性和概括性两大特征。所谓间接性就是通过其他事物的媒介来认识客观事物,即借助已有的知识经验来理解或把握那些没有直接感知过的,或一时不能感知到的事物,以及预见和推知事物发展的进程等。譬如,医生通过望面色、闻声音、切脉就可以判断患者体内病变的表里、寒热、虚实,并可进一步推断病情愈后等;所谓概括性就是把同类事物的共同特征和本质特征提炼出来加以概括,不仅如此,思维还可以反映事物与事物之间的内在联系和规律。一切科学的概念、定义、定理、规律等,都是思维概括的结果,都是人对客观事物概括的反映。

中医学认为心神主宰人的思维活动,思维活动以感知为前提和基础。这观念集中体现在《灵枢·本神》篇中。它指出:"所以任物者谓之心,心有所忆谓之意,意之所存谓之志,因志而存变谓之思,因思而远慕谓之虑,因虑而处物谓之智。""心之任物",是指客观存在通过感官而反映于心神的过程(感知阶段);"心有所忆",是指心神将所接收的影像保留下来的记忆(印象阶段);"意之所存",是指把多次接收的客观事物的影像所保留下来的记忆材料存贮起来(经验的积累阶段);"因志存变",是指对存贮的材料进行思维加工、抽象概括,形成"概念",即由感性认识上升到理性认识,由量变发展到质变的阶段;"因思远慕",是指利用已形成的"概念",对眼前未及的客观事物进行判断、推理的创造性思维阶段;"因虑处物",是指经反复思虑,周密思考,从而做到"心中有数"地去处理事务,即理论指导实践的阶段。再结合《素问·气交变大论》"善言天者,必应于人;善言古者,必验于今;善言气者,必彰于物"的通过实践再检验理论的观点,这就全面地论述了从感性认识发展到理性认识,从认识的低级阶段发展到高级阶段的全部认识过程,这与现代心理学的认知过程是相一致的。这段经文不仅阐明了心神是人类意识思维活动的中枢,记忆、存记、理性思维等都是心主神志的功能,而且也阐明了意识思维活动的物质性。

四、心神统领魂魄、兼赅志意

神的活动是非常复杂的。《黄帝内经》在长期实践的基础上,用"五行归类"的方法,将其归纳为"五神",即神、魂、魄、意、志。心神统领魂魄、兼赅志意。

(一)魂

《灵枢·本神》说:"随神往来者,谓之魂。"说明神与魂的关系十分密切,魂在神的指挥下反应快、亦步亦趋。心神为魂之统领,神清则魂守,神昏则魂荡。所以张景岳在《类经·藏象类》中说:"气之神曰魂。""神之与魂皆阳也……魂随乎神,故神昏则魂荡。"二者的区别在于:"神为阳中之阳,而魂则阳中之阴也。"魂是比神层次低的精神活动,与睡梦有着密切的关系,正如张景岳所说:"魂之为言,如梦寐恍惚、变幻游行之境皆是也。"唐容川在《中西汇通医经精义·五脏所藏》也说:"夜则魂归于肝而为寐,魂不安者梦多。"从与五脏的关系而言,魂与肝关系密切,故谓"肝藏魂"。

(二)魄

《灵枢·本神》说:"并精而出入者谓之魄。"而"人始生,先成精"(《灵枢·经脉》),由此可以认为魄是指与生俱来的某些本能活动。《黄帝内经》认为魄与肺的关系密切,即所谓"肺藏魄"。《五经正义》指出:"初生之时,耳目心识,手足运动、啼呼为声,此则魄之灵也。"张景岳也有"魄之为用,能动能作,痛痒由之而觉也"(《类经·藏象类》)之说。因此,魄概括了人体本能的动作和感觉功能。今人在此基础上,认识又有了进一步发展,认为魄也包括了人体本身所固有的各种生理调节代偿功能,从而更好地阐明了"肺主治节"的机制,并为临床上某些调节代偿功能失常的疾病辨证论治补充了新的内容。

(三)意、志

意、志从广义上都是指心"任物"后所进行的思维活动。人们对客观事物的认识过程,就是由感觉到思维来完成的。认识的开始阶段,心所任之物只是由感官所获得的表面的、个别的现象,即所谓感知觉。感知觉是思维的基础,思维以感知觉为内容。通过思维,心所任之物将升华成本质的、全面的,有内在联系的事物。因为精血是产生思维活动的物质基础,而肾为先天之本、藏精之处,脾为后天之本、气血生化之源,所以"脾藏意""肾藏志",实际上是从先天和后天两方面阐明了物质基础和思维活动的作用。《灵枢·本神》说:"心有所忆谓之意。"因此,意又可专指记忆能力而言;"意之所存谓之志",志也可专指记忆的保持,即长时记忆。志又可指心理活动的指向和集中,即唐容川所说:"志者,专一而不移也。"也就是现代心理学所说的"注意"。此外,志亦概括了意志过程,即张景岳所说"意已决而卓有所立者,曰志"(《类经·藏象类》)。

五、"心神说"与"脑神说"

西医学认为心脏为循环器官,精神意识思维活动是大脑的功能。而中医认为精神意识思维活动是心的功能,中西医理论体系的不同,形成了中西医名词的"名同实异"。

(一)中西医"心"的概念名同实异

在中西医两大医学理论体系中,有许多的名词都是相同的,如心、肝、脾、肺、肾等,但其所代表的内涵有很大的差异。西医对人体脏腑的认识是建立在解剖的基础上的,英文"heart"一词就是指循环器官心脏的实体;中医对人体脏腑的认识除解剖外,主要是采用整体观察的方法,以司外揣内、取类比象等思维方式,重在研究人体的功能联系,因此中医的心包括主血脉和主神志两大作用,综合了西医学循环和神经两大系统的功能。

中西医概念同名是由于在西方医学传入中国的时候,其理论名词必然要翻译为中文。因为翻译的指导原则是"信、达、雅",因此如果两个事物之间具有某种对应关系,那么在翻译时必然是采取意译,而不采用音译的方式。早在《黄帝内经》时代,中医就对心的解剖形态、位置有了明确的论述,指出:"心位于胸腔之内,隔膜之上,两肺之间,脊柱之前,形似倒垂未开之莲花,外有心包护卫……"正因为中医的心与西医的"heart"从表面上看,在解剖形态上有一一对应的关系,因此将"heart"直译为"心"。而实际上中医之"心"与西医"heart"本来就是两个概念,名同而实异。

(二)心主神志是中医通过"司外揣内"的认知方式得出来的结论

司外揣内是通过对外部现象的观察来推测人体内部生理、病理本质的一种认知方法,是中医在长期对人体生命运动及疾病的观察、探索过程中,在积累大量医学经验知识的基础上,汲取、移植先秦哲学思想和逻辑思维规律及方法,形成的独特医学科学方法,是中医学认识人体生命规律的手段和思维途径。

古代医家通过解剖观察的方法认识到心主血脉,他们在观察一些失血患者时,首先注意到随着出血量的增加,其神志逐渐出现淡漠直至昏迷的变化,说明血和神志有着密切的关系;其次人死亡的时候,所表现的症状多是心跳停止的同时伴有意识的丧失;再有一些心源性晕厥患者也表现为心跳停止的同时伴有意识的丧失,当心脏复跳后,意识再次恢复。正是观察到这些心与神志的密切关系,古人把人的思维功能归属于心。并且这种认识居于主流的地位,并渗透到文化之中。例如,人们常说的词汇"心想事成""心领神会""心有灵犀""心怀叵测""心烦意乱"等,就连专门研究人的精神意识思维活动的学科"psychology",也被译为"心理学"。

需要指出的是,不仅是中国,西方的先人也有同样的认识。如在英语中存在的词汇:"by heart",强记、熟记的意思;"an appeal from the heart",来自内心深处的恳求;"win one's heart",赢得某人的心。从这些语言表达方式,可以明显地看出"心主神志"所遗留下来的痕迹。可见,在生产力低下的古代社会,"心神说"具有广泛的代表性。

(三)中医学中的"脑主神志"说

中医学中也有"脑主神志"说,《素问·脉要精微论》说:"头者,精明之腑,头倾视深,精神将夺矣。"说明脑是精神之处所,精神活动与之密切相关。后世医家亦有论述,孙思邈的《备急千金要方·灸例》云:"头者,身之元首,人神所注。"陈无择在

《三因极一病证方论·头痛证治》中说："头者,诸阳之会,上丹产于泥丸宫,百神所集。"李时珍《本草纲目·辛夷条》提出："脑为元神之府。"王清任在《医林改错·脑髓说》中说得更为直白："灵机记性不在心在脑。"明确提出了大脑是思维器官。

另外,近代医家张锡纯首倡"心脑共主神明"之说,认为人之神明,原在心与脑两处,神明之功用,原心与脑相辅而成。神明有"元神"与"识神"之别,二者各具特性,"脑中为元神,心中为识神"。神明又有体用之分,"神明之体藏于脑,神明之用发于心"。神志活动的产生是由脑而大于心,由心而发于外。

"脑主神志"说、"心脑共主神明"说都突破了心主神志的认识,但因为中医认识人体的特点是重整体、轻局部,注重脏腑之间的功能联系,而不受解剖形态的局限;又因为中医"心"的概念本来就与西医"heart"的概念不同,因此心主神志说不影响中医对人体生理、病理的认识。为了保持理论的延续性、完整性,现在的中医理论仍保留了心主神志的说法。

总之,西医学与中医学是两个完全不同的理论体系,要正确认识和理解"心主神明",须以中医藏象学理论为基础,铭记某一脏或腑不仅是一个解剖学概念,更重要的是生理学、病理学的概念,切忌以西医解剖学的脏器观点去套用中医的脏腑。中医的"心"不仅仅是解剖学的心脏,神明也并非神经系统,心神不仅主导脏腑功能活动,也主导人的意识思维活动。人体的生理活动和心理活动,都是统一在"心神"之下的,这是中医心理学"心主神明"论的根本内涵。

第三节 心神感知论

一、理论概念及疏导作用

西医学认为,感觉、知觉都是人脑对客观事物的反应。认识过程中的感知活动,包括感觉和知觉两部分内容,是人类认识客观世界的初级阶段,即感性认识阶段。感觉是认识的开端,是通过感觉器官直接感受到的这些事物的个别属性的反应。而知觉则是在感觉的基础上,反映事物整体关系的心理过程。感觉和知觉虽然有着质的差别,但二者是密切联系着的。没有感觉就不可能有知觉,感觉是知觉的基础,也是知觉的成分。在心理活动的实际过程中,纯粹的感觉,除了初生婴儿或在实验室的条件下,是不存在的。由感觉到知觉的转化,是在"瞬间""自动"完成的,人体自身根本无法察觉。可以说,感觉与知觉同时出现。因此,我们常把感觉和知觉统称为"感知觉"或"感知"。

中医学在"心主神明"论的基础上,认为人的感知活动是在心神主导下进行的。《灵枢·本神》说:"所以任物者谓之心。"任,《辞海》为"担任"之意;《说文解字》：“任，符也。”“符，信也，汉制以竹，长六寸，分而相合。”心之任物功能指心能符合、反映客观事物，担任与外界事物相接触，并从外界获得信息的功能。正因为神舍于心，心神是人类感知活动的中枢，所以藏象之心才成为反映所感知客观事物的处所。荀子称目、耳、鼻、舌、身等五官为“天官”，墨子称其为“五路”，是五种重要的感觉器官，据此可把感觉分为视、听、嗅、味、机体觉五种。目、耳、鼻、舌、身等多种感觉器官联合作用并经由心神的统合作用进而产生知觉。

《灵枢·邪气脏腑病形》篇又说：“十二经脉，三百六十五络，其血气皆上于面而走空窍。其精阳气上走于目而为睛，其别气走于耳而为听；其宗气上出于鼻而为臭；其浊气出于胃，走唇舌而为味。”而“心主身之血脉”，所以这段文字不仅阐明了各种感官感知功能的物质基础是气血，而且也提示了感知活动的中枢（心神），与感觉器官（五官）之间的联系通路是经络系统。中医学认为，虽然五官各由五脏所主，其功能发挥与五脏的生理活动密切相关，但五官的功能活动还必须在心神的作用下，“将审查于物而心生”（《灵枢·逆顺肥瘦》），从而产生各种感觉，即视、听、嗅、味、机体觉等五识。

二、心神与视觉

中医称目为精明，是心神感知外界的重要通路。心神通过视觉器官不仅可以分辨客观事物的各种属性，而且也可以感知时间、空间和运动。一些古籍中对心神与视觉关系的论述也颇为丰富。《素问·脉要精微论》曰：“夫精明者，所以视万物、别黑白、审短长。”《灵枢·官能》曰：“明目者，可使视色。”由此可见，眼目具有视万物、察秋毫、辨形状、审明暗、别颜色的重要功能。通过这个途径，人才能更好地接触外界事物，了解外界事物，分析外界事物。

目与肝的关系最为密切。《黄帝内经》称“目者，肝之官也”“肝开窍于目”。《素问·五脏生成论》的“肝受血而能视”，《灵枢·脉度》的“肝气通于目，肝和则目能辨五色矣”，均强调了目为肝窍，只有肝的功能正常，眼目才能识别万物。如果肝的阴血不足，或邪气侵入肝脏，导致肝的功能失常，就会出现视物模糊、雀目，甚至失明等病症。一方面是由于“肝藏血”，血气是视觉功能的物质基础；另一方面是因为“肝藏魂”，“魂游于目而为视”。

目与五脏皆有关。《灵枢·大惑论》曰：“五脏六腑之精气，皆上注于目而为之精。”《灵枢·口问》曰：“目者，宗脉之所聚也。”眼目本身及其周围都布满经脉，使脏腑之精、气、血、津液灌注于目，以保证其功能的正常发挥。《灵枢·五癃津液别》有：“故五脏六腑之津液，尽上渗于目。”

《素问·五脏生成论》说：“诸脉者，皆属于目。”血气对目的濡养是通过血脉实施的，而“心主身之血脉”，故“血脉”便把心和目紧密地联系起来。但“随神往来者谓之魂”，魂亦由心神所统，所以目和心的关系，并非只是简单的物质联系，更主要表现在心神对目所接收的外部客观世界映像的正确感知上。正如任应秋所说"心主神明……，目之所以任物，即为神明活动表现之一"，亦即"目窍于肝……用于心"之义。人的神志正常，则能迅速准确地反映出视力所及的外部客观世界的映像；反之，即使肝目无病，若心神失常，也不能发挥视觉的"传真"作用。临床所见"邪闭心窍"神志昏迷患者的视觉丧失，"邪扰心神"神态失常患者的幻视，以及一时性的精神刺激所致的视觉失常等，均属此类。故《灵枢·大惑论》说："目者，五脏六腑之精也，营卫魂魄之所常营也，神气之所生也。""目者，心使也，心者神之舍也，故神精乱而不转。""心有所喜，神有所恶，卒然相惑，则精气乱，视误故惑，神移乃复。"所以，在临床上遇有视觉异常的病例，必须明确病位以辨证论治，不可简单机械地一律以肝论治。

三、心神与听觉

耳为听觉器官，用以辨别不同的音质、音量等，并通过经络系统的联系，与内脏皆有关联。《灵枢·五癃津液别》曰："耳为之听。"《灵枢·官能》曰："聪耳者，可使听音。"耳通过经络系统的联系，与内脏皆有关，尤和肾、心的关系最为密切，故称"耳者，肾之官也""肾主耳"。《黄帝内经》又说："肾藏精主""精脱者耳聋。""血气皆上于面而走空窍，……其别气走于耳而为听。"所以听觉功能的物质基础仍是精气营血"心藏脉，脉舍神"，经脉不仅运载血气以充耳，同时心神也通过"使道"（经络）主宰了耳的听觉，故《素问·金匮真言论》说："南方赤色，入通于心，开窍于耳。"

又由于"心主血脉""耳得血而能听"。所以，听觉功能正常与否与心功能有密切联系。《素问·金匮真言论》："南方赤色，人通于心，开窍于耳。"《证治准绳》也指出："心在窍为舌，以舌非孔窍，因寄窍于耳，则是肾为耳窍之生，心为耳窍之客。"心与耳的关系，不但取决于心所主的血脉能上荣于耳以保证其听觉，更主要的是只有心主神志的正常，才能保证肾主耳的功能。若"心神不明""神气不行"，皆可发生听觉的异常。如《灵枢·癫狂》所说："狂，目妄见，耳妄闻。"刘完素也说："所谓聋者，由水衰火实，热郁于上，而使听户玄府壅塞，神气不得通泄也。"《济生方·耳门》则更进一步将耳聋、耳鸣之症，归纳为从肾、从心论治，说："肾气通耳，心寄窍于耳……六淫伤之调乎肾，七情所感治于心。"并指出治心之法，在于"宁心顺气""气顺心宁，则耳为之聪矣"。

四、心神与嗅觉

鼻作为呼吸的门户，也是嗅觉器官，以分辨臊、焦、香、腥、腐五种气味。《素问·阴阳应象大论》曰："肺主鼻。"《灵枢·五阅五使》曰："鼻者，肺之官也。"作为人体有机统一整体的一部分，鼻同样与内脏有直接或间接的联系，其中尤以和肺的关系最为密切。中医认为,鼻是肺所主官窍,鼻的功能正常与否,取决于肺功能是否正常,故《灵枢·脉度》曰:"肺气通于鼻,肺和则鼻能知香臭矣。"另外,心与鼻在嗅觉感知上有着密切的关系。《素问·五脏别论》说:"五气入鼻,藏于心肺,心肺有病,而鼻为之不利也。"《难经·四十难》则明确提出了鼻属肺,其用属心的观点。李东垣根据《黄帝内经》《难经》的理论,进一步阐发了心神对嗅觉的主导作用。他说:"(鼻)盖以窍言之肺也,以用言之心也。""鼻乃肺之窍,此体也;其闻香臭者,用也。心主五臭,舍于鼻,……故知鼻为心之所用而闻香臭也。"从以上诸家所述可知,中医学不仅认识到嗅觉是鼻的功能,与肺有关,更重要的是认识到嗅觉感知活动的本质是将鼻所接受的气味刺激反映到心,而由心神做出香臭的判断。因为肺主气司呼吸而开窍于鼻,所以在一般情况下,"肺和"则鼻窍利而能知香臭。如若肺和鼻窍通利,而嗅觉失常者,则还应再从"心神失用"或"神气不使"方面考虑。

五、心神与味觉

舌为味觉器官。根据《灵枢·经脉》的记载,五脏除肺以外,皆通过经络而与舌有着直接的联系。若从中医的"整体观"角度,可以认为舌与全部内脏都有关系,故薛己说:"(舌)以部分言之,五脏皆有所属;以症言之,五脏皆有所主。"其中尤以和心的关系最为密切,故《黄帝内经》称:"舌者,心之官也。""(心)在窍为舌。"

舌的功能是多方面的(如舌的运动对语言、进食的影响等),味觉是其重要功能之一。味觉往往和嗅觉协同,才能对客观物体五味感知得更准确。若再同时参与视觉,则便可对感知的客体形成一个整体的印象。舌本身的病理变化,如肿舌、木舌、舌苔厚腻等,固然可影响舌对五味的感受而引起味觉失常,但因"心主舌",所以绝不应忽视心神对五味感知的主导作用。舌对五味的刺激必须反映至心,心神正常,才能得出正确的判断。故《灵枢·脉度》说:"心气通于舌,心和则舌能知五味矣。"临床所见某些神志失常的癫狂患者,常有饮食不分香腐臭秽者,即为明证。

中医认为,口与味觉亦有关,主要体现于辨别不同食物的味道,归脾所主。《素问·阴阳应象大论》曰:"脾主口。"《灵枢·脉度》曰:"脾气通于口,脾和则口能知五谷矣。"脾主运化而开窍于口,饮食口味与脾的运化功能有非常密切的关系。脾气健运才能辨别各种食物的味道,以保证食欲旺盛。如果由于各种原因导致脾失健运,就会出现纳呆食少,口淡无味。但脾作用于口而辨别食物的功能,必须受心神的主宰。由此可见,对味觉的感知是由心脾共同作用而完成的。

六、心神与机体觉

机体觉比较复杂,按其性质主要可分为痛觉、温觉、触觉等,因为它们往往是通过皮肤接受外界相应刺激而产生的,所以有时又称为皮肤觉,简称"肤觉"。

痛觉、触觉和温觉是机体对相应刺激所进行的感知活动的基础和重要成分。《素问·皮部论》说,"皮者有分部""凡十二经络脉者,皮之部也"。因而外界的相应刺激作用于皮部,通过"使道"而传导至心,心神便能产生相应的疼痛或触压寒热等反应。这是在生理状态下的正常活动。如果营血不运、肌肤失养,或局部损伤致使皮肤的感觉功能失常,不能接受外界的相应刺激,也就不可能反映于心神面产生相应的感觉,故不知痛痒寒热。但临床亦见有皮肉如故而麻木不仁者,此正如张景岳所说:"人之身体在外,五志在内,虽肌肉如故而神气失守,则外虽有形而中已无主,若彼此不相有也。"临床上也有因"心神内闭"而神志不清,在伴随其他感觉功能丧失的同时,还有不同程度的痛、触、温觉丧失。可据其丧失的程度,来判断昏迷的深度。

痛觉除了发生于皮肤,即浅部痛觉外,还可以发生在肌肉、骨、关节和内脏。对于这些深部痛觉的致痛性刺激,主要是来自机体本身。由机体因素所产生的疼痛属于机体的病理变化。《黄帝内经》较全面地阐述了痛症的病理机制,认为或因邪气阻塞经络,或因脉络拘急牵引,或因经络空虚、营血枯涩等,但其病理变化的结果都是"气血不通"。因此可以认为,重滞的气血便是痛症的致痛性刺激,此即《类经·疾病类》所谓"通则不痛,痛则不通"。经络是运行气血的通路,机体内的致痛性刺激(病所的"气血不通"),必然要刺激经脉血络而传导于心,于是心应而神动。心神发挥其调节内环境的职能,加强心气的宣通与"邪"(气血不通的原因)相争,正邪相搏于病所,痛觉因之由心而生。故江之兰说:"邪正相搏则痛。"吴鞠通亦说:"邪正不争不痛。"所以这类疼痛实质是"正邪相争"、正气抗邪的一种保护性反应,也是给人以有害刺激物侵犯机体的警告信息。

此外,心神对疼痛感知的主导作用,还表现在心神状态对机体耐痛性的影响上。一般说来,心神稳定者耐痛,心神易动者不耐痛。故王冰说:"心寂则痛微,心躁则痛甚。"这对提高临床治(疼)痛及针麻镇痛效果的研究,都具有一定的指导意义。

中医在进行针灸治疗时,被治疗者出现的针感也属于机体觉得一种,它是机体对针刺刺激的感应(也称为"得气"),属于感知活动的部分。针感虽然也可通过施术者的针下感觉("如鱼吞钩"等)得知,但主要还是受针者的自我感觉。因此,从这个角度可以认为针感也是属于感知活动的一部分。《灵枢·小针解》说:"为刺之要,气至而有效,效之信,若风之吹云,明乎若见苍天。""得气"直接影响着针刺的疗效,这已通过大量的临床实践予以证实。中医学认为"得气"现象与心神有着密切的关系,"神动"则"气行"。"神易动"则"气易行",故"得气"快而易;反之"神不易动"则"气不易行",故"得气"慢而难。不同的个体,其心神的活跃程度不同,故"得气"的程度也不同。如《灵枢·行针》说:"重阳之人,其神易动,其气易往也……，阳气滑盛而扬，故神动而气先行。……颇有阴，其阴阳之离合难，故其神不能先行也。"即使是同一个体，在不同的精神状态下，由于心神的活跃程度不同，也影响"得气"，所以《黄帝内经》非常重视针刺时患者的精神状态。另外，根据大量的"循经感传"现象的调查分析表明，脏腑的机能状态对"得气"也有影响。一般在疾病状态下，"感传"阳性率明显提高。这可能是因为患病的机体，由于处于"阴阳失调""正邪相搏"的状态下，所以心神在病体中也处于调节机能活跃的状态，因而"其神易动，其气易往也"。

第四节　五脏神志论

一、理论概念及疏导作用

"五脏神志论"是中医心理学对情感过程的认识。情感过程是由客观现实引起的，通过态度的体验对客观现实与人的需要之间关系的反映，包括情绪和情感。情绪和情感的表现是多种多样的，中医心理学将其统称为"七情""五志"，简称为"情志"。"五脏神志论"源自《素问·天元纪大论》，"人有五脏化五气，以生喜怒忧思恐"。在"形神合一论"及"心主神明论"的基础上，"五脏神志论"强调了神志与内脏相关，阐明了神志活动具有脏腑气血生理基础，神志变化是脏腑功能活动的表现形式之一，不仅指出了脏腑功能活动可影响神志的产生和变动，还强调了神志变动对脏腑气血的反作用。

不同的神志变化，虽然与五脏有着某些特殊的联系，但这种联系并非不同性质的精神刺激直接作用于某脏的结果，而是通过心神的调节使五脏分别产生的不同变动。神志活动的本质是以心神为主导的相互协调的脏腑功能活动。因此，神志变动对脏腑的影响除了取决于精神刺激因子的质和量，更主要取决于心神的状态。心神状态因人及不同的病理变化而异，因而不同个体、不同疾病，皆可表现出不同的神志变化特点。这些都为七情学说的临床运用提供了理论依据。中医心理学神志理论的特色在于不仅强调心神的主导作用，尤其提出了神志与五脏相关的观点。这一观点有效指导了临床实践，这是与现代医学有别的中医特色的一个体现，因此中医心理学的神志理论在基础理论框架中概括为"五脏神志论"，以彰显其中医特色。

二、神志的基本概念

神志、情志都属于神的范畴。神，既是中医学的概念，也是中国古代哲学中的概念，在中国古代哲学范畴中，神是指世间万物形成运动，发展变化的内在动力和变化莫测的外在表现。《素问·阴阳应象大论》云："天地之动静，神明为之纲纪，故能以生长收藏，终而复始。"体现神是整个宇宙中事物发生发展变化的内在动力。《系辞》记载："阴阳不测谓之神。"《素问·八正神明论》云："帝曰：何谓神？岐伯曰：请言神，神乎神，耳不闻，目明心开而志先，慧然独悟，口弗能言，俱视独见，适若昏，昭然独明，若风吹云，故曰神。"体现世间万物变化莫测的外在表现。

神志，在中医学中又称为神明、精神，亦属于神的范畴。根据天人相应、形神统一的观点，神的含义有三：其一，泛指自然界的普遍规律，包括人体生命活动规律；其二，指人体生命活动的总称；其三，指人的精神、意识、思维、情志、感觉等生理活动，为人类生命活动的最高形式，即中医学中的狭义之神。人的神志、情志活动主要包括五神和五志。五神，即神、魂、魄、意、志；五志，即喜、怒、思、悲、恐。另外，中医学中的广义之神是指人体的生命活动。《灵枢·本神》云："两精相搏谓之神。"说明在人类生育繁衍过程中，由男女生殖之精相结合，就形成了新的生命，即产生了神。在人体生命活动的整个过程中（即神的存续过程中），还必须得到水谷精微和津液不断地滋养才能维持下去，从而保证人体逐渐发育成长。《素问·六节藏象论》记载："五味入口，藏于肠胃，味有所藏，以养五气，气和而生，津液相成，神乃自生。"狭义之神与广义之神是密切相关的，广义之神包括狭义之神，狭义之神是广义之神的重要组成部分。

早在春秋战国时期，诸子百家就有较多对情志活动的记载。《礼记》中云："何谓人情？喜、怒、哀、惧、爱、恶、欲，七情弗学而能。"这里提到七种情志，并认为这是本能活动。老子也提出七情，为喜、怒、忧、悲、好、憎、欲。《黄帝内经》对情志的分类归纳，将五志分属于五脏。宋代医家陈无择明确提出了"七情"，即喜、怒、忧、思、悲、恐、惊。

三、神志活动与五脏的关系

（一）五神与五脏的关系

五脏与五神的关系是心藏神、肺藏魄、肝藏魂、脾藏意、肾藏志，所以又把五脏称为"五神脏"。神、魂、魄、意、志是人体的精神意识思维活动，属于心理活动的重要组成部分。五神虽然分属于五脏，成为五脏各自生理功能的一部分，但总统于心。

心藏神，是指心能够统领和主宰人体的精神、意识、思维活动。魂、魄、意、志其他四神，均心神所主，喜、怒、思、忧、想五志也由心神所主。《类经·藏象类》记载："意志思虑之类皆神也。""是以心正则万神俱正，心邪则万神俱邪。"心所藏的神是以心所主的血脉为物质基础，只有心的功能正常，血脉中的气血充足，心神得到营养，才能保证精神意识思维活动的正常进行，在《灵枢·本神》中记载："心藏脉，脉舍神。"

魄是与生俱来的,属于人类本能的感觉、动作和自我防卫能力等。它是一种不受内在意识支配的能动作用表现。属于人体本能的感觉和动作,即无意识活动。如耳的听觉,目的视觉,皮肤的冷、热、痛、痒等感觉,肢体本能的躲避动作,婴儿的吮乳、哭、笑等,都属于魄的范畴。《五经正义》指出:"初生之时,耳目心识,手足运动,啼呼为声,此则魄之灵也。"《类经·藏象类》记载:"魄之为用,能动能作,痛痒由之而觉也。"魄是由先天获得而与生俱来的,是以精气为生成的物质基础。诚如《灵枢·本神》所云:"并精而出入者谓之魄。"魄生成以后,藏于肺脏之中,依赖肺气的供养而发挥作用。在《灵枢·本神》中记载:"肺藏气,气舍魄。"因此先天禀赋充足、身体健壮、肺气旺盛,魄才能正常发挥功能,表现感觉灵敏、反应准确、耳目聪明、动作协调等。由于先天禀赋不足、素体虚弱、正气亏损或剧烈的情志刺激等因素导致肺的功能失常,就会表现出神志异常等病理现象。《灵枢·本神》记载:"肺喜乐无极则伤魄,魄伤则狂。"

魂是指与心神相伴随的一种意识思维活动。心神形成以后,才能生成魂,心神消失,魂就会自然消亡,所以魂是后天形成的意识思维活动。《灵枢·本神》记载:"随神往来者谓之魂。"魂形成以后,游行于肝和眼目之间,以影像的形式表现出来,依赖肝血的营养而发挥正常功能。《灵枢·本神》曰:"肝藏血,血舍魂。"《类经·藏象类》曰:"魂之为言,如梦寐恍惚,变幻游行之境皆是也。"由此可见,由于肝主藏血和主疏泄的功能正常,肝血充足,肝气条达,魂就会顺随着心神而发挥正常的功能。如果肝失疏泄,肝血不足,肝的功能失常,就会出现夜寐不安、多梦、精神狂乱、幻视、幻听等异常表现。

意,即意念,是思维活动的一种。就是在心接受外在事物以后,将其进行思维取舍以后进行追忆的过程。《灵枢·本神》记载:"所以任物者调之心,心有所忆谓之意。"意思是心接受外界事物以后,对其进行追忆的过程就是意。在思维过程中,意是初步的思维,尚有不确定性和缺乏完整性。《类经·藏象类》就指出:"谓一念之生,心有所向而未定者,曰意。"意的功能发挥,必须以脾的功能为基础,脾的功能正常与否,决定着意是否能正常进行。《灵枢·本神》记载:"脾藏营,营舍意。"脾气健运,营血充足,就会保证意的正常,人的思维才能敏捷;反之,脾失健运,营血不足,意也会随之失常,人的思维迟钝或紊乱。志,一指志向、意志。志是在意的基础上加以确认,有相对的完整性和确定性。有更明确的目标,即专志不移之意。《类经·藏象类》曰:"意已决而卓有所立者,日志。"二指记忆,即将心所追忆的事物保留下来的过程。《灵枢·本神》记载:"心有所忆谓之意,意之所存谓之志。"志是以肾精为物质基础,肾精充足,才能保证记忆力正常。《灵枢·本神》曰:"肾藏精,精舍志。"同时,肾所藏之精能化生为髓,而"脑为髓之海",即中医认为,脑是由髓聚于头部而生成,与记忆力等思维活动有关。因此,明代著名医学家李时珍把脑又称为"元神之府"。清代医家王清任在《医林改错》中进一步指出:"灵性记忆不在心而在脑。"都说明人的记忆力是以肾精为基础,肾精充足,髓海盈满,则精力充沛,记忆力强。若肾精亏损,髓海不足,则精神疲惫,头晕健忘。

(二)五志与五脏的关系

五志包括喜、怒、思、悲、恐,包含于情感、情绪之中,也是人体的心理活动,亦属于神的范畴。《类经·藏象类》记载:"分言之,则阳神曰魂,阴神曰魄,以及意志思虑之类皆神也。合言之,则神藏于心,而凡情志之属,惟心所统,是为吾身之全神也。"在中医基本理论中,除五志之外,还有七情之说。七情包括喜、怒、忧、思、悲、恐、惊。七情大多是指情志波动、情志刺激,多数以病因的形式出现。五志与五脏的关系是:心在志为喜,肝在志为怒,肺在志为忧,脾在志为思,肾在志为恐。喜是心情的喜悦,是心对外界信息的反应。正常的心情喜悦,能使气血调和,营卫通利,有利于心的生理活动。如果过度喜乐,就会影响心神,即所谓"喜伤心"。由于心的功能失常也会出现喜的异常,如心的功能亢奋可能出现喜笑不休,心的功能不及就会悲伤不止。

怒是人们在情绪激动时的一种情志变化。在一般情况下,短暂的、有节制的愤怒是表达情感的一种方式,有利于郁闷心情的排遣。如果愤怒没有节制,对于人体就属于一种不良的精神刺激,可以使肝的功能失常,气血逆乱。肝为刚脏而体阴用阳,主疏泄而主升主动,过度愤怒使肝气亢奋、升发太过而发生疾病。同时,肝的功能失常也会出现烦躁易怒等表现。

思是思考、思虑,是人体意识思维活动的过程和状态。正常的思考、思虑对于人体的生理功能不会有不良的影响。但是,在思虑过度、所思不遂等情况下,就会影响机体的生理功能。脾主运化,化生气血,脾的功能正常,化生的气血充足,则思考、思虑等心理活动过程就能正常进行。如果脾气不足,气血虚弱,人就可能出现思维迟钝或思虑而不能释怀。思虑太过又容易影响脾的功能,形成脾失健运。

正常的悲应当属于正常心理活动。但是,过度的忧愁悲伤就属于非良性的心理活动。悲伤对于人体的影响,主要是损伤肺气。同时,肺气虚弱时,机体对于外来不良的精神刺激的耐受能力会随之下降,人体也容易产生忧愁悲伤的情志变化。

恐,即恐惧、畏惧,是人们对事物惧怕时的一种精神状态。肾的生理功能是主藏精,开窍于二阴而司二便,其生理特性为"藏"。如果恐惧过度会损伤肾的功能,使肾气不固,出现二便失禁、男子失精、女子半产漏下等表现。

在五志的喜、怒、思、悲、恐以外,七情中还有忧和惊两种情志活动。一般来说忧和悲近似,经常并用而影响于肺。惊和恐经常同时出现,但是有一定的区别。惊,其来卒而暴;恐,其来渐而徐。惊的形成是在没有思想准备的基础上遇到突然剧烈的外在刺激。恐是一种胆怯、惧怕的心理反应,是一点一点形成而又逐渐加重的过程。如果突然受惊会影响于心,使神无所归,惊慌失措。如果恐惧过度则伤肾,导致肾气不固。惊和恐经常同时出现,是由于二者可以相互引发,惊可以导致恐,恐容易招致惊。

(三)神志活动过程中心的主导作用

心主神志,又称为心主神明、心藏神,为人体生命活动的中心,是各脏腑功能活动的主宰。其生理活动主要表现在两个方面:其一,主精神意识思维活动,即由心接受外界事物对人体的作用,才能形成精神意识思维活动。《灵枢·本神》记载:"所以任物者谓之心。"任,是接受、承载的意思。即心具有接受处理外界事物信息的作用,有了心的"任物"才能使人体产生精神意识思维活动。其二,主宰人体的生命活动。由于心主神志,而神志(狭义之神)是生命活动(广义之神)的重要组成部分,所以心成为生命活动的主宰。只有在心的统一指挥和调节下,各脏腑才能协调统一地发挥各自的功能。《灵枢·邪客》记载:"心者,五脏六腑之大主也,精神之所舍也。"《素问·灵兰秘典论》指出:"心者,君主之官也,神明出焉。"意思是心好像国家中的君主一样,主管人体的精神意识思维活动,五脏六腑必须在心神的统一指挥下,才能保证生命活动的正常进行。

心神对意识思维的主导作用,首先体现在心对人体生命活动的主宰作用;其次,五脏主精神意识思维活动,是以心的功能为基础。《灵枢·本神》曰:"所以任物者谓之心,心有所忆谓之意,意之所存谓之志,因志而存变谓之思,因思而远慕谓之虑,因虑而处物谓之智。"由此可见,由心来接受外界事物对人体的作用,是精神意识思维活动的基础。心与各重要感觉器官有着密切的关系,在《黄帝内经》中均有记载。如《素问·阴阳应象大论》曰:"心在窍为舌。"《灵枢·大惑论》曰:"夫目者,心之使也。"《素问·金匮真言论》曰:"心,开窍于耳。"《素问·五脏别论》曰:"心肺通于鼻。"客观事物通过各个感官而作用于心,心接受外在事物对人体的作用,人体才能产生精神意识思维活动,从而形成一系列的思维过程。因此,心的功能正常与否,就决定了精神意识思维活动是否能正常进行。心感知外界事物后还要有进行追忆的过程,这样才能对事物有更深刻的认识,这个过程称为"意"。随后心将认识相对深刻的事物贮存下来,使其逐渐积累,以利于由感性认识过渡到理性认识的过程,称为"志"。心对所贮存的外界事物信息进行加工、分析、抽象、概括,即完全上升为理性认识的过程,称为"思"。从对所接受的外界事物信息本身,与其他相关事物相联系,并且进行周密分析、综合、比较、判断、推理,从而达到理性认识的高级阶段,即创造思维阶段,称为"虑"。经过反复思考、综合分析、审慎判断,不但对事物本身的认识清晰,而且对自身能力有了充分估计,坚定了处理事务的信心,筹划了处理事务的方法,从而对事物进行正确处理的过程,就称为"智"。

由此可见,精神意识思维活动的认识对象是"物",处理的对象又回归于"物",而在精神意识思维活动的整个过程中,从感性认识到理性认识、从理论到实践,都是心神在起着主导作用。

"心主神明论"阐明了人体生命活动的最高主宰是藏象之心。"五脏藏神论"

主要说明人的心理活动与脏腑之间的关系。人的生命活动,其本质是脏腑功能活动的外在表现,心则通过统藏神明之功,而居于五脏六腑之首,从而主宰着整个人体的生命活动。《灵枢·天年》曰:"血气已和,营卫已通,五藏已成,神气舍心,魂魄毕具,乃成为人。"说明当人体五脏形成后,神随之而生成。神在生理上分别由五脏所主,所以对心与五脏的关系,《灵枢·邪客》云:"心者,五脏六腑之大主也,精神之所舍也。"杨上善在《太素·经脉之一》中云:"心神是五神之主。"总之,心的功能正常才能保证其他脏腑的功能正常,心主神志的生理功能正常发挥才能保证所有的五脏功能的正常发挥,从而使人体的精神意识思维活动能够正常进行。

(四)心神失调导致五脏病的病机

生理状态下的情志变化是机体适应外界各种刺激的正常反应,没有这类情志反应,机体就无法适应千变万化的社会生活。某些有节制而积极的精神情绪,可以起到调节脏腑气机的作用。如喜能使气血畅达,营卫通利,心气舒畅;怒为发泄之志,有助于肝气疏泄条达。但是反复持续而不良的精神刺激或强烈的精神创伤,超过个体的耐受能力,则可引起紧张状态,情绪骚扰,内伤脏腑,发生精神及躯体疾病。情志的产生是各脏腑活动的结果,情绪的波动总伴随着脏腑气机的变化而产生。因此,各种不正常的情志活动,皆可以造成脏腑的气机紊乱。从而伤及脏腑气机而形成疾病,诱发疾病或加速病情的恶化。

良好的情绪可使人的精神振奋,有益于身体的健康和疾病的恢复,可充分发挥机体的潜在能力,提高体力劳动和脑力劳动的效率。而异常的情绪对人体可产生各种危害,情绪激烈变化导致的疾病涉及各个系统,在各种病因中占有重要地位。故而情志内伤在病因学上具有重要意义。

情志作为致病因素,早已引起了《黄帝内经》的重视,《素问·调经论》说:"夫邪之生也,或生于阴,或生于阳……其生于阴者,得之饮食居处,阴阳喜怒。"便把情志列为致病的主要因素之一。情志因素致病还具有与其他因素不同的特点,具体言之,又有几种不同情况。

一是首伤心神,波及他脏。任何一种情志异常,都常首伤心神,心为诸脏之主,伤心又可影响到其他脏的功能失调。如《灵枢·邪气脏腑病形》云:"愁忧恐惧则伤心。"《灵枢·百病始生》云:"忧思伤心。"

二是反伤本脏。情志过激便可直接损伤五脏。《素问·阴阳应象大论》说:"怒伤肝、喜伤心、思伤脾、悲伤肺、恐伤肾。"又如《灵枢·百病始生》说:"喜怒不节则伤脏,脏伤则病起于阴也。"其致病特点主要是影响内脏的气机。而使气机升降失常,气血功能紊乱,使五脏之气偏亢偏衰,上下升降协调关系逆乱。正如《素问·举痛论》所说:"怒则气上,喜则气缓,悲则气消,恐则气下……惊则气乱……思则气结。"

三是情志导致的脏腑气血失调,还可成为其他因素致病的先导。《素问·调经论》说："喜则气下,悲则气消,消则脉虚空,因寒饮食,寒气熏满,则血泣气去,故曰虚矣。"说明过度的喜悲等情志变化,使得经脉中的气血空虚,从而为寒饮食之寒邪侵入人体创造了条件。

四是在疾病过程中,剧烈或不适当的情绪往往影响病理进程,其致使病情恶化。如《素问·玉机真脏论》说："然其卒发者,不必治于传,或其传化有不以次,不以次入者,忧恐悲喜怒,令不得以其次,故令人有大病矣。"

(五)五脏病导致心神失调的病机

由于心气、心血不足,不能营养心神,或因邪气过盛扰乱心神,都会使心主神的功能失常。若心血不足,忧郁伤神,就会出现"脏躁"病,以悲伤欲哭、躁扰不宁为主要症状。若见失眠为主,兼见心烦、盗汗、舌红、脉细等症状,为心火偏亢,阴血不足。若热邪内陷心包,扰乱心神,出现高热烦躁、神昏谵语、舌红绛、脉数。若痰火扰心,则出现失眠烦躁,甚至语言错乱、嬉笑不休、打人毁物、弃衣而走,成为癫狂病。若心阳不足,则四肢清冷、神疲、自汗。由于心与小肠有表里关系,当心火亢盛,火邪随经脉上炎于舌,会出现舌红、溃疡生疮、心烦口苦、小便短赤或脉数等症状。

(六)脏腑气血与情志

"人有五脏化五气,以生喜怒思忧恐。"可见古人认为五脏与情志存在相互对应关系。五志五神与情志虽有关联,但与情志关联最为密切的是五脏精气的实际状态,而并非五脏中单独某一个脏器的本身,因为五脏之间是相互关联的,他脏功能受损亦可以导致本脏精气异常,在中土五行理论之中,五脏的功能特点既相互关联,又有着明确的区分。

《中医基础理论》认为："人的情志活动与脏腑有密切联系。因为情志活动必须以五脏精气作为物质基础,而外界的精神刺激只有作用于相关内脏才能表现出相应的情志变化。"《灵枢·平人绝谷》曰："故神者,水谷之精气也。"说明了脾胃化生精气在神的生成和运动中起着重要的作用,脾胃化生水谷精气的能力越强五脏所藏的精气也就越充足,正气也就越强,能够更好地面对外界的精神刺激,与情志病的发生发展及愈后都有着密切的联系。即脾胃功能越强,脏腑功能所藏精气就越多,就越不易患情志病,即使是患病后,相较于脾胃功能弱的人也更加容易康复。

金代李东垣创立了"脾胃论",认为脾胃在疾病的发生变化中起着重要的作用,认为无论内伤发病或由于外界刺激发病都是由于人体正气不足。疾病的形成是由于气不足,而气之所以不足都是脾胃损伤所致。后世医家黄元御则认识到脾胃为气机升降枢纽,又是气血生化之源,所以其他四脏所藏精气全是从脾胃化生而来。《四圣心源·脏腑生成篇》曰："祖气之内,含抱阴阳,阴阳之间,是为中气。中者,土也,土分戊己,中气左旋,则为己土;中气右转,则为戊土。"己土为脾,脾气上升;戊土为胃,胃气下降,脾胃二脏即是一阴一阳,体现阴阳既相互对立又相互为用。如《脾胃论》中所说："胃既病、则脾无所禀受,脾为死阴,不主时也,故亦从而病焉……脾既病,则其胃不能独行津液,故亦从而病焉。"中气运动变化化生其余四脏所藏精气,"阳升于左,则为肝,升于上,则为心……阴降于右,则为肺,降于下,则为肾",而肾藏精、肝藏血、肺藏气、心藏神就是其余四脏所藏精气。

　　肝血与情志间的作用主要体现在"肝主疏泄"这一功能,肝为刚脏体阴而用阳,肝主疏泄功能是肝阳依赖于肝血向上生发,《脾胃论》云:"诸阳气根于阴血中。"《灵枢·本神》曰:"肝气虚则恐,实则怒。"如果疏泄太过就会造成肝气逆,疏泄不及则会肝气郁。在情志病的发病中往往多情交织首先伤肝。心为五脏六腑之大主,人对于客观事物的感知是在心神的主导下完成的。《类经》曰:"忧动于心则肺应之,思动于心则脾应之,怒动于心则肺应之,恐动于心则肾应之,此所以五志唯心所使也。"从这里可以看出,心具有主宰精神情志及意识思维活动的功能,情志活动与心主神明密不可分。

　　中土理论认为,五脏之精气皆是由阴阳二土化生而来,阴土为脾,脾气左升化生为肝魂,心神是由肝气上升方能化生心神,单是脾气上升不能够化生心神。"肝血温升,升而不已,温化为热,则生心火……神发于心,方其在肝,神未旺也,而已现其阳魂。"《灵枢·本神》中"随神往来者谓之魂"即是此意,脾气左旋化生肝木还不够,还需要肝木"积温成热"才能生心火。"神胎于魂而发于心",故在情志病的治疗中,多从肝心论治。

　　在肺气、肾精与情志方面《素问·六节藏象论篇》云:"肺者,气之本也。"主发肃降,肺气降于右与肝气生于左相互对应,共同参与人体气机升降的调节,在气的生成过程中也起着重要的作用。通过调肺可调节全身之气,使气机条畅而治疗一些情志病。肾在志为恐、肾藏精 - 精生髓 - 髓充脑这一过程形成了神志活动产生的基础,肾不藏精则脑髓不养,便会影响心主神明的功能,从而出现神志活动失常。

　　中土理论中阳土右旋下行,"阳降而化阴,阴降于右,则为肺,将于下,则为肾",而胃气下行并非能直接化生肾精,需要由肺气下降,"肺气清降,降而不已,清化为寒,则生肾水""并精而出入者谓之魄"即是指的肺藏魄。"精未盈也,而先结其阴魄""精盈于魄而藏于肾",肾精与心神在情志病的发生发展过程中,一方面体现在心肾相交,阴阳既济上。肾精伴随肾阳向上,心火伴随心阴向下,二者相交则"神清而不摇"。如果肺气胃气不降,肾精无所化生,又如何能与心神相交,也就不能使"神清而不摇"。

　　另一方面则是体现在精能够化生心神。关于精化神还是气化神这一点自古以来就有许多不同的看法,《类证制裁·内景综要》曰:"神生于气,气生于精,精化气,气化神。"认为气能生神。《灵枢·平人绝谷》曰:"神者,水谷之精气也。"《脾胃论·省言箴》曰:"气乃神之祖,精乃气之子。"这里又认为气能够生精。笔者认为此气非彼气,气能生精指的是中气,也就是脾胃之气,而气能化神指的则是一身之气,主要是指的营气,营气在脏腑就为血,在经络就为营。肝藏血,血舍魂,积温化火而生心火离不开血的营养滋润作用,其根本是中气化生精血而肝血充足肝魂,是肝魂上升为神的前提条件,所以真正化生心神的就是肝血。所谓"精血同源",肾水的来源为胃气右旋下降,先成其魄,降而化精;心火的来源为脾气左旋上升,先成其魂,再升而化神;肝血的来源为脾气左旋;肾精的来源为胃气右旋,生成肺魄再进一步化生而来。肝血与肾精二者的来源并不相同,但是脾胃二土即是由坎离二卦所化生的,加之水为木之母,故肾精可以充养肝血。虽然来源不同但却是一同化生心神,故肾精充足、肝血充足为心神化生的前提条件,故谓积精以全神。

第五节　人格体质论

一、理论概念及疏导作用

"人格体质论"是在"形神合一"整体观的指导下,将人格和体质结合起来认识个性心理特征的。人的个性特点的形成,虽然与后天环境、社会实践、家庭、学校等的影响密切相关,但与先天体质禀赋也分不开。《黄帝内经》中的"阴阳五态人""阴阳二十五人",都是将人格与体质紧密结合的分型方法。尽管现代医学、心理学将人格与体质分割开来,但并不否认生物因素(包括体态、体质、容貌等)在人格形成和发展中的作用。其认为人格中遗传部分的贡献占 30% ~50% ,而这部分也恰是体质形成的重要基础;影响人格发展占 50% ~70% 的环境因素,也必须通过个体的自我调节才能起作用。中医心理学的"人格体质论"强调了各种不同的人格特征一般都可反映某种体质特点,因此通过人格测量可作为判断某种体质倾向的参考。由于不同的体质具有不同的疾病倾向,所以它不仅为中医临床辨证论治提供了"因人制宜"的根据,而且也指导了养生防病方针的具体制定。因此中医心理学将中医学对人格的认识概括为"人格体质论",不仅保持了中医特色,也有助于现代心理学对人格的深入研究。

所谓人格,一般认为它的含义较广,它是以性格为核心,包括先天素质、受到家庭学校教育、社会环境等心理的和社会的影响,而逐渐形成的气质、能力、兴趣、爱好、习惯和性格等心理特征的总和。所谓体质,又称为形质、气质等,即人体的质量。体质是人体在先天遗传和后天获得的基础上,所形成的功能和形态上相对稳定的固有形态。也就是说,体质是禀受于先天,受后天影响,在生长发育过程中所形成的与自然、社会环境相适应的人体形态结构、生理功能和心理因素的相对稳定的固有特征。

人格是心理学概念,而体质则属于生理和病理学范畴。中医学在论述人格时,往往结合人的体质因素一起研究，反映出中医形神合一的一贯思想。中医认为，一定的人格与一定的体质存在某种关联，这是与现代西方心理学的不同之处。

二、人格与体质的关系

中医学一贯认为，心理活动是与生理活动相互联系的。从这个原则出发，在研究人格问题时，人们总是认为一定的人格必然与一定的体质有某种关联。在《黄帝内经》中有很多篇章研究了相关的问题，在研究这些问题时，大多数人把心理活动与体态、体质、行为等生理病理因素一起研究。如《灵枢·通天》《灵枢·阴阳二十五人》《灵枢·论勇》《灵枢·论痛》《灵枢·行针》及《灵枢·逆顺肥瘦》等都反映了这些特点。

在这些篇章中，都是以阴阳五行为基础，把人格与体质相结合，进行综合论述。《灵枢·通天》在论述阴阳五态人时强调："凡五人者，其态不同，其筋骨气血各不等。"《灵枢·阴阳二十五人》在研究阴阳二十五人的不同人格时强调："先立五形金木水火土，别其五色，异其五形之人。而二十五人具矣。"指出了在探讨人的人格差异时，应以人的体态形色和身体素质为前提的原则。另外，在研究人的勇怯性格的差别时，《灵枢·论勇》指出："勇士者，目深以固，长衡直扬，三焦理横，其心端直，其肝大以坚，其胆满以傍。""怯士者，目大而不减，阴阳相失，其焦理纵，𩩂骭短而小，肝系缓，其胆不满而纵，肠胃挺，胁下空。"说明勇敢与怯懦的不同性格，都是以不同的生理解剖体质条件为基础。在论述阴阳盛衰和形体胖瘦的性格特点时，《灵枢·逆顺肥瘦》指出，形体肥胖而"贪于取与"性格的人，体质是"广肩腋项，肉薄厚皮而黑色，唇临临然，其血黑以浊，其气涩以迟"。以上这些论述，都是把人格与体质综合进行考察，把人格与生理功能及形态结构综合进行分析，这就充分体现了中医形神合一的思想。

中医学对于人格体质的分类，大多是以阴阳五行为基础，分为阴阳五态和阴阳二十五人等。以上这些分类，除了对众多人群的密切观察以外，还有多方面的理论知识作为基础，从而形成中医人格体质分类的特点。

（一）中国古代哲学理论基础

中医学具有悠久的历史，中医理论受中国古代哲学思想的影响，尤其是阴阳五行学说更为浓重。中医对于人格体质的认识也不例外，是以古代阴阳五行哲学思想为理论基础的，这体现了中医心理学思想与古代哲学思想的密切联系。

《素问·宝命全形论》指出："人身有形不离阴阳。"这是中医理论认识人体一切生命活动的总原则，生理问题是如此，心理问题同样是如此。所以《黄帝内经》在探讨人格体质分类时，依然贯彻了这一原则。《灵枢·通天》就是以阴阳的盛衰多少为标准进行确定的，把人格体质按照阴阳五态分类，认为："太阴之人，多阴而无阳；少阴之人，多阴而少阳；太阳之人，多阳而无阴；少阳之人，多阳而少阴；阴阳平和之人,阴阳充盛而平和。"

《灵枢·通天》指出:"天地之间,六合之内,不离于五,人亦应之,非徒一阴一阳而已也。"说明五行学说是中医学研究生命问题的又一基本概念,这一原则与阴阳原则具有同等重要的意义。《灵枢·阴阳二十五人》在研究二十五种人格类型时就遵循了五行归类的原则,其明确指出:"先立五形金木水火土,别其五色,异其五行之人,而二十五人具矣。"从中可以看出,按照五行进行归类,无论是分为五种,还是由此派生出的二十五种人格类型,都是以五行学说为基础的。

(二)中医学理论基础

中医学对于人格体质的分类,除了具有哲学上的根据以外,还以医学上的解剖形态、组织结构、生理病理作为重要基础。在论述每一种类型时,总是结合相应的形态特征、生理素质和病理表现,这充分表现了中医学与心理学的密切联系。如《灵枢·通天》研究阴阳五态人的不同个性时,就指出了各自不同的生理体质因素。记载:"太阴之人,多阴而无阳,其阴血浊,其卫气涩,阴阳不和,筋缓而厚皮。""少阴之人,多阴而少阳,小胃而大肠,六腑不调,其阳明脉小,而太阳脉大。""太阳之人,多阳而少(无)阴。""少阳之人,多阳而少阴,经小而络大,血在中而气在外,实阴而虚阳。""阴阳平和之人,其阴阳之气和,血脉调。"以上都说明阴阳五态人不同的生理体质因素。

(三)中国传统文化的影响

中医学的人格体质划分,除了以上哲学与医学的基础以外,从其描述的具体内容分析,还接受了中国传统文化的影响。《黄帝内经》大约成书于秦汉时期,这一历史时期,中国传统文化概貌已经基本形成。由于中国人文环境和社会历史背景条件所决定,中国传统文化的特点是以政治伦理为中心。这种传统的文化特点深刻地影响了中医学,使得中医学对于人格体质的认识,带有了鲜明的政治伦理色彩。《黄帝内经》中对于人格体质类型的阐述,十分注重政治伦理内容,并且将其与心理学的内容进行有机结合。如"贪而不仁""念然下意""小贪而贼心""无能而虚说""轻财少信""不敬畏""善为吏""君子"等,多属于道德伦理范畴。以上这些带有道德伦理特色的行为描述,包含了丰富的心理学内容,在相当程度上反映了不同的个性心理特征。因此,传统中医学中的心理学思想与中国传统文化密切联系。也提示出,要着眼于从中国传统文化背景去考察和学习中医心理学思想,只有这样才能对中医心理学的思想内容做出正确的阐释和说明。

三、阴阳五行人格体质类型

对于人的人格体质类型表现,早在古代人们就已经进行了系统的观察。在观察到不同个性心理特征时,试图给以归纳分析,总结相应的规律,并且在理论上加以说明。在春秋时代已经有个性分类的论述。《论语·子路》中有"狂""狷""中行"的划分,并论述了各自的特征,"狂者进取,狷者有所不为",只有那种"中行"之人才能做到适度,才能符合儒家基本宗旨"中庸之道"的要求。这是最初的对于人的人格的分类。

在《黄帝内经》中,对于人的人格体质有了比较系统而综合的论述,并且以阴阳五行学说为基础,针对实际情况和具体问题,进行了分类。

（一）阴阳五态人格体质划分

《灵枢·通天》根据人的先天禀赋不同、体质类型不同及性格特征不同等,提出了人的人格体质类型的分类,认为有"太阴之人""少阴之人""太阳之人""少阳之人"和"阴阳平和之人",具体内容如下。

《灵枢·通天》记载:"太阴之人,贪而不仁,下齐湛湛,好内而恶出,心抑而不发,不务于时,动而后之,此太阴之人也。""太阴之人,其状黮黮然黑色,念然下意,临临然长大,䐃然未偻,此太阴之人也。""太阴之人,多阴而无阳,其阴血浊,其卫气涩,阴阳不和,缓筋而厚皮,不之疾泻,不能移之。"大意为属于"太阴之人"的人,人格体质特征是贪婪而没有仁爱之心,表面谦虚,假装正经,内心险恶,好得恶失,喜怒不形于色,不识时务,只知利己,行动上惯于运用后发制人的手段。面色阴沉黑暗,假意谦虚,身体高大而卑躬屈膝,故作姿态。这种人的内在体质是多阴而少阳,他的阴血浓浊,卫气滞涩,阴阳不能调和,所以形成经脉纵缓而皮肤较厚。治疗时如果不抓紧时机快速泻其阴,病情就不可能好转。

《灵枢·通天》记载:"少阴之人,小贪而贼心,见人有亡,常若有得,好伤好害,见人有荣,乃反愠怒,心疾而无恩,此少阴之人也。""少阴之人,其状清然窃然,固以阴贼,立而躁险,行而似伏,此少阴之人也。""少阴之人,多阴而少阳,小胃而大肠,六腑不调,其阳明脉小,而太阳脉大,必审而调之,其血易脱,其气易败也。"大意为属于"少阴之人"的人,人格体质特征是喜欢贪图小利,暗藏贼心,幸灾乐祸,好搞破坏来伤害别人,见到人家有了荣誉反而感到气愤,心怀嫉妒,对别人毫无恩情。这种人外貌表现好像很清高,但是行为鬼鬼祟祟、偷偷摸摸,怀着阴险害人之心,站立时躁动不安,走路时身体前倾,状似伏身向前。他的体质是多阴少阳,胃得体积小而受纳水谷就少,以致阳气化源不足,肠的体积大而传化水谷就快,而阳气不能蓄积,从而使六腑不和,阳明经脉中经气微少,太阳经脉中经气盛大,容易出现血液脱失。因此,必须详细审察阴阳盛衰的情况进行调治。

《灵枢·通天》记载:"太阳之人,居处于于,好言大事,无能而虚说,志发于四野,举措不顾是非,为事如常自用,事虽败,而常无悔,此太阳之人也。""太阳之人,其状轩轩储,反身折腘,此太阳之人也。""太阳之人,多阳而少阴,必谨调之,无脱其阴,而泻其阳,阳重脱者易狂,阴阳皆脱者,暴死不知人也。"大意为属于"太阳之人"的人,人格体质特征是生活上处处表现自己而洋洋得意,好说大话而没有实际能力,言过其实而好高骛远,作风草率,不顾是非,常常意气用事,过于自信,虽然遭到失败,也不知悔改。这种人外貌表现为高傲自满,仰腰挺腹,身躯好像向后反张和两膝关节曲折的样子。他的体质是阳气偏盛而阴气偏衰。对于这种人必须谨慎调治,不能泻其阴气以防阴气虚脱,只能泻其阳,还要避免泻之太过。如果阳气过度损伤,就会导致阳气外脱而发狂。同时,如果阴阳都脱失,就会形成突然晕倒,不省人事。

《灵枢·通天》记载:"少阳之人,提谛好自责,有小小官,则高自宜,好为外交,而不内附,此少阳之人也。""少阳之人,其状立则好仰,行则好摇,其两臂两肘,则常出于背,此少阳之人也。""少阳之人,多阳而少阴,经小而络大,血在中而气在外,实阴而虚阳,独泻其络脉则强,气脱而疾,中气不足,病不起也。"大意为属于"少阳之人"的人,人格体质特征是做事精审,很有自尊心,稍有小小的政治地位,就过高地自我宣传,善于对外交际,不愿意默默无闻、埋头苦干。这种人外貌表现为在站立时习惯于把头扬得很高,行走时习惯于摇摆身体,常常把双手反挽于背后,喜欢把两臂、两肘暴露于外。他的体质是阳气偏盛而阴气偏衰,络脉偏大,经脉偏小,血深伏于里,气浮现于表。他的体质是多阳少阴,所以在治疗时应当充实其阴经而泻其阳络,就可以恢复健康了。但是,少阳之人以气为主,如果单独泻其络脉太过,又会迫使阳气很快耗散,形成中气不足,疾病就难治了。

《灵枢·通天》中记载:"阴阳和平之人,其状委委然,随随然,颙颙然,愉愉然,暶暶然,豆豆然,众人皆曰君子,此阴阳平和之人也。""阴阳平和之人,居处安静,无为惧惧,无为欣欣,宛然从物,或与不争,与时变化,尊则谦谦,谭而不治,是谓至治。""阴阳平和之人,其阴阳之气和,血脉调。宜谨诊其阴阳,视其邪正,安其容仪,审有余不足,盛则泻之,虚则补之,不盛不虚,以经取之。"大意为属于"阴阳平和之人"的人,人格体质是生活安静自处,不介意个人的名利,心境安定而不为外在的事物干扰,清心寡欲而不形成过分的喜悦,顺从事物发展的自然规律,与世无争,善于适应形势的发展变化,地位虽高却很谦逊,以理服人,而不是用压制的方法制服别人,具有很好的治理才能。这种人的外貌表现为从容稳重,举止大方,性格和顺,善于适应环境,态度严肃,品行端正,待人和蔼,目光慈祥,作风光明磊落,举止有度,处理事务条理分明,为众人所尊敬和夸赞。他的体质是阴阳之气调和,血脉和顺。在治疗这样的患者时,应当谨慎地审察阴阳盛衰和邪正虚实,并且要端详其面容的表现,以判断脏腑、经脉、气血的有余或不足,然后进行调治。邪气偏盛的运用泻法,正气不足的运用补法,虚实表现不明显的以经络为基础进行治疗。

以上是中医学对人格的阴阳分类,这种分类是较高层次的分类,表现出了比较典型而纯粹的个性类型,但是大多数人不具备这种典型表现。这种分类虽抽象概括程度较高,但是具体针对性不强,因此在实践中以这种分类去一一对照每一个人则有困难,需要结合具体情况进行个别认证和区分。

（二）阴阳二十五人

《灵枢·阴阳二十五人》根据人的先天禀赋而导致的体质的不同,运用阴阳五行学说的理论,分述了二十五种人的不同特性,指出了他们的肤色、体形、性格,以及对季节时令适应方面的差异,并且根据其不同特点提出了不同的治疗原则。《灵枢·阴阳二十五人》记载:"其为人苍色,小头,长面,大肩背,直身,小手足,有才,好劳心,少力,多忧劳于事。能春夏不能秋冬,感而病生,足厥阴佗佗然。大角之人,比于左足少阳,少阳之上遗遗然。左角之人,比于右足少阳,少阳之下随随然。钛角之人,比于右足少阳,少阳之上推推然。判角之人,比于左足少阳,少阳之下栝栝然。"意思是木形之人的人格体质特征是颜面呈青色,头偏小而颜面长,肩背宽大,身体挺直,手足偏小,有才智而好用心机,体力不强,大多忧劳于事物。对于季节时令的适应方面,能耐受春夏的温热,不能耐受秋冬的寒冷,秋冬季节容易感受病邪而发生疾病。这种类型的人,属于足厥阴肝,其特征是柔美而稳重,是禀受木气最充分的人。木形之人,均配合木音(角),根据木气偏盛的不同,又可以分为左右上下四种类型。左之上方,在木音中属于大角一类的人,类属于左足少阳经之上,他的形体特征是修长而美丽。右之下方,在木音中属于左角一类的人,类属于右足少阳经之下,他的性格特征是性情随和而顺从。右之上方,在木音中属于钛角一类的人,类属于右足少阳经之上,这一类型人的特征是努力向前进取。左之下方,在木音中属于判角一类的人,类属于左足少阳经之下,这一类型人的特征是正直不阿。

《灵枢·阴阳二十五人》记载:"其为人赤色,广月引,锐面小头,好肩背髀腹,小手足,行安地,疾心,行摇,肩背肉满,有气轻财,少信,多虑,见事明,好颜,急心,不寿暴死。能春夏不能秋冬,秋冬感而病生,手少阴核核然。质徵之人,比于左手太阳,太阳之上肌肌然。少徵之人,比于右手太阳,太阳之下慆慆然。右徵之人,比于右手太阳,太阳之上鲛鲛然。质判之人,比于左手太阳,太阳之下支支颐颐然。"意思是火形之人的人格体质特征是皮肤颜色红赤,牙齿宽大,颜面瘦小,头部较小,肩、背、大腿、腹各部的发育匀称美好,手足偏小,行路时步履急速,心性急躁,走路时身体摇晃,肩部和背部肌肉丰满,做事情有气魄,把钱财看得很轻,但是很少有信用,多忧虑,对事物的观察和分析很敏锐和明了,颜面气色好,性情急躁,不能长寿而容易出现暴死。这种人对于季节时令,能够耐受春夏季节的温暖,不能够耐受秋冬季节的寒凉,秋冬季节容易感受外在邪气而发生疾病。这类人在五音中比为上徵,属于手少阴心经,是禀受火气最充分的人。做事情讲究实效,对事物的认识非常深刻,是这种人的最主要特征。火形之人,均配合火音(徵),根据火气偏盛的不同,又可以分为左右上下四种类型。左之上方,在火音中属于质徵一类的人,类属于左手太阳之上,这一类型人的特征是光明正大而明白事理。右之下方,在火音中属于少徵一类的人,类属于右手太阳之下,这一类型人的特征是多疑。右之上方,在火音中属于右徵一类的人,类属于右手太阳之上,这一类型人的特征是勇猛而不甘落后。左之下方,在火音中属于质判一类的人,类属于左手太阳之下,这一类型人的特征是乐观、怡然自得而无忧愁和烦恼。

《灵枢·阴阳二十五人》记载:"其为人黄色,圆面,大头,美肩背,大腹,美股胫,小手足,多肉,上下相称,行安地,举足浮,安心,好利人,不喜权势,善附人也。能秋冬不能春夏,春夏感而病生,足太阴敦敦然。大宫之人,比于左足阳明,阳明之上婉婉然。加宫之人,比于左足阳明,阳明之下坎坎然。少宫之人,比于右足阳明,阳明之上枢枢然。左宫之人,比于右足阳明,阳明之下兀兀然。"意思是土形之人的人格体质特征是皮肤黄色,面庞偏圆,头大,肩背丰满而健美,腹大,下肢从大腿到足胫部都很健壮,手足偏小,肌肉丰满,全身上下都很匀称,步履稳重,做事情能够取信于人。这种人的性情很安静而不急躁,好帮助人,不愿意争逐权势,善于团结人。这种人对于季节时令,能够耐受秋冬季节的寒冷,而不能够耐受春夏季节的温暖,春夏季节容易感受外在邪气而发生疾病。这一类人在土音中比为上宫,属于足太阴脾经,这种类型的人是禀受土气最充分的人。待人诚恳而忠厚,是这种人的最大特点。土形之人,均配合土音(宫),根据土气偏盛的不同,又可以分为左右上下四种类型。左之上方,在土音中属于大宫类的人,类属于左足阳明经之上,这一类型人的特征是平和而柔顺。左之下方,在土音中属于加宫一类的人,类属于左足阳明经之下,这一类型人的特征是神情喜悦快活。右之上方,在土音中属于少宫类的人,类属于右足阳明经之下,这一类型人的特征是神情表现威严而有主见。

《灵枢·阴阳二十五人》记载:"其为人方面,白色,小头,小肩背,小腹,小手足,如骨发踵外,骨轻,身清廉,急心,静悍,善为吏。能秋冬不能春夏,春夏感而病生,手太阴敦敦然。钛商之人,比于左手阳明,阳明之上廉廉然。右商之人,比于左手阳明,阳明之下脱脱然。大商之人,比于右手阳明,阳明之上监监然。少商之人,比于右手阳明,阳明之下严严然。"意思是金形之人的人格体质特征是面庞呈方形,皮肤白色,头小,肩背窄小,腹部小,手足小,足跟坚硬结实,好像骨生在足跟的外部一样,行动轻快。这种人秉性廉洁,性情急躁,性情安静和暴烈兼而有之,精通为官之道。这种人对于季节时令,能够耐受秋冬季节的寒冷,而不能够耐受春夏季节的温热,春夏季节容易感受外在邪气而发生疾病。这一类型人在金音中比为上商,属于手太阴肺经,这种类型的人是禀受金气最充分的人。刻薄寡恩是这种类型人的主要特征,金形之人,如现金音根据金气偏盛的不同又可以分为左右上下四种类型。左之上方在金音中属于钛商类的人,类属于左手阳明经之上,这一类型人的特征是廉洁自重。左之下方在金音中属于右商一类的人,类属于左手阳明之下,这一类型人的特征是英俊而潇洒。右之上方,在金音中属于大商一类的人,类属于右手阳明经之上,这一类型人的特征是明察是非。右之下方,在金音中属于少商一类的人,类属于右手阳明之下,这一类型人的特征是有威严而庄重。

《灵枢·阴阳二十五人》记载："其为人黑色,面不平,大头,广颐,小肩,大腹,动手足,发行摇身,下尻长,背延延然,不敬畏,善欺绐人,戮死。能秋冬不能春夏,春夏感而病生,足少阴汗汗然。大羽之人,比于右足太阳,太阳之上颇颇然。少羽之人,比于左足太阳,太阳之下纡纡然。众之为人,比于右足太阳,太阳之下洁洁然。桎之为人,比于左足太阳,太阳之上安安然。"意思是水形之人的人格体质特征是皮肤呈黑色,面部多皱纹,头偏大,下颌部宽大,两肩小,腹部大,手足喜动。行路时摇摆身体,尻骨较长,脊背亦长,对人的态度既不恭敬也不畏惧,善于欺诈,容易被杀身死。这种人对于季节时令,能够耐受秋冬季节的寒冷,不能够耐受春夏季节的温热,春夏季节容易感受外在邪气而发生疾病。这一类型人在语音中比为上羽,属于足少阴肾经,这种类型的人是禀受水汽最充分的人。人格卑下是这种类型人的主要特征。水形之人,均配合水音(羽),根据禀受水气偏盛的不同,又可以分为左右上下四种类型。右之上方,在水音中属于大羽一类的人,类属于右足太阳经之上,这类型之人的特征是神情洋洋自得。左之下方,在水音中属于少羽一类的人,类属于左足太阳经之下,这一类型人的特征是心情经常郁闷而不舒畅。右之下方,在水音中属于中羽一类的人,类属于右足太阳经之下,这种人的特征是性情很文静,就像水一样清澈。左之上方,在水音中属于桎羽一类的人,类属于左足太阳之上,这种人的特征是行为举止安定,好像身体被桎梏而不能随便活动一样。

以上木、火、土、金、水五种形态的人,因各自不同的特征,又分为二十五种不同类型。由于禀赋不同,才有这二十五种不同变化。将五行之人又分为二十五种不同类型,每行中有一种是禀受本气最全的,还有四种是禀受本气有偏颇的。从而提示出,在临床辨证和治疗时,要重视人体禀赋的不同,并且要同中求异、异中求同,区别对待,因人制宜,更好地达到准确施治的目的。例如,对于阴阳二十五人在针灸治疗时的规律,眉毛清秀而美者,是足太阳经脉的气血充足;眉毛粗疏不好者,是气血均少;人体肌肉丰满而皮肤润泽的,是血气有余;形体肥胖而皮肤粗糙的,是气有余而血不足;形体消瘦而皮肤粗糙的是气血均不足。根据形体外在表现和体内气血的有余不足,就可以了解疾病的虚实,病势的逆顺,从而施行恰当的治疗。

(三)其他人格体质分类

对于人格体质,除"阴阳五态"和"阴阳二十五人"分类之外,《黄帝内经》还具体研究了人格的性格差异,试图对不同性格进行分类,并且给予理论上的阐述。如对性格的意志特征,《黄帝内经》提出了勇敢与怯懦的区分,《灵枢·论勇》描述了勇、怯不同性格的表现。"勇士者,目深以固,长衡直扬,三焦理横,其心端直,其肝大以坚,其胆满以傍。怒则气盛而胸张,肝举而胆横,眦裂而目扬,毛起而面苍,此勇士之由然也……怯士者,目大而不减,阴阳相失,其焦理纵,𩩲骬短而小,肝系缓,其胆不满而纵,肠胃挺,胁下空。虽方大怒,气不能满其胸,肝肺虽举,气衰复下,故不能久怒,此怯士之所由然者也。"意思是性格勇敢的人,表现目光深邃而坚定,眉毛宽大而长直,皮肤的纹理是横的。形成的内在机制是心脏端直,肝脏坚厚,胆汁盛满。所以在发怒时,气壮盛而胸廓张大,肝气上张举,胆气横溢,表现两目圆睁,目光逼射,毛发竖起,面色铁青,这就是决定勇士性格和表现的基本原因。怯懦的人表现眼目虽大而不深固,神气散乱,气血不协调,皮肤肌腠的纹理纵而不横,肌肉松弛,胸骨剑突短小。形成的内在机制是肝系弛缓,胆汁不充满,胆囊松弛,肠胃纵缓,胁下空虚,肝气不能充满。虽然正值大怒之时,怒气也不能充满胸中,肝肺虽然由于发怒而上举,但是不能坚持,气衰就会下落,所以不能长时间发怒,这就是决定怯士性格的原因。而且勇士"见难则前",怯士"闻难则恐","恐不能言,失气惊,颜色变化,乍死乍生",体现了勇敢、怯懦不同性格对困难的不同态度。对于不同人格体质的情绪特征,《黄帝内经》也进行了论述和区分。《灵枢·行针》中记载:"重阳之人,熇熇高高,言语善疾,举足善高,心肺之脏气有余,阳气滑盛而扬。"体现了重阳之人热情激动的情绪,并且简明概括了多阳和多阴不同性格的情绪,认为"多阳者多喜,多阴者多怒"。这与现代心理学把性格划分为内向型和外向型的观点是极为相似的。

总之,人体的人格体质特征与生理特征有着密切关系,个体的生理特征决定了人格体质特征,人格体质特征又无时无刻地影响着生理特征。这二者又与对外界的承受能力、对外部邪气的抵抗能力密切相关。正如《素问·经脉别论》所云:"勇者气行则已,怯者则着而为病。"

第六节　阴阳睡梦论

一、理论概念及疏导作用

睡眠与梦,是意识状态的不同表现形式,是重要的生理和心理现象。与清醒时意识状态相对者是睡眠,睡眠并非完全失去意识,只是意识的一种状态。梦是睡眠过程中某一阶段的意识状态下所产生的一种自发性的心象活动。睡眠和梦境形成的机制是非常复杂的,曾是古代哲学家探讨的重要问题之一,希腊哲学家柏拉图曾经说过:"好人做梦,坏人作恶。"《黄帝内经》从唯物的观点出发,运用阴阳、脏腑、营卫气血、邪正盛衰的理论对睡眠与梦的形成进行阐发,后世医家又在此基础上结合临床实践,不断地加以补充和完善,形成了具有中医特色的睡梦观。

二、睡眠

现代心理学认为,睡眠不仅是觉醒的简单结束,而是中枢神经系统内发生的一个主动过程,睡眠和觉醒的发生和维持,与脑内神经介质的动态变化密切相关。睡眠是人类(包括其他动物)极为平常和普遍的生理现象,睡眠具有恢复精力和消除疲劳的功能。中医理论认为,寤与寐(觉醒与睡眠)的形成,与阴阳、脏腑、营卫气血有密切关系。

(一)睡眠与阴阳的关系

人类的睡眠与觉醒是交替出现的,受光线、温度等因素影响,一般在白昼觉醒,夜间睡眠。中医认为,这是人体阴阳与自然界阴阳相通相应的结果。在一天的二十四小时之中,自然界有昼夜晨昏的固有规律,有阴阳盛衰的不同变化,人体的阴阳盛衰也随其变化而变化,从而形成了睡眠与觉醒的交替出现。《素问·金匮真言论》指出:"平旦至日中,天之阳,阳中之阳也;日中至黄昏,天之阳,阳中之阴也;合夜至鸡鸣,天之阴,阴中之阴也;鸡鸣至平旦,天之阴,阴中之阳也,故人应之。"由此可见,阴阳学说认为日昼为阳,平旦之时阳气初生,日中阳气隆盛,所以从平旦至日中为阳中之阳,日中之后,阳气逐渐衰减,所以日中至黄昏之时为阳中之阴。黑夜为阴,黄昏之时阴气初生,以后阴气逐渐旺盛,所以合夜至鸡鸣之时为阴中之阴;鸡鸣时以后,阴气消减而阳气产生,所以合夜至鸡鸣之时为阴中之阳。自然界的阴阳盛衰变化是如此,人体的阴阳盛衰变化也是如此。《素问·口问》就阐述了人体阴阳盛衰顺应自然界阴阳盛衰变化而寤寐的机制,指出:"阳气尽,阴气盛,则目瞑;阴气尽而阳气盛,则寤矣。"睡眠与觉醒是一个阴阳消长平衡的过程,白昼时自然界阳气旺盛而阴气衰减,人体阳气出于阴分而旺盛于外则觉醒;黑夜时自然界阴气旺盛而阳气衰减,人体阳气人于阴分则睡眠。只有这样,人体才能将息得宜,弛张有度,劳逸结合,从而保证生命活动的正常进行。现代心理学把这一过程称为日节律或生理时钟,认为在一天二十四小时内,个体在生活上呈现周期性的活动,何时睡眠、何时进食、何时工作、何时排泄,几乎都有一定的顺序,而这样的顺序几乎是由个体生理上的运作所决定的。这种决定个体周期性生活活动的生理作用称为生理时钟。现代心理学同时指出,生理时钟的形成主要是由二十四小时变化所决定的。例如,一天之内的温度和亮度有显著变化,人身体的体温也有一定的变化,在环境的温度和亮度降低而人的体温也降低的情况下,人体就会产生睡眠的需求。每天气温和亮度的变化规律,大致是午夜至凌晨五时最低,人的体温也正好是在这一段时间降至最低。因此,对于绝大部分人来说,晚上十一点钟至翌日凌晨六点钟是睡眠时间。故而生理时钟又称为日节律。

自然界的昼夜晨昏有阴阳盛衰的周期性变化,人体顺应自然界也有阴阳盛衰的周期性变化,这才有了睡眠和觉醒的生理现象。如果人体违背这个规律,就会发生疾病。正如《素问·生气通天论》指出的:"平旦人气生,日中而阳气隆,日西而阳气已虚,气门乃闭。是故暮而收拒,无扰筋骨,无见雾露。反此三时,形乃困薄。"意思是平旦的时候,人体的阳气开始生发,日中的时候阳气最为隆盛,太阳偏西的时候阳气已经衰减,汗孔就闭合了。因此,夜幕降临时应当深居简出,不要进行剧烈运动,从而扰动筋骨、触冒雾露。如果违背以上规律,形体就会困顿而被外邪侵袭。《类证治裁·不寐论治》记载:"阳气自动而至静,则寐;阳气自静而至动,则寤。"可见人的睡眠机制是阴阳之气自然而有规律转化的结果。如果这种规律被破坏,就会导致失眠的发生。

(二)睡眠与营卫气血的关系

中医理论认为,人的睡眠和觉醒与营气、卫气的运行有密切关系。营气和卫气的周期性运行是人体阴阳出入的物质基础。卫气属阳而主表,运行于脉外;营气属阴而主里,运行于脉中。二者贯穿于阴分、阳分,环周不休而没有尽头。其中卫气的运行与睡眠觉醒的关系更为密切。卫气在白昼运行于阳分二十五个周次,在夜间运行于阴分二十五个周次,卫气在白昼运行于阳分人就觉醒,运行于阴分人就睡眠。《灵枢·营卫生会》记载:"营在脉中,卫在脉外,营周不休,五十而复大会,阴阳相贯,如环无端。卫气行于阴二十五度,行于阳二十五度,分为昼夜,故气至阳而起,气至阴而止。故曰:日中而阳陇为重阳,夜半而阴陇为重阴。故太阴主内,太阳主外,各行二十五度,分为昼夜。夜半为阴陇,夜半后为阴衰,平旦阴尽而阳受气矣。日中为阳陇,日西而阳衰,日入阳尽而阴受气矣。夜半而大会,万民皆卧,命曰合阴。平旦阴尽而阳受气,如是无已,与天地同纪。"大意为营气在脉中运行,卫气在脉外运行,二者营运周流不息,一个昼夜各自运行五十个周次而重新会合一次,营气、卫气贯穿于阴分、阳分,像环子一样没有尽头。卫气在夜间行于阴分二十五个周次,在白昼行于阳分二十五个周次,卫气运行于阳分时人就觉醒而起床活动了,卫气运行于阴分时人就进入睡眠状态。所以说日中时分阳气最盛,为阳中之阳,称之为重阳;夜半时分阴气最盛,为阴中之阴,称之为重阴。太阴的阴气最为旺盛而主内,太阳的阳气最为盛而主外。卫气分别在白昼和夜间运行于阴分、阳分各二十五个周次。夜半阴气最盛,夜半后阴气逐渐衰减,平旦时阴气消尽而阳分接受卫气,日中时分阳气最为旺盛,日西阳气衰减,日入阳气消尽而阴分接受卫气。夜半时分营气与卫气重新会合,人们都处于睡眠之中,将此状态称为合阴。到平旦之时,阴气消尽而阳分接受卫气,照这样循环往复,没有尽头。人体的阴阳盛衰变化及营气、卫气的运行,与自然界的阴阳盛衰变化保持一致。

另外,《灵枢·营卫生会》中以老年人和少壮之人为例,说明不同年龄阶段的人觉醒和睡眠的不同表现,以及内在阴阳盛衰、气血多少而影响营气、卫气的生理变化,其指出:"黄帝曰:老人之不夜瞑者,何气使然?少壮之人不昼瞑者,何气使然?岐伯答曰:壮者之气血盛,其肌肉滑,气道通,营卫之行不失其常,故昼精而夜瞑。老者之气血衰,其肌肉枯,气道涩,五脏之气相搏,其营气衰少而卫气内伐,故昼不精夜不瞑。"明确指出老年人夜间睡眠少而白昼精神萎靡,少年人和壮年人白昼精神清爽而夜间安然熟睡,都是由于各自不同的年龄阶段阴阳盛衰、营卫气血运行各异而造成的。因为青壮年人的气血旺盛,肌肉滑利,气血运行的道路通畅,营气、卫气旺盛而运行正常,所以表现为白天精神清爽而夜间安然入睡。老年人的气血衰弱,肌肉干枯,气血运行的道路不通,五脏的功能不能相互协调,营气、卫气虚弱而运行失常,所以表现为白天精神不清爽而夜间的睡眠少。

由于某些原因,使得人体的阴阳、气血、营卫出现盛衰变化,运行失常,就会形成睡眠的异常。《灵枢·大惑论》记载:"黄帝问曰:病而不得卧,何气使然? 岐伯曰:卫气不得入于阴,常留于阳,留于阳则阳气满,阳气满则阳跷盛,不得入于阴则阴气虚,故目不瞑矣。"即卫气在白昼行于阳而人处于觉醒状态,夜间行于阴分而人处于睡眠状态。如果由于某些疾病的原因,卫气不能入于阴分,总是滞留于阳分,使在外的阳气过盛,阳跷脉就随之过剩。既然卫气不能进入阴分,就会形成阴分气虚,所以就会导致失眠。《灵枢·大惑论》进一步指出:"黄帝曰:人之多卧者,何气使然? 岐伯曰:此人肠胃大而皮肤涩,而分肉不解焉。肠胃大则卫气留久,皮肤涩则分肉不解,其行迟。夫卫气者,昼日常行于阳,夜行于阴,故阳气尽则卧,阴气尽则寤。故肠胃大,则气行留久;皮肤涩,分肉不解,则行迟。留于阴也久,其气不精,则欲瞑,故多卧矣。其肠胃小,皮肤滑以缓,分肉解利,卫气之留于阳也久,故少瞑焉。"大意为黄帝问道:有的人嗜睡,是什么原因引起的呢? 岐伯答道:这一类人的肠胃较大,卫气滞留的时间就比较长;皮肤滞涩,分肉不滑利,卫气在外的运行就迟缓。卫气运行的常规是白昼行于阳而夜间行于阴。卫气不在阳分运行而进入阴分,人就入睡,卫气不在阴分运行而进入阳分,人就觉醒。这种人的肠胃较大,卫气在阴分滞留的时间比较长,再兼有皮肤滞涩,分肉不滑利,因此卫气进入体表的速度也就迟缓。由于卫气久留于阴分,不能进入阳分,使得精神不能振奋,所以出现嗜睡多卧。至于胃肠较小的人,皮肤润滑舒缓,分肉之间通利,使卫气在阳分停留时间较长,精神容易振奋,所以睡眠比较少。

(三)睡眠与脏腑的关系

睡眠与各脏腑功能活动均有关,其中与心、肝、脾、肾关系密切,而人体睡眠与心神的关系最为密切。各脏腑功能活动直接作用于精神意识思维活动和情绪变化,从而影响睡眠;同时脏腑功能活动与阴阳、气血、营卫的盛衰及运行密切相关,也会影响睡眠。张景岳在《景岳全书·不寐》中记载:"盖寐本乎阴,神其主也,神安则寐,神不安则不寐。"心主血脉而藏神,心气旺盛,气血充足,则心神安居其中,白天精神清爽而夜间安睡。如果心的气血不足而心神失养,则白天精神萎靡而夜间睡眠不安。另外,其他的脏腑功能正常与否也会影响心神,从而决定睡眠是否正常。例如,脾胃为气血生化之源,又能统摄血液。血液为水谷精气所化生,总统于心而生化于脾。因此,脾气旺盛,化源充足,气血充养于心神,则"昼精夜暝"。如果脾胃的功能失常或其他原因使气血不足,营卫失常,必然影响心神而导致睡眠失常。《景岳全书·杂证谟·不寐》记载:"无邪而不寐者,必营血之不足也,营主血,血虚则无以养心,心虚则神不守舍。"李东垣在《脾胃论》中指出:"脾胃之虚,倦惰嗜卧。"徐春甫《古今医统·倦怠嗜卧门》云："脾胃一虚,则谷气不充,脾气无所禀,脾运四肢,既禀气有亏,则四肢倦怠,无力以动,故困乏而嗜卧也。"沈金鳌《杂病源流犀烛》中记载："多寐,心脾病也。一由心神昏浊,不能自主;一由心火虚衰,不能生火而健运。"肝主藏血,贮藏血液和调节血量,只有肝血充足才能保证心血旺盛。肝主疏泄而调节情志,所以人的精神意识思维活动宰主于心,同时与肝的功能密切相关。因此,心和肝的功能协调配合,才能保证睡眠的正常进行。许叔微在《普济本事方》中记载："平人肝不受邪,故卧则魂归于肝,神静而得寐。今肝有邪,魂不得归,是以卧则魂扬若离体也。"说明正常人肝的功能没有受到影响,魂涵养于肝的阴血之中,心神安定,就能安然入睡。如果肝血虚衰或受到某些邪气的侵袭,就会使魂不守舍,心神不安而发生不寐。另外,心和肾的功能正常与否与睡眠也有密切的关系。心与肾的正常关系,古人称为"心肾相交""水火既济"。心位于上焦而属阳,主火,其性主动;水位于下焦而属阴,主水,其性主静。心火必须下降于肾,与肾阳共同温煦肾阴,使肾水不寒,肾水必须上济于心,与心阴共同涵养心阳,使心火不亢。这种水火既济的关系保证了心和肾阴阳升降平衡,人才能安然入睡。如果肾水不足,不能上济心火而心火独亢,心神躁动而不能入睡。《清代名医类案精华·陈良夫医案》对此有所论述："心火欲其下降,肾水微其上升,斯寤寐如常矣。"由此可见,心与肾的功能和睡眠有密切关系。

影响睡眠的因素非常复杂,除了与阴阳、气血、营卫、脏腑有关以外,还与其他方面有关,如年龄长幼、体质强弱与胖瘦等。在年龄方面,婴幼儿为稚阳、稚阴之体,脏腑娇嫩,形气未充,阳气滞留于阴分的时间比较长,睡眠的时间也就长。随着年龄的不断增长,脏腑的功能不断健全,阳气不断旺盛,觉醒的时间逐渐变长而睡眠的时间逐渐变短。根据心理学家的观察研究,新生儿每天睡眠的平均时间为16小时;6个月后,减为13小时;儿童期(2~12岁)的睡眠时间为10~12小时;青春期(12~18岁)的睡眠时间为9~10小时;成年人的睡眠时间为7~8小时;老年人(60岁以上)的睡眠时间,一般在5~7小时之间。传统中医在长期医疗实践和生活实践中也观察到,不同年龄阶段的人群睡眠时间有差异,并且随着年龄的不断增长,脏腑的功能不断减弱,气血不断亏损,睡眠的时间不断减少,同时白天的精力也会逐渐降低。《灵枢·营卫生会》记载："壮者之气血盛,其肌肉滑,气道通,营卫之行不失其常,故昼精而夜瞑。老者之气血衰,其肌肉枯,气道涩,五脏之气相搏,其营气衰少而卫气内伐,故昼不精夜不瞑。"在体质的强弱方面,由于先天禀赋不足,或素体虚弱,致使脏腑亏损,气血虚弱,营卫运行逆乱,而出现精疲惫或嗜睡或少寐。在体质的胖瘦方面,肥胖的人多形盛而气虚,肌肉腠理致密,形成卫气滞留于阴分的时间较长,因此嗜睡而多卧;消瘦的人,多阴虚而阳亢,肌肉腠理滑利,卫气通达而运行于阳分的时间较长,因此少寐而多动。另外,张景岳在《景岳全书》中还记载了饮用浓茶也可以影响睡眠的问题,指出："饮浓茶则不寐……而浓茶以阴寒之性,大制元阳,阳为阴抑,则神索不安,是以不寐也。"

三、梦

现代心理学认为,梦是睡眠过程中发生的心理生理现象,具有明确的视、听、运动感觉性想象,会失去自我、现实世界及时间与空间的连续性。梦的心理学特点,一是梦中的自我与觉醒的自我失去了连续性;二是觉醒时的时间、空间概念和规则在梦中完全崩溃,以致造成孩提时期与现实生活结合在一起,或者生者与死者会面等荒诞的现象。但是,梦的内容似乎与人所处环境中的声音、光线、气味的刺激、机体状况及内在脏腑功能活动有关。

西医学和心理学认为,梦是人处在睡眠状态下潜意识心理活动在大脑中所形成的影像,是属于一种心理生理现象,也可以反映人体心理生理异常变化。没有无梦的睡眠。那些所谓不做梦的人,实际上只是没有记住罢了。和睡眠一样,梦对于人体的身心健康同样有着重要的作用。

我国古代,曾经有许多人对梦做过研究和探讨,为我们留下了许多有关梦的学术资料。《说文解字》对梦的解释为"寐而觉也"。《类经·梦寐》中记载为:"周礼六梦:一曰正梦,谓无所感而自梦也;二曰噩梦,有所惊愕而梦也;三曰思梦,因于思忆而梦也;四曰寤梦,因觉时所为而梦也;五曰喜梦,因所好而梦也;六曰惧梦,因于恐畏而梦也。"《黄帝内经》中对于梦的形成、不同梦境的意义、梦境与疾病的关系等方面都做了深刻的阐发。中医认为,梦与人体的阴阳、脏腑、邪正盛衰等关系密切。

(一)梦与阴阳的关系

人体的阴阳盛衰变化,不但与睡眠有关,同时与梦也有一定的关系。因为睡眠的深浅变化受到卫气运行的影响,睡眠的深浅又与梦的多少有关。卫气在白昼行于阳分人则觉醒,卫气在夜间行于阴分人则睡眠。按照阴气的盛衰多少,阴又分为三阴,阴气最少的一阴称为厥阴,阴气最盛的三阴称为太阴,阴气居中的二阴称为少阴。卫气运行于阴气最少的厥阴时,睡眠比较浅,形成梦境的机会比较多;卫气运行于阴气最盛的太阴时,睡眠比较深,形成梦境的机会比较少。另外,由于身体素质、机体状况或者疾病等原因,导致人体的阴阳出现盛衰的不同变化,就会形成相应的梦境。《素问·脉要精微论》记载:"阴盛则梦涉大水恐惧,阳盛则梦大火燔灼,阴阳俱盛则梦相杀毁伤。"

(二)梦与脏腑的关系

在各脏腑中,梦与心、肝的关系最为密切,其次与肾、脾也有一定的关系。《类经·梦寐》中记载:"夫五行之化,本自无穷,而梦造于心,其原则一。盖心为君主之官,神之舍也。神动于心,则五脏之神皆应之,故心之所至即神也,神之所至即心也。第心帅乎神而梦者,因情有所着,心之障也……夫人心之灵,无所不至,故梦象之奇,亦无所不见,诚有不可以语言形容者。"以上充分说明外界事物作用于心神而与梦的关系。心为有主之官,在人体居于重要地位,主管人体的精神意识思维活动。心接受外在事物对人体的作用会影响其他脏腑,由于心所接受的外界事物的刺激不同,影响的脏腑不同,就会形成不同的梦。梦与肝的关系也非常密切。《灵枢·本神》中记载:"肝藏血,血舍魂。""随神往来者谓之魂。"《类经》中对魂进行了解释,指出:"魂之为言,如梦寐恍惚,变幻游行之境皆是也。"由此可见,魂是伴随心神而存在,依傍心神而发挥作用,受到心神影响而发生变化。如果某些精神刺激使心神异常而影响于魂,就会形成相应的梦境。同时,魂涵养于肝的阴血之中,游行于肝和眼目之间。如果肝血不足,或其他原因影响肝的功能,使得魂不能涵养于肝的阴血之中而飞扬于外,就会出现梦或精神恍惚、幻视等以影像为特点的表现。另外,梦与肾也有一定的关系。肾为水脏,位居于下焦,心为火脏,位居于上焦,肾的阴液向上滋养心火而心火不亢。肾属水,肝属木,肾与肝为母子关系,肾阴能滋养肝阴。如果肾阴不足,不能滋养肝心,肝心的阴血亏损而使神、魂异常,自然会形成梦。梦的形成与脾胃也有一定的关系。脾胃为后天之本,气血生化之源,脾气健运,化源充足,才能保证心和肝的气血旺盛。否则,脾胃气虚,化源不足,心肝血虚,也会形成梦。因此,临床如果出现梦的异常,应当首先着眼于心、肝,再旁涉脾、肾进行治疗,才能获得满意的效果。

(三)梦与邪正的关系

关于梦与疾病的关系中医有着一套完整的理论。能预兆人体病变的梦,中医称之为"梦证",是由于人体的阴阳五行失调而造成。根据梦境来推断出人体哪一部位的不和,并加以辨证施治,即为梦诊,这是中医非常传统的一种诊法。

中医学认为,人和自然是一体的,环境的变化会引起人体内在脏腑的感应,通过梦象反映出来。梦象虽然是心神活动,但神魂的变化与形体密不可分,由此可以了解脏腑阴阳气血的变化,进而是全身各个组织的变化。

《黄帝内经》是第一部从梦象中探寻疾病的医书,它指出由于五脏、五声、五音、五色、五行相合,由此可以推导出产生梦境的生理及病理原因,它阐述了梦的本质和特征。在《黄帝内经》的《灵枢·淫邪发梦》《素问·脉要精微论》《素问·方盛衰论》等篇章中,记载了大量由于各种邪气侵袭人体而形成梦的内容。对人体阴阳、脏腑、气血、营卫的盛衰虚实等病理变化所导致的梦境,进行了分析归纳。阐述了脏腑、阴阳、气血的有余不足,营卫逆乱,形成梦境的机制,以及出现不同梦境的诊断意义。《灵枢·淫邪发梦》中记载:"黄帝曰:愿闻淫邪泮衍奈何? 歧伯曰:正邪从外袭内,而未有定舍,反淫于脏,不得定处,与营卫俱行,而与魂魄飞扬,使人卧不得安而喜梦,气淫于府,则有余于外,不足于内;气淫于脏,则有余于内,不足于外。"由此可见,古人认为梦境的出现与人体内外环境直接相关,其变化也是复杂多样的。《黄帝内经》着重强调内环境中的病理变化和外环境中的邪气与梦境的关系,而对于引起梦境的生活经历、心理因素等方面涉猎得很少。

第五章　中医心理疏导的实践方法

第一节　情志疗法概论

一、情志的来源

情志一词在中国古代文化中最初见于汉代《古诗十九首·十二》,其曰:"荡涤放情志,何为自结束。"但其含义可追溯至春秋战国的《诗经》,如《诗·周南·关雎》说:"窈窕淑女,琴瑟友之。"唐代孔颖达注释说:"以琴瑟相和,似人情志,故以友言之。"其意是指以弹琴拨瑟去赢得体态苗条、举止端庄、年轻美貌女子的好感,而没有感情、兴趣是难以产生好感的。此处之"琴瑟"除指两种古代乐器外,尚代指和谐的夫妻与相恋的情人。感情、兴趣是连接双方的纽带,故孔氏解释为似人之情志。可见情志作为复合词所表达的是人的情感、志趣,它反映了中国古代文化重视情感志趣相合的传统。这一含义直至清代延绵不断,曹雪芹的文学著作《红楼梦》中对林黛玉等人物的情感描述即是典型的体现之一。

二、情志疗法的概念

情志疗法属于心理治疗,它是中国人最早的心理疗法。人类的情绪有好有坏,行为有常有异,它影响着人们的身心健康。情志疗法主要是对情绪和行为的调节与控制,可以是医生对病人实施心理治疗和行为矫正,也可以是个体用来实施自我调节和自我保健。它是医生和心理学家运用中医情志学说或心理行为学理论和方法治疗患者心理疾病及心身疾病,促使其心身状态向健康方向发展的过程。另外,在中华典籍《黄帝内经》中提出了"情志调摄"的种种疗法。情志调摄即心理治疗,是中国最早的心理疗法。个体的身心状态与情志活动有着密切的关系,有意识地调摄情志活动和治疗情志疾病,对心身健康是非常有利的。

三、中医学的情志理念

情与志合论在中医典籍如《黄帝内经》《伤寒论》《金匮要略》及金元四大家著

作中均未见到,中医文献中明确提出"情志"名称者,乃明代著名医家张景岳。其在《类经》中谓:"情志之伤,虽五脏各有所属,然求其所由,则无不从心而发。"首列"情志九气",提出情志病的疾病类别。《清代名医医案精华·何书田医案》专列"情志病案"。清代叶天士医案中也有"七情之损,五志内伤,情志之郁,药难霍然"的论述。上述"情志病""情志病案"理论多源于《黄帝内经》中的五脏五志、喜怒忧思悲惊恐七情诸说,如张景岳曰:"世有所谓七情者,即本经之五志也。"

由此可见,中医学的情志理念是从《黄帝内经》的七情与五志发展而来。继《黄帝内经》之后,东汉张仲景在《金匮要略》中记载了诸如百合病、梅核气、脏躁等情志病的辨治。宋代陈无择根据《素问·举痛论》所论九气病症,首倡七情内伤病因论,将七情内伤作为独立的致病因素加以讨论,提出"内则七情,外则六淫,不内不外,乃背经常"之三因学说,并将这种见解和思维模式推广于各种疾病的诊断之中,是情志学说成熟的标志。

四、情志疗法的发展前瞻

随着抗生素的应用和现代文明的飞速发展,人类的疾病谱发生了很明显的变化,因生物因素所致的疾病得到有效控制,而心理因素所致的各种疾病则呈上升趋势。世界卫生组织曾预测提示,21世纪将是心理障碍病多发的时期。城市人口的不断增长、嘈杂的生活空间、拥挤的交通与住宅、快节奏的工作与生活方式使许多现代人整天都处于紧张状态中,有些已发展成为心身性疾病,相当多的人处于亚健康状态,如人格障碍、心理变态、情绪不良等。尽管这些症状算不上是疾病,但也并不属于健康的范畴。《世界卫生组织章程》序言中指出:"健康不仅是没有疾病和病痛,而且是在身体上、精神上、社会上完美康乐的状态。"据不完全统计,每日门诊病人中约有一半以上有这样那样的心理问题。"恐癌"是严重危害患者的心理因素,也是影响肿瘤患者治疗的不利因素,因恐惧而死于非命者亦时有发生。而以坚强的意志与医护人员配合治疗所谓"不治之症"的患者,存活下来的也不是个例。

情志疗法是不用药的"良药",实际上它的许多方法早被人们自觉不自觉地沿用着,发挥着应有的作用。随着人们保健意识的增强、国民素质的提高、医疗保健的需要,情志疗法将会越来越被人们所重视,为社会所推广,有着广阔的发展前景。在新的历史时期,传统的情志疗法将不再仅仅是典籍文献中的记载、医生们所知晓的疗法或流传于民间的医疗经验,而将升华发展成为一种大众的医疗技艺,受到世人的普遍青睐。情志疗法的学术内容将不断深化,应用范围也在不断拓展,新的疗法将会不断涌现,成为现代人安全有效的心理治疗与保健之法,给千家万户带来福音,给社会增添祥和安泰。

五、情志疗法禁忌证

(1)昏迷、高烧、大出血、器质性病变、危重濒死之人不适用此疗法。

（2）婴幼儿、痴呆患者、不能与医生配合的患者一般不适用此疗法。

（3）某种情志疗法仅适用某文化圈而不适用其他地区人群，绝不可以乱用、套搬。

第二节　情志相胜法

一、疗法概述

情志相胜法是中医较为典型、较为系统、较为突出的一类心理治疗方法，体现了东方传统文化的特点。情志相胜法创自《黄帝内经》，《黄帝内经》中确定七情为"喜怒忧思悲恐惊"。将中医心理学的七情按中国哲学的五行归纳，成为以五脏为生理基础的五志心理活动，即"五志藏象学说"。喜藏于心，怒藏于肝，忧藏于肺，思藏于脾，恐藏于肾。进而根据五行相生相克原理提出了五行相生疗法。《素问·阴阳应象大论》和《素问·五运行大论》皆提出"怒伤肝，悲胜怒""喜伤心，恐胜喜""思伤脾，怒胜思""忧伤肺，喜胜忧""恐伤肾，思胜恐"的理论。《黄帝内经》中也将人体的脏象与五行相配，归纳为肝木、心火、脾土、肾水和肺金五个体系。"五志相胜疗法"运用五行相生相克的原理来治疗异常情绪、不良心理和行为活动以达到五志的相互协调和心身健康，它是情志调摄疗法传统思想中的一块瑰宝，对心身疾病的治疗具有重要的方法论意义。

二、发展历程

早在远古时期的巫医祝由术就是一种原始的心理治疗方法。《说范》《山海经》等典籍中也记载了一些心理治疗的例子，这一时期也是中国传统心理治疗的萌芽时期。据初步研究，《吕氏春秋》载文以"怒胜思"治愈齐王的病例是中国古代情志相胜法现存最早的记录，但此时并没有系统的理论。后成书于战国时期的《黄帝内经》提出了七情之思想："百病生于气也。怒则气上，喜则气缓，悲则气消，恐则气下，惊则气乱，思则气结。"并且第一次系统地阐述了情志相胜法的基本原理。至此，中国古代情志相胜法及其理论之雏形基本形成。此后，"历代医家，或案或论，多有载述，金元明清至鼎盛；河间丹溪多有建树，张氏子和登峰造极，原礼、景岳迭出心意，天士、延光遥相辉映"，由此脉络足以体现我国古代中医学情志相胜疗法的生命力和存在的价值。尤其现代随着生物-心理-社会医学模式的形成，社会和历史也要求我们加强对富有自己特色的中医情志相胜心理疗法等的研究和应用。

三、名家代表

此法作为经典疗法医者众多，尤其金元时期张子和、朱丹溪等名家举证较多。

四、治疗原理

情志相胜法是医生有意识地激起患者一种暂时的情志，去战胜、制止、克服另一种偏激的情志，使机体恢复平衡，从而达到治疗疾病的目的。该疗法是以《素问·五运行大论》中的"怒伤肝，悲胜怒；喜伤心，恐胜喜；思伤脾，怒胜思；忧伤肺，喜胜忧；恐伤肾，思胜恐"五行相生的原理为指导，治疗因情志过极、脏腑功能紊乱而产生的神情病症的一种方法，其与五行有如下联系：

肝属木，在志为怒，怒息则肝泰；

心属火，在志为喜，喜悦则心和；

脾属土，在志为思，思静则脾健；

肺属金，在志为忧，忧解则肺舒；

肾属水，在志为恐，恐安则肾荫。

与中医所说"神为形之主，形为神之宅"一样，五志为主，五脏为宅，"五主"（喜怒忧思恐）在其正位，安其"五宅"（心肝肺脾肾），活动适度，功能正常，犹如主人"安其居则乐其业""在其位则谋其政"，从而使心身活动与机能处于最佳状态，以达到心身健康的目的。相反，五志失调则会危害健康，从而导致疾病。

五、适用病症

情志相胜法适用于癫、狂、痫、惊恐、喜笑不休等症，是中医学独特的心理疗法。

六、医法案例

（一）怒胜思

一女与母相爱，既嫁母丧，女因思母成病，精神短少，怠倦嗜卧，胸膈烦闷，日常恹恹，诸药不应。予视之曰：此病因思，非药可愈。彼俗酷信女巫，巫托神降言祸福为之卜童。因令其夫贿嘱之，托母降言，女与我前世有怨，汝故托生于我，以害我也。是以汝之生命克母，我死因汝。今在阴司，欲报汝仇。汝病淹淹，实我所为。我生则与之母子，死则与之寇仇。夫回喝其妇曰：汝病如此，我他往，可请童婆卜之，何如？妇应曰：诺。遂请卜，一如夫所言。女闻大怒，诟曰：我因母病，母反害我，何思之有耶？遂不思，病果愈。此以怒胜思也。（《石山医案·卷三》）

案例分析：怒胜思疗法是五行中"木克土"原理的具体运用。怒在肝属木性，思在脾属土性。"思伤脾"，在病理上，思则气结，指劳神思虑过度，伤损心脾，而引起气机郁结一类的病理改变；在症状上，久思之症表现为不欲饮食，脘腹痞胀，脾气不运，甚而心神失养。对思症的治疗原则是"怒胜思"，治疗方法是"以侮辱欺罔之言触之"，即用激惹心理和污蔑欺辱之言触怒思症者（如现代的相思病、疑心病、强迫思维、思维障碍、偏执型人格障碍等），使其从思虑病态中解脱出来。思虑本属集中精力思考问题,但思考过度,多疑多虑,搜肠刮肚而不得其解,死钻牛角而不能自拔,陷于过思过虑必然伤其脾胃,滞其运化,致其患病,损其心脾。《素问·举痛论》说:"思则心有所存,神有所归,正气留而不行,故气结矣。"

在本案中,女儿思母可以看作是一种条件反射。巫者遵照医生的安排,模仿其母用"汝之生命克我,死则与尔寇仇"的言语激怒其女儿,并明确告诉她是自己惩罚她而使她患病的,从而使女儿思母的条件反射因对母亲厌恶而自动制止,达到病愈。

(二)思胜恐

卢不远治沈君鱼,终日畏死,龟卜筮数无不叩,名医之门无不造。一日就诊,卢为之立方用药,导谕千万言,略觉释然。次日晨又就诊,以卜当十日死。卢留宿斋中,大壮其胆,指菁出叩问谷禅师授参究法,参百日,念头始定而全安矣。戊午过东瀛吴对亭大参山房,言及先时恐惧状。盖君鱼善虑,虑出于肝,非思之比,思则志气疑定,而虑则运动展转,久之伤肝,肝血不足则善恐矣。情志何物,非世间草木所能变易其性。惟参禅一着,内忘思虑,外息境缘,研究性命之原,不为生死所感,是君鱼对症之大药也。君鱼病良已,能了知此药物否。(《续名医类案·卷二十一》)

案例分析:思胜恐疗法是五行中"土克水"原理的具体运用。思在脾属土性,恐在肾属水性。"恐伤肾",在病理上,恐则气下,指恐惧过度而伤肾,使肾气不固而气泄于下;在症状上,恐怖之症表现为惊恐万状,肾不司阴,二便失禁,精滑遗泄,坐卧不安,如人将捕之。对恐症的治疗原则是"思胜恐",治疗方法是"以虑彼志此之言夺之",即用认知心理和思前想后之言劝服恐怖者(如现代的恐怖症、强迫症、惊恐心理、退缩行为、人际交往障碍、回避型人格障碍等),使其从恐惧病态中解脱出来。肾藏精,如果恐惧不安,惊恐过度,精神过分紧张,惶惶不可终日,则会使肾精不能上奉,出现心肾不交和肾气不固,伤肾耗精,损及生命。

在此案中,患者沈君鱼不懂得生死之理,因此产生强烈的惧怕死亡的情绪,深深沉浸在恐惧的情感世界里而不能自拔。医家卢不远运用语言说理,疏泄情感,改变病人的认知,至此,医生已经建立起良好的威信,病人顺应、合作。接着运用保证、劝导壮其胆,调整环境,使患者住在清净的地方,去除巫卜的刺激因素,指导患者学习。

(三)恐胜喜

赵知则,太原人,因喜成疾。巢氏医脉之,为之惊异,出取药,竟不与之。数日,赵悲哭辞家人曰:处世不久矣。巢知其将愈,使人慰之。诘其故,引《素问》恐胜喜以对,可谓得玄关者也。(《医方考·情志门第二十七》)

案例分析:恐胜喜疗法是五行中"水克火"原理的具体运用。恐在肾属水性,喜在心属火性。"喜伤心",在病理上,喜则气缓,指过喜而致神不守舍,心气涣散;在症状上,大喜之症表现为精神不集中,心悸恍惚,甚而嬉笑不休,心神癫狂。对喜症的治疗原则是"恐胜喜",治疗方法是"以恐惧死亡之言怖之",即用恐惧心理和言说死亡之事吓唬喜症者(如现代的癔症、欣快症、情感型精神病、表演型人格障碍等),使其从喜欣病态中解脱出来。在常态下,喜则心泰,悦则神爽,喜悦之情使气和志达,营卫通利,神清志爽;但若失常,狂喜暴喜则伤心身。

此案例中,人们追求舒畅、愉快,乃人之常情,然而过喜则"神惮散而不藏",恐则气下,故喜伤心可以用恐吓的方法治疗。巢先生针对"喜乐过度,神惮散而不藏"的特点,佯取药而不归,使患者产生"处世不久"的自我心理暗示,从而恐慌不已,恐则气下,则逆乱的气机得到控制,所以取得了明显的治疗效果。

(四)喜胜忧

息城司候,闻父死于贼,乃大悲哭之,罢,便觉心痛,日增不已,月余成块,状若覆杯,大痛不住,药皆无功。议用燔针炷艾,病人恶之,乃求于戴人。戴人至,适巫者在其旁,乃学巫者,杂以狂言,以谑病者,至是大笑不忍回,回面向壁。一二日,心下结块皆散。戴人曰:《内经》言忧则气结,喜则百脉舒和,又云喜胜悲。

案例分析:喜胜忧疗法是五行中"火克金"原理的具体运用。喜在心属火性,忧(悲)在肺属金性。"忧伤肺",在病理上,悲(忧)则气消,指悲忧过度而使气消为病,悲忧者,每因痛失亲朋或失意沮丧而致;在症状上,悲忧之症表现为心境凄凉,忧愁失望,形容凄惨,悲观厌世。对忧症的治疗原则是"喜胜忧",治疗方法是"以谑浪亵狎之言娱之",即用喜悦心理和戏说调皮之言逗乐忧症者(如现代的抑郁症、孤独症、悲观心理、绝望情绪、自杀意念等),使其从悲忧病态中解脱出来。忧悲是情绪消沉郁结的状态,古人言"忧则气聚",如果悲忧过度,持续过久,则会伤肺消气损身成病,忧悲焦心,积乃成疾,甚至痛不欲生,悲极身亡。

在本案中,息城司候,闻父死于贼,乃大悲,"愁忧者,气闭塞而不行"(《灵枢·本神》),"喜则气缓""喜则气和志达,营卫通利"(《素问·举痛论》),所以说喜可胜忧。戴人模仿巫者,杂以狂言,博患者开颜大笑,就是运用类似近代的戏剧疗法,治愈"因悲结块"的病症。

(五)悲胜怒

杨贲亨治一贵人,患内障,性暴躁,时时持镜自照,计日责效,数医不愈。召杨诊,曰:公目疾可自愈,第服药过多,毒已流入左股,旦夕间当发毒,窃为公忧之。既去,贵人旦夕视左股抚摩,唯恐其发也,久之,目渐愈而毒不作。贵人以杨言不验,召诘之。对曰:医者意也。公性躁欲速,每持镜自照,心之所属,无时不在于目,则火上炎,目何由愈? 故诡言令公凝神于足,则火自降,目自愈矣。(《续名医类案》)

案例分析:悲胜怒疗法是五行中"金克木"原理的具体运用。怒在肝属性,悲(忧)在肺属金性。"怒伤肝",在病理上,怒则气上,盛怒之时肝气勃发,则气血奔走于上;在症状上,大怒之症表现为欲望抑郁,郁而勃发,怒火中生,或因病而郁,烦躁易怒。对怒症的治疗原则是"悲胜怒",治疗方法是"以怆恻苦楚之言感之",即用悲伤心情和诉说苦衷之情感动怒症者（如现代的躁狂症、焦虑症、爆发式人格障碍等），使其从怒狂病态中解脱出来。

对此案例进行分析，人们在常态下，势不可遏一泄而后平的发怒，可舒畅气血，但偌大怒暴怒则血随气逆，伤肝损身。《黄帝内经》说："大怒则形气绝。"悲哀一般属于阴性的消极心理，然而在一定条件下，悲哀可以平息激动、控制喜悦、忘却思虑，因而有可能转化为积极的治疗作用。杨贲亨运用言语，将目疾可自愈的观念暗示给性暴多怒的病人，并佯称其足将发生暴病，甚为可忧，使之产生"公凝神悲其足"的情志变化，达到目渐愈的效果。从此例可以看出，一种情绪可以抑制另一种情绪，情绪的转移，确是治疗情志病的一种有效方法。

七、临床禁忌

人的七情五志适度者不可视为病态。如常态情志，遇可心之事欣然而"喜"，见不平之事愤然而"怒"，闻伤心之讯泣然而"悲"，逢惊怖之事惕然而"恐"，对亲者"快"而对仇者"痛"，对善者"爱"而对恶者"憎"，有朋自远方来不亦"乐"乎，若友远去岂不"思"乎等，此乃人之常情，非病态之征，无须实施此疗法。

第三节 移精变气法

一、疗法概述

"移精变气"也称"移情易性"，是指医生运用各种方法转移和分散病人精神意念活动的指向，即通过排遣情思，改变心志，以缓解或消除由情志因素所引起的疾病的一种心理疗法。"移精变气"一语出自《素问·移精变气论》，"古之治病，唯其移精变气"。唐代王冰认为："移谓移易，变谓变改，皆使邪不伤正，精神复强而内守也。"明代吴昆撰《素问注》注曰："移易精神，变化脏器。"即转移病人精神，改变病人脏器紊乱的状况。由此可见古代医家是以移易、变更其精神意念活动的方式，促使患者精神康复来达到治疗的目的。清代高士宗则从"导引谓之移，振作谓之变"的角度，说明了可采用情志导引、振奋精神等方法改易心志，排遣情思。由此可见，此疗法早已被历代医学家实践和运用于临床。

二、治疗原理

"移精变气"作为中医心理治疗的主要内容之一，是在中医"形神合一"思想的指导下，通过"治神以动其形"而产生积极的心理治疗效应。

心理学理论告诉我们，人的注意可分为有意注意和无意注意。医生可以调动患者的有意注意,也可以利用突然的、意外的刺激使患者产生无意注意,以此改变患者原来的注意中心。这一方法适用范围较广,可用于因过分注意而产生的病态行为;或因患者过分注意躯体某些部位而产生的强化了的病态条件反射;以及由于患者过分关注自己的病痛,以致对疾病的治疗、康复产生障碍者。移精变气疗法强调采取积极的调摄方法去解脱各种恶劣情绪、消极情感的困扰,改变和转移其意念活动的指向,克服个性中不适应社会环境的心理倾向,而并不是要求人们去压抑自己的情绪或情感活动,也并非改变其独立的个性,因此凡能移情易性的方法都可根据病情和心理变化而灵活运用。

三、适用病症

移精变气法适用于考试综合征、严格管束引发的反抗性焦虑症、恐怖症、学习逃避症、癔症、强迫性神经症、师生恋(单相思)、恋爱挫折综合征、大学生常见的心理障碍、网络综合征等。

四、治疗方法

古代医家十分重视"移精变气"的治疗方法。《续名医类案》曰:"失志不遂之病,非排遣性情不可。""虑投其所好以移之,病则自愈。"《北史·崔光传》曰:"取乐琴书,颐养神性。"吴师机《理瀹骈文》也指出:"七情之病者,看书解闷,听曲消愁,有胜于服药者矣。"

移精变气常用的方法可分为精神转移和情志导引两大类。

(一)精神转移法

精神转移法是将患者的精神意念活动从疾病的中心和内心思虑的焦点上转移、分散至其他方面去,以缓解或消除由于过分的关注躯体某些部位的不适而产生的强化了的病态条件反射,以及由于过分注意某事而产生的病态行为,从而促使疾病康复。

由于患者对自身疾苦的过分关注(如害怕疾病恶化、担心影响工作和生活、猜疑身患绝症面忧心忡忡或因久治不愈而丧失信心等)和强烈的情感纠葛(如亲友亡故、事业挫折、突发灾难、家庭变故等),容易导致情志抑郁而难以自拔,并成为某些疾病的主要诱因或久治难愈的关键。如果不能设法分散其注意力,变更其消极的情感指向,虽处之以针药治疗,往往也少效或无效。精神转移的具体方法较多,可根据病人的不同病情、不同心理和不同的环境条件等,采取不同的措施,进行灵活运用。

精神转移疗法很多,如言语开导、转移升华、情绪宣泄等,还可借助音乐、歌舞、琴棋书画、花鸟、垂钓、游览观光等方法来移情易性而起到和畅情志、疏理气机等治疗作用。金元四大家之一的张子和在治疗某些心身疾病时擅长以音乐、歌舞乃至于戏谑等形式分散和转移患者的注意力。他治疗悲伤过度的病人,常在运用药物治疗的同时,找来一些巫医、艺人在一旁载歌载舞;或者在运用针灸治疗时,找一些善于声乐的人吹笛鼓琴,杂以歌唱,以转移病人的注意力,每每收到良效。

(二)情志导引法

情志导引法主要是通过指导患者进行呼吸吐纳锻炼,或配合以一些动作来引导和控制其精神意念活动,达到移精变气的治疗目的。这种方法一般不借助于外界事物来转移患者的注意力,多以"导引"的方法移情易性,故称为"情志导引"。古代养生家有所谓"导引""吐纳""行气"等不同的称谓,其最基本的要领可分为"调心"(意念控制)"调气"(呼吸锻炼)及"调身"(姿势调整)三个环节,而情志引导则偏重于"意念"和"气息"的基本锻炼。《云笈七签》所谓"以我之心,使我之气,适我之体,攻我之疾"的说法,揭示了自我意念控制的作用,在意守凝神的基础上激发经气,疏通经络,调畅气血,产生强身祛病的效应。改变精神意念活动的指向和性质,使之由外驰而趋向内守,凝神聚气,并在意念的引导下调畅气机,祛邪扶正,达到形神的和谐统一。

情志导引法的要求是按不同病情辨证习功。如阴虚阳亢者,静功为宜;阴盛阳虚者,宜练动功;性格内向、喜静少动而偏于阴盛者,宜多练动功;性格外向、喜动少静而偏于阳盛者,以修习静功为宜等。对境遇性因素诱发的各种恶劣情绪情感,可运用以呼吸吐纳方法为主的"六字气诀"功法来宣泄之,默念吹、呼、嘻、呵、嘘、呬六字吐纳行气,梁代养生名家陶弘景在《养性延命录》转引《服气经》称:"委屈治病,吹以去热,呼以去风,嘻以去烦,呵以下气,嘘以散滞,咽以解极。"临床实践证明,默念吹、呼、嘻、呵、嘘、呬字吐纳行气,确能排遣紧张、焦虑、忧郁、愤恨等不良情绪,使胸闷胁胀等脏腑滞气得以消散,产生精神舒畅松弛等良好的感觉。

五、医法案例

历代医家有诸多采用移精变气的心理治疗手段治疗心身疾病的案例,充分说明了移精变气作为中医医疗方法在临床上是非常有效的。

《灵枢·杂病》记载:"哕,以草刺鼻,嚏嚏而已;无息,而疾迎引之,立已,大惊之,亦可已。"讲述的是治疗呃逆不止,除"以草刺鼻"等方法外,还可以用"大惊"的方法治疗。这是有经验证明的非常有效的以转移患者注意力即移精变气来治疗呃逆的方法。

《儒门事亲》记载:"昔闻山东杨先生治府主洞泄不已,杨初未对病人,与众人谈日月星辰及风云雷电之变,自辰至未。而病者听之竟忘其圊。杨尝曰:治洞泄不已之人,先问其所好之事,好棋者,与之棋;好乐者,与之笙笛,勿辍。"本案例载述了医者治疗府主洞泄不止,在诊治时并未开方措药,而是与患者大谈日月星辰及风云雷雨之变,自辰时至未时连续七八个小时不停止,患者听得入神,连上厕所都忘了。

《仪真县志》记载:明代眼医李瞻,治一肝火上炎之红眼患者,因其性情急躁,服药效果不佳反渐加重。李知其情况后,假装吓唬他说,近几日内,火毒会流窜到大腿而生脓疮,那样将会更难治疗。患者便把注意力由眼疾转移到日夜担心他的腿会发脓疮,转移了患者对病位的过度关注,于是几剂药后患者眼疾便好了,亦未见脓疮发作。

《历代中医心理疗法验案类编》亦载有:"岳州有名医某,闻声即知病之所在。某心微痛,请诊之,诊毕曰:心将生痈,不可为也。其人哀恳,医竭智图之,明日曰:思得一方,故妄为之。因用笔于病人左腿上画一黑圈,大如杯,诫曰:务刻刻目注圈内,心想圈内,自以为红矣,肿矣,发热矣,使一刻不如是,痈必不治。其人如诫,至七日,果红肿,起一大痈。医曰:心痈已移于此,可保无虞。后医之,未久即愈。"此医案讲述了患者心微痛,医者设法使其将注意转移至左腿,从而缓解了心微痛。

六、疗法评价

清代医家叶天士亦十分重视"移精变气"的心理疗法。他在《临证指南医案》一书中说:"郁症全在病者能移情易性。""浊饮不解,经谓之膈消,即上消症也。言心移热于肺,火刑金象。致病之由,操心太多,刻不宁静。当却尽思虑,遣怀于栽花种竹之间,庶几用药有效。"叶天士认为,治疗消渴应让病人把注意力转移到栽花种竹之间,此理论与现代医学认为糖尿病乃心身疾病的观点是十分相近的。

心身疾病病理过程中,一些导致或影响疾病的境遇或情感因素常成为患者心身功能相对稳定的刺激灶,它反复的作用于心身功能,使之日趋紊乱,而这种紊乱又强化着这类刺激作用,以致形成恶性循环,使病症迁延难愈。移精变气疗法是通过有意识地转移患者的病理性注意中心,以消除或减弱它的劣性刺激作用。

七、临床禁忌

中医学中的移情易性疗法运用于日常生活时,要注意以下两个问题。

第一,移情,并非教人压抑自己原先的情绪和情感的活动,而是要改变其心理活动的指向性。比如对陷入单相思而苦恼的人来说,要使其恢复往日的快乐,就必须使自己的思绪从所想的对象转移到其他的活动中去,否则难以摆脱单恋之苦。

第二,易性,绝不是要人们取消或放弃自己原先独立的个性,而主要指克服和改变消极情绪或脱离原先的恶性刺激。比如一个常有孤独感的人要解脱孤独感,就要克服不合群的心理障碍和改变封闭的生活方式,扩大自己的人际交往范围,否则难以走出孤独。

第四节 宁神静志法

一、疗法概述

宁神静志法就是通过静坐、静卧或静立及自我控制调节等,达到"内无思想之患,外不劳形于事",以一念代万念,抛弃一切恩怨慕恋,使精神清静宁谧,病痛弃之脑后,则真气自然从之,病气逐渐衰去。

宁神静志法在医疗实践中有两种作用:一是强壮正气,防病保健;二是增强抗病能力,祛病除疾。所谓"静则神藏,躁则消亡",意思是说一个人的神志保持安宁,就能少生疾病,健康长寿;即使患病,亦易治疗,恢复健康也比较容易。这是神能收藏的缘故。反之,如果躁动不安,就容易得病,而且疾病也不易治愈。

运用宁神静志法,有病可以治病,一般对思虑劳神过度所引起的疾病及慢性病的恢复期有非常好的疗效;无病亦利养生,是人们在紧张的工作和学习之余,用来自我心理调节、修身养性的一种常用方法。

二、治疗原理

宁神静志法类似气功吐纳中的静功,二者都是通过以意念为主导的姿势调节进行呼吸锻炼、身心松弛等,使注意力及想象力高度集中,最终使意与气合,气与神合,超脱入静的,这样有利于协调或恢复脏腑的生理机能,从而治疗和预防某些疾病,益寿延年。

宁神静志法具有浓厚的东方色彩,包含了不少佛教、道教的思想。如佛教中的修心坐禅,就是一种最为典型的宁神静志法。一位佛教法师在谈到坐禅的作用时说:"我们学习达摩面壁,每天面壁静坐,佛教称为坐禅,有类似气功的静功。一旦入静,杂念尽除。"从医理上说,这时气血调顺、心平气和、呼吸均匀、经络疏通,自然可达到增强体质、防病治病、延年益寿的目的。过去,这类方法由于包含了浓厚的宗教色彩,缺乏科学的验证,曾被认为是迷信。然而近十余年来,许多中西方学者却纷纷对这一领域进行研究。许多学者的研究证明了坐禅、冥想、静默可以对人的意识活动产生影响,发挥出养心祛疾、健体强身的作用。实验表明,当人在进行静默练习之后,精神上的放松可导致一系列生理上的改变,最明显的是心跳和呼吸频率变慢,肌肉紧张度和氧消耗下降,血脂也会下降。高血压的人血压下降,而正常人的血压不会改变。这种变化表明宁神静志给人的健康带来了很大的益处。

三、适用病症

临床有些疾病是由于患者神浮气躁导致,有些病情单纯用药难收良效,可配合宁神静志法,引导患者放松精神、意守丹田、消除杂念、内敛精气。如功能性遗精多因心欲暗动、相火亢盛、扰动精室所致,可引导患者平静心思、远离女色、清心寡欲、内制相火、收敛精气而疗之。其他如紧张性头痛、腹泻、胃痛等都可配合此法治疗。

四、治疗方法

宁神静志法可以概括为以下四步:打坐正身、入静收心、意念循行、意守丹田。打坐正身讲究姿势正确,安稳协调,身体端正,两侧对称,四肢自然,目不斜视,耳无外听。入静收心为宁神静志之首要功夫,要静据一处,收心与内,排除杂念,使杂念归于正念,由正念而止念,由止念而无念,争取"一念不生,寂然不动"。意念循行系入静后使意念沿督脉而上,再循任脉而下,此阴阳两脉有助于调和机,阴平阳秘,意守集中。意守丹田指依次止念意收上、中、下丹田,凝神安息,心目内住,达到超然。

具体方法如下:于清晨或晚间,选择一个清静的环境,坐在一个舒适的位置上,双手自然置于两膝,闭上双眼,使自己安静下来,产生一种即将入睡的意向。放松全身肌肉,从足部开始向上直到面部。用鼻进行有意识的呼吸,呼气时默念"一"。呼吸时注意自然放松,保持一定节律,持续 10 ~ 20 分钟,睁眼看一下时间。不可使用闹钟或其他装置。然后再闭目静坐 5 ~ 10 分钟,试着排除一切思虑。不要刻意追求练习马上获得成功,而应采取听其自然的态度,按进度练习,每天 1 ~ 2 次。练习中当思想分散时,应力图把注意力集中到一点上。伴随练习出现的反应因人而异,绝大多数人都会感到练习后心情平静、精力充沛。宁神静志法的最佳状态是入静。对这种状态,唐代诗人白居易曾有诗一首,将其描绘得淋漓尽致:"负暄闭目坐,和气生肌肤。初似饮醇醪,又如蛰者苏。外融为骸畅,中适一念无。旷然忘所在,心与虚空俱。"意思是关了门在幽静的室内静坐,可调动自身的温和元气滋润肌肤。开始就像喝了甘甜的美酒那样如醉如痴,继则就像昆虫冬眠那样进入不自知的境界。这时,外在的四肢百骸十分舒畅,心中的杂念也全部摒除,就好像置身于一个虚静空旷的世界,一切都忘却了。这种状态,对人们修身养性的意义是非常大的。

五、医法案例

一位学者早年留学期间,由于用脑过度,患了很严重的神经衰弱。据他自述,当时"心悸亢进,缓步徐行时,胸部也震荡作痛,几乎不能容忍",他一天只能睡三四个小时,记忆力极差,看书常常看了下面就忘了上面。这对于一个求知于海外的游子来说,是一件多么痛苦的事情。苦闷中,他曾几度有过自杀的念头。后来,他采用了静坐的方法,每天早晨静坐 30 分钟。两星期后,神经衰弱竟然奇迹般地痊愈了,这静坐带来的福音,在中医学中将其称为宁神静志疗法.

《伤暑全书》载："戊申自计部以目眚清告,杜门静摄。得毕志于性命黄老诸家,昕夕矻矻,无逸晷暇,即焚香兀坐,间入圜内室,百日不佞目愈。"明代医家张鹤腾曾经患目疾,他闭门谢客,独自静坐调摄,而后目疾痊愈。此案例中张鹤腾说到一个原则"澄心察理",颇有宁神静志之意。澄心静默治疗,包含了佛家、道家的思想。佛家的坐禅、冥静和道家的清静无为,让人进入自身机体内环境的静谧状态,得到精、气、意的调摄,达到心静神安而却疾。眼为五脏之精明,一身之志宝,像天地之日月,有人喻之为骊珠。五脏六腑之精气皆上注于目。通过澄心静默修养心神,使心神安静平和,气血津液生源充盈,五脏得以调和,五脏柔和了,五脏的精气上承于目,那么眼睛就清洁明亮。

清代俞曲园的《台仙馆笔记》载："王之闲中年后即多病,夜不能睡,昼不能食,一日不药即病,不能兴。有熊君授以静坐,每次以一炷香为度。王从其说,一月后,偶于夜间如法静坐,忽不自知,意的一寐,安睡而觉,有饥意,食后复睡。至明日,日加晨始觉,觉则大饥。"

《素问·刺法论》载："肾有久病者,可以寅时面向南,净神不乱思,闭气不息七遍,以引颈回气顺之,如咽甚硬物,如此七遍后,饵舌下津令无数。"并有"五疫"之病,亦可通过宁神静志来强壮正气、防止传染的记载。

六、疗法评价

《素问·上古天真论篇》中"无恚嗔之心……外不劳形于事,内无思想之患,以恬愉为务,以自得为功,形体不敝,精神不散,亦可以百数",以及《素问·至真要大论篇》中"各安其气,必清必静,则病气衰去,归其所宗,此治之大法也",说的都是精神内守、静志安神的心理疗法在养生延年、防治疾病中的能动作用。反之,"忧思缘其内,苦形伤其外,又失四时之从,逆寒暑之宜,贼风数至,虚邪朝夕,内至五脏骨髓,外伤空窍肌肤,所以小病必甚,大病必死"(《素问·移精变气论篇》)。不保持精神愉快,内有思想之患,外又劳形于事,就会使人生病,甚至夭折。

宁神静志、调摄精神的法则,还要注意顺应自然界四时气候的变化。如《素问·四气调神大论篇》提出:"春三月,应保持心情舒畅,无使抑郁,以顺生发之气;夏三月,应戒急戒躁,使志勿怒,以顺成长之气;秋三月,应收敛神气,使志勿散,以顺肃杀之气;冬三月,应让神气内藏,若匿若伏,以顺闭藏之气。"这也显示了"天人相应"心理疗法的重要特点。

后世医家在继承前人思想理论的基础上,通过临床实践,将宁神静志的治疗方法在养生和防治疾病中的积极作用进一步发扬光大。南北朝医家陶弘景指出静心安神必须提倡十二少,戒除十二多,即"少思,少念,少欲,少事,少语,少笑,少愁,少乐,少喜,少怒,少好,少恶。行此十二少,养生之都契也。多思则神殆,多念则志散,多欲则损志,多事则形疲,多语则气争,多笑则伤脏,多愁则心摄,多乐则意溢,多喜则忘错昏乱,多怒则百脉不定,多好则专迷不治,多恶则憔煎无欢,此十二多不除,丧生之本也"(《养性延命录》)。

七、注意事项

在安静的地方静心宁志,不受心神烦乱的干扰;运用心理手段,比如数数帮助意念集中;不要急于追求成功,从心理上抱有让其自然发生的态度;用舒适的方法坐着,最好不要躺着,因为躺下时有可能睡着,从而让疗法失去其意义。

第五节 暗示诱导法

一、疗法概述

暗示诱导法是指在临床中医生或者心理医生借助语言、文字、手势、表情、情景、器械和暗示性药物等手段,针对患者的病理、心理和躯体障碍实施积极的心理暗示,以达到治疗身心疾病的目的。

此疗法的核心是暗示。所谓暗示,是施术者用含蓄或者间接的方法,使某种信息对受术者的心理、生理和行为产生影响,从而使受术者按照一定的方式行动或接受某种信息与意见。暗示的成功与否,不仅取决于暗示实施者的权威性,如医生对病人的治疗暗示,而且取决于暗示接受者的暗示性,如病人接受医生的暗示能力。一般来说,个性弱、知识少等病人,易接受暗示。

二、治疗原理

暗示是通过人的意识发生作用的。意识的内容很复杂,大致可以分成显性意识和潜性意识。

显性意识是自己易觉知的意识,包括感觉、知觉、记忆、思考等心理活动。潜性意识是自己不易觉知的意识。弗洛伊德比喻说,意识如同一座冰山,显性意识是冰山浮出水面的部分,潜性意识是冰山没入水中的部分,冰山隐没的部分比显露的部分大得多,潜性意识的能力也比显性意识大得多。显性意识和潜性意识是一个整体,他们互相影响,又往往联合起来进行工作。显性意识所获得的印象、概念及思考的成果都进入潜性意识中记忆储存,当需要信息时,显性意识又从潜性意识中提取出来应用。

人的生命活动由显性意识和潜性意识共同支配,但潜性意识对显性意识来说是黑箱,人能感知和主宰显性意识的活动,却不易感知和主宰潜性意识的活动。潜性意识要吸收和利用显性意识所获得的信息做出反应,影响人生。潜性意识的思维方式是直觉的,即不经思考的直接反应。要想调动潜性意识的功能以服务人生,就必须避开思考的干扰,这种避开接受示意对方的思考功能而影响其潜性意识的现象是暗示。

外界信息之所以能绕过思考而影响潜性意识,是由于人有简化思维的习惯,第一种简化维的方式是条件反射;第二种简化思维的方式是人的模仿本能;第三种简化思维的方式是简单联想。在暗示的机制中,除了简化思维的习惯避开思考的干扰外,潜性意识本身也能直接接收外界信息,一种是通过显性意识的感觉直接进入,如现在的广告效应及俗语所说"一朝被蛇咬,十年怕井绳"就是这种机制;另一种潜意识接收外界信息的途径是心灵传感,它是一种超心理现象,平常我们所见的"以气势慑人""不怒而威"的现象,应该说都有心灵传感的作用在其中。在治疗疾病时医生树立起坚定的信念,以意志力影响患者战胜疾病,是非常必要的。

三、适用病症

暗示诱导法广泛适用于癔症、强迫症、神经衰弱、疑病症、抑郁症等。

四、治疗方法

(一)自我暗示法

自我暗示法是通过想象等意念活动,以塑造某种意识形象,或进入某种情境,由心理而影响其生理,从而达到防病、治病的目的。《素问·刺法论》所载的"存想五气避疫法"就是自我暗示,想象五脏健康之气"心气赤,肝气青,肺气白,脾气黄,肾气黑",并想象"五气出于脑",以调动人体正气抵御疫邪。日常生活中,经常暗示自己年轻、无病、健康者,可有治疗之效。西方心理学家库维常教人每天早晚默诵:"从种种方面看,我都一天好似一天。"许多人照此方法去做,果然身心日趋健康,据说不但心理疾病可以奏效,有些风湿病、肺病患者也因此获益匪浅。可见,对自己经常进行积极暗示,是有助于心身健康的最省力的方法。

(二)他人暗示法

他人暗示法主要由心理医生或医生进行心理诱导,或借助于周围情景给予病人某种暗示,并由此产生积极的治疗作用。医生的言谈举止、神态表情等均可起到某种暗示作用,对病人产生心身方面的影响。他人暗示有正反作用,凡有利于疾病治疗和康复的暗示属积极暗示,反之属消极暗示。《黄帝内经》中认为医者言行对病人有潜移默化的影响,强调医生"诊有大方,坐起有常,出入有行,以转神明"。为此,后世医家十分注重正己。《医宗必读》说医生要"性存温雅,志必谦恭,动须礼节,举乃和柔""疾小不可言大,事易不可云难",以及"言无轻吐,目无乱视"等。因此,医护人员在诊疗疾病时应神态端庄、亲切热情、言行审慎,不但可以避免某些消极的不良暗示和劣性刺激引起的医源性疾病,而且可由此得到病人的信任而获得充分合作以达到理想疗效。临床中,常有这样的例子,在医生的暗示下,病人感到症状缓解了好多,解开了心里的疑团,放下了"不治之症"的负担振作了精神。

(三)言语暗示法

语言暗示思维。医生的思想可以通过"言语"手段暗示病人,从而影响病人的心理活动,改变病人的病理状况。医生对患者疾病的解释、说明,以及对治疗和自我保健的劝告、叮嘱,使其感到症状好转,这就是言语暗示的结果。古代著名医学家张仲景利用病人惧针药的心理特点,采取口说病情严重,必须原用涌吐、攻下药物,针灸数十百处的暗示方法,治愈了被称之"诈病"(相当于"癔症")的病症。

(四)借物暗示法

中国古代有"借物疗心病"的暗示医案。对于某些顽固性疑心病,通过正言开导说明道理往往无疗效,甚至引起反感,此时应顺意使用药物或针灸治疗他所相信存在的"病灶",解除患者的疑团而治愈疑心病。针药是幌子,真意是治心。比如手术暗示切除,医生通过象征性的手术操作,使患者产生"病被切除"的暗示作用,从而发生了心理、生理、行为方面的改变,达到了治疗疾病的目的。例如,医生对一位怀疑自己眼里有"异物"的患者进行了象征性手术操作后,取出了"异物"的代替物,使患者感到"异物"消失,症状解除。其实,患者怀疑有"异物"是心病,手术是暗示"异物"被取出,心病随之化解。古代医案中,用类似的暗示方法治愈"梅核气"或"疑病症"的例子很多,给后世医家以启示。

五、医法案例

我国历代医家擅长应用暗示诱导法治疗疾病者不乏其人,兹举数例如下。

《儒门事亲·病怒不食》记载:"项关令之妻,病怒不欲食,常好叫呼怒骂,欲杀左右,恶言不辍。众医皆处药,几半载尚尔。其夫命戴人视之,戴人曰:此难以药治,乃使二娟各涂丹粉,作伶人状,其妇大笑。次日又令作角抵,又大笑。其旁常以两个能食之妇,夸其食美,其妇亦索其食,而为一尝之。不数日怒减食增,不药而瘥。"此医案令其大笑是应用以喜胜怒的情志相胜法,诱其尝试就是应用了直接进入和模仿的暗示诱导原理。

《名医类案·诸虫》中曾记载了张文仲用暗示疗法治愈应声(幻觉症)的案例。洛州的一个书生,患了一种很奇怪的病,每当自己说话,便能听到自己腹中有答应之声,其惶惶不安之情可以想象。当其找到张文仲求治时,张先告诉患者病是由"应声虫"引起的,然后拿出《本草》让病人自己朗读,在这种语言和文字的暗示下,当病人读到杀虫药时,由于心中害怕,腹中便无答应之声。张再用些药物做成丸药给病人服下,从此应答之声便销声匿迹了。

下面另举两例应用"以欺治欺"法治疗心身疾病的案例。所谓"以欺治欺"法就是对诈病和疑病者以欺骗方法制伏其欺骗行为而取得疗效的暗示疗法。即使在今天,我们治疗许多病亦还在用这种"以欺治欺"的疗法。诈病是患者假病、装病,虽然乍一看病情甚重,但毕竟漏有破绽,医生治疗诈病也因其假而假之。

《北梦琐言》记载:"唐时京城医生吴元祯治一妇人,误食一虫,常疑之,由是致病。频治不减。请吴医之。吴揣之所患,预戒之曰:今以药探吐,以盆盂盛之。当吐时但言有小蛤蟆吐出且遁去。然切不可令病人知之。是诳给也,此剂顿除。"

《续名医类案·诸虫》记载:"一人在姻家,过饮醉甚,送宿花轩。夜半酒渴,欲水不得,遂口吸槽中水碗许。天明视之,槽中俱是小红虫,心陡然而惊,郁郁不散,胸中如有蛆物,胃脘便觉闭塞。日想月疑,渐成痿膈,遍医不愈。吴球诊之,知病起于疑,剪结线红色者如蛆状,以巴豆二粒同饭捣烂,如红线丸十数丸。令病人暗室内服之,又于宿盆内放水,须臾病人泻面坐盆。泻出前物,荡漾如蛆,开窗使亲视之。其病从此竟解,调理后痊愈。"这是一个设计得极为巧妙的暗示解惑疗法,环环相扣,形象逼真,无懈可击,因而患者深信不疑,取效甚捷。

六、疗法评价

医家们一般多采用语言、文字、手势、表情或暗示性药物及其他暗号来进行暗示。在临床上暗示诱导法多用来治疗由于疑心、误解、猜测等消极暗示引起的心身疾病,也可在治疗其他的心身疾病时用之增强病人的信心,强化遵医行为。由于在实施过程中,其重点在于诱导病人解除精神上的负担和障碍,克服精神致病因素,故又可将此方法称作暗示解惑,意在引导病人走出精神枷锁,通过心理与生理的相互影响,最终解除病情。对于许多由疑心、误解、猜测等心理病因所导致的疾病,一般可用言语循因释疑,据理解惑。然而有的病人疑之既深,便不会轻信解释。在这种情况下,医家们多采取假物相欺,以谎释疑,以巧转意的方法来取信于病人,获得较好的疗效。

七、注意事项

应用暗示诱导法时需要注意的是在应用借物暗示时必须认清病情,谨慎从事,切不可令患者看出任何破绽,否则就难以收到理想的效果,理应取得患者的充分信任,理解患者的感受与想法,然后再根据患者的具体情况设计与选择合适的暗示程序与方法。

第六节　顺情从欲法

一、疗法概述

顺情从欲疗法也称为顺意疗法或顺志疗法,其名称取自《素问·阴阳应象大论》"从欲快志于虚无之守",其本义乃顺势利导,是指顺从患者的意念、情欲,满足患者的心理需要,以释患者心理病因的一种治疗方法。《灵枢·师传》曰:"顺者,非独阴阳脉之逆顺也,百姓人民皆欲顺其志。"此处明确指出所从者,不仅是"身",还包括"志"。"身"乃阴阳脉气代表的生理、病理规律,属于人的生物属性范畴;"志"乃意思、欲求,属于人的社会属性范畴。

《荀子·非相》曰:"凡人有所一同:饥而欲食,寒而欲暖,劳而欲息,好利而恶害,是人之所生而有也。"每个人具有的正当的基本愿望,爱情、婚姻、家庭、求学、就业等,都是人类社会生活必然现象,而目欲视物、耳欲闻声、饥而欲食、渴而欲饮、寒则欲衣、劳则欲息、病而求医、恶死而乐生等都是人类最基本的生理需要。而在客观条件及伦理道德许可的前提下,尊重患者的情绪,创造条件,适当满足患者的愿望,有助于疾病的治疗。人的需求满足与否,会直接影响人的情绪行为,影响气血的活动。必要的生活欲望不能得到满足,不仅影响正常的生理活动,甚至会导致病变。顺情从欲法就是顺从患者被压抑了的情绪、意志,满足患者心身需要,使其心情舒畅而治愈疾病,它是我国古代医家历来强调的一种心理疗法之一。

二、治疗原理

《荀子》中说:"凡人有所一同:饥而欲食,寒而欲暖,劳而欲息,好利而勿害,是人之所生而有也。"说明每个人的基本欲望是生而具有的。物质决定精神,对于这正当而必要的生活欲望不能得到满足所导致的神情病变,仅有劝说开导、移情易性是难以解除患者的疾苦的。所以有"百姓人民,皆欲顺其志也"(《灵枢·师传》)之说。因此"顺情从欲"亦是心理治疗的必要内容。当基本的生活欲望得到满足时,情志病变就有可能得到痊愈。

《灵枢·师传篇》中说:"未有逆而能治之也,夫惟顺而已矣。百姓人民,皆欲顺其志也。"所谓顺志疗法,就是通过满足人的意愿、感情和生理需要,来达到祛除心理障碍的方法。例如"食色性也",如果一个人的温饱等生理需求得不到满足,就很难有良好的心境,而性欲与爱等心理需求得不到满足时,就可能出现头痛、月经不调和烦躁等情绪不稳等症状,因此饥而欲食,寒而欲衣,男大当婚,女大当嫁,恶死乐生都是人类的一般正常生理和心理需要。张景岳等古代医家就有这样的临证经验："以情病者,非情不解。其在女子,必得愿遂而后可释。""若思虑不解而致病者,非得情舒愿遂,多难取效。"清代赵濂在《医门补要 人忽反常》中说:"凡七情之喜惧爱憎,迫乎居室衣服,饮食玩好,皆与平昔迥乎相反者,殆非祸兆即是病机。他人只可迎其意而婉然劝解,勿可拂其性而使更剧也。"

三、适用病症

顺情从欲法适用于因某种原因,病人的生理或心理的渴求与欲望,如衣、食、住、行等生活必要的物质需求或爱情、婚姻、家庭、就业等没有得到满足而引起的疾病。

四、治疗方法

历代医学史在顺情从欲法上积累了相当多的经验,总结为以下方法。

(一)心理反佐法

心理反佐法指在某些方面顺应当事人意愿,给予适度心理满足,以辅助主导心理治疗的方法。当患者心理阻抗严重时,会出现"拒医"现象,为减轻阻抗,获得患者接纳,并切入其症结,可采取心理反佐法。心理反佐法形式多样,治疗初期凡能使患者感受到一定效果,能使其产生良好心理体验,并能引导治疗深入的方法都可作为反佐法使用。心理治疗初期,由于患者对治疗的阻抗,可能出现各种情绪状态和行为,那么在客观条件允许下,在一定程度上满足或者包容患者,分析其产生阻抗的原因,并不急于对患者进行各种治疗手段,即因势利导地顺应患者,可以建立良好的治疗关系并深入进行,也即治疗过程中以容易接受的策略应对患者心理阻抗。心理反佐法与急则治其标有相似之处,但二者之不同在于前者旨在辅助主导治疗,后者却旨在缓急。

(二)倾听法

在沟通的过程中,"听"和"说"是一个整体,是密不可分的两个基本活动。作为医生,善于倾听也是作为医生高素质的表现。

1.倾听对患者的重要性

患者在患病的状态下,身体机制发生了变化,心理也随之产生变化,尤其是慢性病患者,疾病不仅给患者带来了身体上的不适和痛苦,也会让患者变得敏感、情绪低落和烦躁等,同时也会让患者的家庭关系和社会关系充满压力,患者需要一个渠道来缓解身体和心理的痛苦,这使得倾听这一环节必不可少。

2.倾听对医生的重要性

对于医生来说,倾听是治疗的重要组成部分,倾听本身就是治疗的一个部分。对患者的倾听,有利于医生进行信息采集,有助于医生做出正确的判断,更有利于疾病的治疗。

五、医法案例

《名医类案》载：一啼哭不止小儿，诊之无病，从而断定系"无病呻吟，必有所欲不能言也"。将哭前曾玩过的马鞭子给予患儿，啼哭立止。

《古今医案按》载：一个妇女怀疑丈夫有外遇，"因病失心狂惑，昼夜言语相续不绝，举家围绕，捉拿不定"。王中阴暗中派人对女患者说她所怀疑的第三者已经中暑暴亡。患者无意中听说情敌已死，身体很快便痊愈了。

《续名医类案》载：万全治疗一位"惨然不乐，昏睡不乳"的小孩，认为病因是小孩失去了小伙伴，小孩的父亲叫回小伙伴后，患儿马上就高兴起来了。

明代蒋晓治小儿："忽不乳食，肌肉尺削，医以为疳，晓曰：此相思证也。……晓令取平时玩弄之物悉陈于前，有小木鱼，儿一见喜笑，疾遂已。"

一妙龄少女情窦初开，追求一位英俊小伙。二人经常在一起，游玩戏耍，感情越来越深，简直难舍难分，有一天少女的父母突然要把她送到修道院去当修女，少女听后非常不乐，但父母之命又不敢违背，满肚子的心里话不能出口，只好自己生闷气。自那以后，少女脸上失去了笑容，话也不想说，饭也不想吃，每日昏昏沉沉老想睡觉。父母问她有什么不舒服？她总是叹气摇头不答，日子一天天过去，她的病也越来越重。到后来面色苍白，两眼凹陷晦暗无光，数月后呼吸微弱。请了不少医生都束手无策，最后有一位高明的医生说："这病是女子思嫁引起，许嫁则生，否则必死。"父母一听恍然大悟，虽然信仰宗教但终究不如爱女心切，遂同意女儿出嫁。少女得知父母改变了态度，顿时面带笑容，一段时间后身体渐渐恢复。后来与心爱的男子结婚，身体更加健康，还生了三个孩子。

六、疗法评价

顺情从欲是中医心理治疗和养生保健的重要方法。对于人们心理上的欲望应当有区别地对待。一要看是否合情合理，是否符合人的正常需要；二要看是否现实可行；三要看是否适度、适量。若是合理的欲望，客观条件又能允许时，应当尽力满足其所求或所恶，如创造条件以改变其所处环境，或对其想法表示同情、理解和支持、保证等，皆属顺情从欲的内容。在一定的社会条件下，欲望总是不可能全部得到满足的，尤其对于那些胡思乱想、淫欲邪念、放纵无稽等错误的、不切实际的欲望，自然不能纵容和迁就，而应当善意地、诚恳地采用说服、引导、教育等方法进行处理，使其明白自己欲望的本质，当其对自己的欲望（尤其是潜欲）有所了解时，临床症状自会得到缓解。

当某种个人欲望未能得到满足，遂致内怀深忧而生情志病变，宜采用顺情从欲的方法进行医治。中医治疗心理疾病重在于心、于性、于情，即"欲治其疾，先治其心，必正于心，乃资于道"。在现代社会中，有些人是由于心理的欲望得不到满足而导致疾患的,因此在临床中要耐心地了解患者是由于何种原因引起的愿望,要分析患者的要求是否合理,从而考虑如何帮助患者解决。很多社会因素,诸如自然灾害、政治动乱、客观原因造成的贫富不均、不公平的社会竞争等,常常是造成人的心理失衡、情绪紊乱乃至各种心身疾病和精神疾病的重要因素,但这些因素远非某个人的力量所能把握。因此,顺情从欲,实际上很难做到,也远远超出了心理治疗的范围。所以在多数情况下,解决情绪困扰所导致的健康问题,需要更多地把注意的焦点放在患者身上,通过调动患者的内部力量,激发其自身潜在的调节机制来实现情绪的平衡,达到治疗疾病的目的。

七、注意事项

对患者的欲望应加以分析,合理的欲望,客观条件也允许时,应尽力满足其所求或所恶,如创造条件以改变其所处环境,或对其想法表示同情、理解和支持、保证等。此疗法有较普遍的适用性,对那些因外界条件所限或个人过分压抑、胆怯、内向而愿望难遂、积日成疾的心身病症患者来说,尤为适宜。此疗法的实施要看是否合情合理,是否符合人的正常需要;要看是否现实可行;要看是否适度适量。

第七节　开导解惑法

一、疗法概述

开导解惑法也称为言语开导法,是医生以语言为主要手段与患者交谈,使之明了与疾病有关的道理,以及自己所能做的努力,主动消除心理障碍的一种心理治疗方法。医生用言语对患者启发诱导,分析病情,说理、解释、开导以解除内心忧烦之苦,即消除悲观情绪。动之以情,晓之以理,喻之以例,告之以法,从而达到治疗的目的。

开导解惑法作为一种基本常用的心理疗法,其最早起源于《黄帝内经》,继之于金、元、明后世医家,在历代医家中得以发挥运用。

《黄帝内经》所云:"人之情,莫不恶死而乐生。告知以其败,语之以其善,导之以其所便,开之以其所苦,虽有无道之人,恶有不听者乎?"中的告、语、导、开就是运用语言对病情加以解释,使患者知情达理,配合医生,遵从医嘱,达到提高疗效的目的。

二、名家代表

唐代孙思邈是我国心理疗法的巨匠,他开创了与患者"共语"的方法,以提高患者的"受入性"。"共语"实际就是医患之间的对话;"受入性"是患者对医生心理治疗接受的能力。

清代医家吴鞠通平生最重视开导法,他在《医医病书》中说:"吾谓凡治内伤者,必先祝由。详告以病之所由来,使病人知之而不敢再犯;又必细体变风变雅,曲察劳人思妇之隐情,婉言以开导之,庄言以震惊之,言以悚惧之,必使之心悦诚服,而后可以奏效如神,于一生得力于此。"

三、治疗原理

开导解惑法原理是通过说理开导、同情安慰来改变患者的病态心理环境。在一定的条件下,语言对心理、生理都会产生很大的影响,通过说服、解释、鼓动、安慰、保证等法,做到动之以情,晓之以理,明之以法,从而起到改变患者精神面貌及躯体状况的目的。如"望梅止渴"的故事就是一个很好的例证。良性的心理活动对机体有良好的调节作用,可以增加大脑皮质下网状结构的血流量。

语言是人们心灵的声音,是进行心理治疗的重要手段,也是医护人员文化修养、素质的重要标志之一。临床证明,心理治疗在配合药物治疗中语言的作用是临床治疗的重要内容。语言的作用早已为历代医学家所重视,当一个人失去了正常的生活,带着病痛来到医院时,常常处于一种陌生、恐惧、抑郁、孤独、焦虑、痛苦的心理状态,对医护人员的每句话都极为敏感。医护人员简单的一句问候都会给患者带来极大安慰。

俗话讲:"良言一句三冬暖,恶语伤人六月寒。"可见语言对疾病治疗起着药物不可代替的作用。中医学历来重视语言在治疗疾病过程中的作用。这种语言的作用,当然不是指对患者毫无根据地说"好话",使之盲目乐观,它是指在治疗的各个阶段,根据患者病情的实际情况,在帮助分析病情的基础上,指出其应该如何看待和对待疾病,如何配合医生治疗,从而有利于征服病魔,加快恢复的进程。

四、适用病症

开导解惑法适用于疑病性神经症、抑郁症或患者不了解疾病病机而过分担心、忧虑从而导致不配合治疗等症状。

五、治疗方法

开导解惑法可以总结为语言疏导四步法,即擒、纵、切入、突破。

(一)擒

"告之以其败"。在疾病初始阶段,我们以良言相劝那些对疾病认识不足的患者,帮助患者进行病机分析,说明疾病的危害性,告诉他们在什么情况下会恶化,使患者重视病情。无论何种个性的患者都很重视自己的生命,所以恶死乐生是人之常情、人之共性,故"告之以其败"可擒住患者之心,在患者心理上产生震慑作用。至于真实病情应告知到什么程度,应视疾病的性质、患者的个性特点等而定,不可一视等同。

(二)纵

"语之以其善"。在疾病的发展阶段,有些患者担惊受怕,顾虑重重,对治疗失去信心,医生要用语言开导,进行心理治疗,才能使其病情好转。可理解为医生对患者态度和善,也蕴含着患者只要能积极配合治疗,其病情预后就可能"善"的意思,这样做,可以帮患者树立战胜疾病的信心。"告之以其败"如果造成了患者适度紧张的心态,那么紧接其后的"语之以其善"则使患者心态紧中有缓,医生对患者心态一擒一纵,有利于治疗。

(三)切入

"导之以其所便"。在疾病的恢复阶段,根据患者的不同实际情况,用不同的语言,做好心理治疗。如一位肝病患者,因下岗生活困难,妻子为此经常和他吵架,使其性情变得急躁,病情加重,肝区疼痛,口苦、口干,护理人员及时用现实中实例来激励他,同时配合中药治疗,告诉他心平气和,气机调畅则肝病可愈。利用患者的特点,以其所好为切入点,触及问题后再以有利于疾病的认识、行为加以引导。

(四)突破

"开之以其所苦"。这是以前三种方法为基础,进一步具体帮助患者解除情绪障碍、行为障碍及与之有关的躯体障碍。排除患者的消极心理,开导患者所苦闷的问题,对一些有生理缺陷或绝症患者,要热情关心,善言开导,不要幸灾乐祸,更不能讽刺挖苦,我们要帮助他们正确对待疾病,正确对待人生,坚强地走出困境。

六、医法案例

《晋书·乐广传》所载"杯弓蛇影"的故事,说明因疑可以治病,释疑须明真相。其传云:"尝有亲客,久阔不复来,广问其故,答曰:前在座,蒙赐酒,方欲饮,见杯中有蛇,意甚恶之,即饮而疾。于是河南听事壁上有角弓,其画作蛇,广义杯中蛇即角影也,复置酒于前处,谓客曰:酒中复有所见不? 答曰:所见如初。广乃告其所以,客豁然意解,沉疴顿愈。"可见,"疑心生暗病",只要明之以真相,语之以道理,释之以病由,就会消除迷惑,解开疑虑,心情自得舒畅,病状随之云散。

《列子》列举了一个故事,杨朱之友曰季梁,季梁得疾,七日大渐,其子环而泣之,请医。季梁谓杨朱曰:"吾子不肖如此之甚,汝奚不为我歌以晓之?"杨朱歌曰:"天其弗识,人胡能觉,匪佑自天,弗孽由人。我乎汝乎,其弗知乎? 医乎巫乎,其知之乎?"季梁之子不懂杨朱的意思,不明老父的心事,仍请了三位医生给季梁诊病,前两位都没认清病由,第三位医生指出他得的是心病,吃药没用,要靠自己排解。

季梁的病由此而不药自愈。这说明,朋友和医生正言开导与自身排解是治疗疑惑心病的有效方法。

《历代中医心理疗法验案类编》载叶天士治某省制军之子目疾,便使用了语言疏导四步法。首先,"告之以其败",以擒其心。"某公子目忽红肿,痛不可忍,延天士诊之。天士曰:目疾不足虑,当自愈。愈后七日内,足心必生痈毒,一发则不可治。公子闻是言,不觉悲求救。"医生这番话便擒住了个性骄妄的患者之心。患者听后感到悲伤,此时叶天士"语之其善",并顺势利导,给出一方以开其苦。叶让患者息心坐,以左手擦右足心三十六遍,以右手擦左足心三十六遍,每日如是七次,候七日后,再来诊治,如法至七日,患者目疾愈。因叶"告之其败",用的是佯告法使患者存疑,故叶最后解释治疗机制善其后,"前者发痈者,妄也。因公子为富贵中人,事事如意,所惧者,死耳。惟以死动之,则他念俱绝,一心注足,手擦足则心火下行,目疾自愈"。分析此医案,虽治躯体疾病但用的是心理疗法,医生为有效地实现移念,用语言疏导对患者心理擒、纵、切入、突破,其步骤清楚,而且注意了善后,此例是言语开导法的典型案例。

七、疗法评价

开导解惑法貌似简单,实际操作起来也并不是那么容易。擒、纵、切入、突破四个步骤环环相扣,其目标一是建立起患者对医生的信任;二是调动患者的主观能动性,使医生从外部给予的治疗与患者内部产生的积极因素相互结合,以战胜疾病;三是接触、切入问题。三步层层深入,为第四步深入问题展开治疗奠定了基础。就在前三步打好基础的前提下,医生的外加作用才能与患者的内在能动作用相结合,使语言疏导发挥作用。它对医患双方都有一定要求。就医生而言,要求具有较高语言表达能力,要求具有扎实的中医理论基础知识,要善于发现疾病的根结所在,进而向患者做出分析。

开导解惑法在中医临床治疗疾病的运用由来久远。古代的祝由疗法实际上也是以言语开导为主的心理疗法,它运用医学理论和缜密的分析推理及言语技巧,在取得患者信任的基础上,"移易精神,变化脏器",改变患者情性,调动机体正气,从而战胜疾病。正如《素问·汤液醪醴论》指出:"精神不进,志意不治,故病不可愈。"此方法的运用,关键在于改变患者的病态心理环境。正确运用语言工具,对患者进行启发诱导,强化心理效应。

八、临床禁忌

开导解惑法对通情达理的身心疾病患者较实用,而对昏蒙多疑者则可能反会徒增忧怨。另外,此疗法对严重的精神病患者不适用,对一些有"隐情"而难以启齿的患者亦不适用。医生在交谈过程中应注意询问的方式方法和周围环境,做到

"闭户塞牖,系之病者,数问其情,以从其意"(《素问·移精变气论》),同时也应讲清楚医生对患者所述病情负有保密责任,以取得患者的信任和合作。

第八节　人工冬眠疗法

一、疗法概述

祖国医学讲"人工冬眠疗法",实际上类似西方人所谓的"催眠疗法"。此疗法是医生或催眠师利用人意识的可受暗示性,通过言语暗示或其他引导物使受试者进入一种类似睡眠或动物冬眠的状态,即催眠状态。病人在这种状态中对医生或催眠师的言语指示产生巨大的动力,引起较为深刻的心理变化,从而使某些症状减轻或消失,疾病明显好转。1775 年,奥地利医生麦斯麦用磁铁作为催眠工具,用神秘的动物磁气说来解释催眠机理,成为把催眠术作为治疗方法的第一人。1841年,英国外科医师对催眠现象做了科学的解释,认为是治疗者的暗示引起的一种被动的类睡眠状态,称之为"催眠"并且一直沿用至今。

二、治疗原理

(一)中医睡眠论

《黄帝内经》在阴阳学说和天人感应的整体观指导下,创立了卫气循行经络脏腑昼夜各二十五度以主持寤寐生理活动的理论。《灵枢》提出:"卫气昼日行于阳,夜半则行于阴。阴者主夜,夜者卧……阳气尽,阴气盛,则目瞑。"又说:"卫气行于阴二十五度,行于阳二十五度,分为昼夜。故气至阳而起,至阴而止。"就是说,人的寤寐生理活动是随昼夜的阴阳消长变化,由卫气的循行出入所主持的。昼为阳,卫气上出于目而寤,即循经脉而流注于全身为二十五度;夜为阴,卫气从足少阴肾经之"涌泉"穴由阳入阴,遂目瞑而寐,卫气依照肾、心、肺、肝、脾之次序周行于诸脏,亦为二十五度。至翌日清晨,卫气复由阴出阳,周而复始,循环无端。基于这一认识,《黄帝内经》及后世医家将睡眠异常的根本原因归咎于阴阳失调,营卫不和并循行不畅,失其常道等,而调节睡眠、医治失眠、暗示入眠、安养精神的方法也多据此而定。

(二)西医睡眠论

西医认为睡眠受中枢神经特定的物质调节与控制,是大脑皮层抑制过程的扩散。医学实验发现,人体内有"睡眠素"和"睡眠因子"可引起睡眠,睡眠是可由各种行为及神经生理效应规定其特征的一种特定的失去意识的状态。医学和心理学用脑电波类型、新陈代谢过程、肌肉的状况、心率与呼吸率,以及有无重要的快速眼动来定义并刻画睡眠及其各个阶段的特征。脑电图证明,睡眠时人脑不是全部停止活动,有"正相睡眠"或名"非快速眼动睡眠",有"异相睡眠"或名"快速眼动睡眠",这两个睡眠轮流出现。整个睡眠过程从浅睡到深睡分四个阶段。睡眠作为一种休息,其质量高低与心身健康相连,睡眠质量高,休息得好,则精力充沛,思维清晰,身体舒适,反之则精神疲倦,身体困乏,无益于康复。

(三)催眠术应用

催眠师运用不断重复的、单调的言语或动作等向受催眠者的感官进行刺激,诱使其意识状态渐渐进入一种特殊境界。施术后,受催眠者表现茫然,呈现一种缩小了的意识分离状态,只与催眠师保持着密切的感应关系,顺从地接受催眠师的指令和暗示。催眠术不仅在医学界作为一项心理治疗技术用于调整各种心理障碍、治疗心身疾病等,而且已广泛应用于教育、体育、司法和开发智力等领域。其中的催眠疗法是一种有效的心理治疗技术。在催眠状态下,对受术者运用心理分析、阐释、疏导或采取暗示、模拟、想象、年龄倒退、临摹等方法进行心理治疗。

(四)催眠状态鉴别

催眠状态是通过催眠而诱入的一种特殊意识活动状态,是注意力高度集中的一种表现形式。催眠状态的深度一般分为三级:"轻度催眠状态",病人闭眼,躯体肌肉处于松弛状态,眼睑发僵,思维活动减少,不能接受治疗者的暗示行为(如要求其睁眼,其只能扬眉),有时出现自动活动,事后病人说他未睡着,周围一切都能听到,都知道,就是不能也不想睁眼,只感觉全身沉重、舒适。"中度催眠状态",病人睡意加深,皮肤感觉迟钝,痛觉降低,事后病人说他突然睡着了,后来又醒了,问他治疗者跟他说了些什么,做了些什么,病人只能记起催眠初期治疗者的言语和行动。"深度催眠状态",病人的感觉明显减退,对针刺不起反应,事后完全不能回忆他在催眠中的言行,而实际上病人完全按照治疗者的指示回答和行动,故又称梦行。

(五)催眠态功能

在催眠状态中,认知批判能力降低,防御机制减弱,表现得六神无主,被动顺从。这时,暗示的效果比在清醒状态下明显,受术者的情感、意志、行为等心理活动可随催眠师的暗示或指令转换,而对周围事物却大大降低了感受性。在催眠状态下,受术者能重新回忆起已被"遗忘"的经历和体验,畅述其内心的秘密和隐私。医学正是利用催眠状态,引导和暗示患者畅述被压抑的痛苦感受、不良情绪、有害意念,或减轻、忘却心身的疾苦,以调养精神,达到健康状态。奥地利医生麦斯麦将催眠解释为调动人体的"动物磁气",使患者进入催眠状态,从而依靠"磁气"感应消痛治病。巴甫洛夫学派认为,催眠是一种局部性睡眠,睡眠本身可以使心身得到休养,使病痛得到缓解。

三、治疗方法

(一)存想入寐法

存想入寐法首载于元代李治《敬斋古今注》。作者称其五十岁后苦于每晚不得安寐,后得"速睡法",操而习之,常年不寐之疾霍然而愈,因而流传至今。其做法是每晚临睡之际,取侧卧位贴枕拥被,身形以自然、松弛、安稳为宜,然后静心敛神,排除杂念待心神安宁之后,即存想一缕如黄金细线般的真气发自足踵,沿下肢内后侧足少阴肾经上行,过腰之后两侧上行的真气合二为一,由脊上行头顶,直至前发际,再一分为二,分绕两颌至耳前听会穴,然后相交于人中,分别环口唇而贯入下齿龈中,复合二为一,直下咽喉,入中脘,稍稍留置片刻不动,想象突然发出热气四肢,青气入肝,赤气入心,白气入肺,黑气入肾,四脏器满,则真气复下脐,过阴交(脐下一寸)后歧分为二,分别下膝、臁、足背而直抵第三趾趾尖,再回折至涌泉、足踵处。一般失眠者存想五至七遍即可入睡;顽固者,行之十余遍,亦可进入梦乡。

(二)操纵入寐法

操纵入寐法载于清初曹庭栋《老老恒言》,后世医家如俞震、陆以恬等对此颇为推崇,认为这是治疗失眠的良法。本法有操法和纵法。操法是集中意念于某一处,使心神敛聚而不纷驰,通过入静的方式诱导入睡。曹庭栋列举了"贯想头顶""默数鼻息""返观丹田"等方法来排除纷至沓来的各种影响入睡的杂念。其实这是一种入静功。这种方法可收到断杂念、敛心神的入静效应,造就一种单调宁静的意境而诱导入眠。纵法是任其思绪自由驰骋,以求心身由轻松而渐趋恬静,安然入睡。上床欲寐之际,放松身形百骸,然后一任思绪缥缈游荡于轻松恬愉之境,既不必担忧无法入睡,也无须强求排除杂念或意守存想,即可逐渐产生朦胧睡意而入眠。此方法对精神过分紧张、心悸时刻萦牵某事而无法释怀、实施操法而久久不寐者尤为适宜。

(三)默念入寐法

默念入寐法是自我暗示、诱导入寐、治疗失眠的有效方法。其做法是入睡之前,取仰卧式,将全身肌肉放松,安置稳妥,然后微合双眼,呼吸轻柔自如,心中默念"松""静"二字,呼气时默念"松"字,同时想像全身松弛,骨节皆解,如浮于水面;吸气时默念"静"字,想像心中一片湛静,虚空无物。默念"松""静"二字时不可出声,只是存想于心中,并随着轻柔自然的呼吸一松一静,交替进行。本法无须意守,亦不必强求排除杂念,只需配合自然时吸,略做默想,即可由身体松弛而逐渐产生浓厚的睡意,安然入寐。《千金要方》提出治疗失眠症非药物疗法的原则是"凡眠,先卧心,后卧眼",强调敛摄心神、自我暗示、诱导入静对于安然入睡有积极的心理治疗效应。

(四)按摩涌泉法

涌泉是卫气夜间由阳入阴之处,睡觉前以一手握足,另一手摩擦涌泉穴,直至足心发热,再换另一侧涌泉摩擦至热,也可直接擦至足心微似有汗。按摩涌泉法有滋肾水、健腰腿、增脑力等功效,可以治疗肾虚、足脚痿弱、神经衰弱、失眠等症。对顽固性失眠症,在运用暗示入眠法之前热摩涌泉穴有较好的疗效。清人张大复在《梅花草堂集》中记述其体质孱弱,素不喜寐,经以本法搓摩涌泉百十次,每每"触床,卧不及鼾,觉神血清稳,梦亦无异"。以上诱导入眠法主要用以治疗失眠症、神经衰弱及精神分裂症等某些精神性疾患,其中的存想、操纵、默念、摩涌泉等方法若能常年坚持不辍,具有良好的心身治疗效果。

(五)催眠分析法

催眠分析法即催眠医生对处于催眠状态下的病人进行心理治疗。这种方法主张病人在催眠状态下经医生诱导,回想已被"遗忘"的心理创伤和心理压力,发掘深藏在潜意识中的各种心理矛盾,了解它的缘由和性质,然后进行分析、解释,帮助病人认识症状产生的根源和症结,从而达到治疗的目的。这种方法又称为催眠解释性心理治疗或催眠心理分析,具有一定的精神调节作用。总之,各种催眠方法在医学和养生学中的应用显示,催眠可防治疾病,可调养心身,对于情志性疾病的疗效尤佳。

四、注意事项

(一)临床应用

人工冬眠疗法的适应证主要是神经症和某些心身疾病,如癔症性遗忘症、癔症性失声或瘫痪、恐怖症、夜尿症、慢性哮喘、痉挛性斜颈、口吃等。消除某些心身障碍和顽固性不良习惯,其效果更好。对初期和缓解期的精神病患者亦可做催眠治疗。一般采用轻度催眠用来消除各种症状,在催眠下直接向病人进行言语暗示,肯定其有关症状在醒来后必将消失。催眠加深时可进行催眠分析,病人容易将因被压抑而遗忘的精神创伤说出来而找出其致病的心理因素,也可在催眠麻醉下进行外科手术。此外,还可利用集体催眠治疗酒精中毒症或麻醉药成瘾者。

(二)临床禁忌

对有严重幻觉和妄想的精神病患者误用此疗法。据有经验的催眠治疗家统计,人群中能进入催眠状态的约占70%~90%,仅有25%能达到深度催眠。此疗法不是任何人皆能为之,也不是任何人都能进入催眠状态。此疗法属心理技术,故选择病人要严格,一般须由受过训练的精神科医生或其他临床医生和心理学家实施。

第九节　娱乐疗法

一、疗法概述

娱乐疗法是千百年来由劳动人民在生产及生活实践中创造的,经由医学家和文人加工总结的战胜心身疾病和维持生命健康的宝贵经验。它是通过积极快乐的情感表达、认知信念,通过处事技巧、生活态度、娱乐活动、劳作方式、闲暇兴致等途径来调整自己的生命活动,以达到治疗心身疾病和实现健康的目标,这种疗法具有明显的个体性、实践性、实用性、保健性等特点,是人民大众喜闻乐见、雅俗共赏的心身医疗方法。

二、治疗原理

(一)心情乐观则健康

乐观标志心情快乐愉悦,对生活抱有信心和希望。乐观愉快的心情能使人的内心处于一种平衡恬静的状态,没有心理矛盾和冲突,没有精神苦恼和忧伤,快乐而满意地生活,和善地待人,愉悦而轻松地工作,即古人所云"安居乐业而不惰""知足常乐而不奢""乐天知命而无忧""助人为乐而无私"等。因此,心情乐观者能够保持身心健康状态,

(二)生活娱乐可治病

在生活中通过娱乐的多种方式追求和获取乐观愉快的心情,可以使人对生活持有积极向上的态度,感到活着有兴趣、有意义、有目标,这是生命能够健康存在的心理能量,是克服困难、战胜病魔、解除痛苦、驾驭生活的精神动力。生活娱乐包括或乐观待闲,如棋琴书画;或乐观待亲,如敬老爱幼;或乐观待友,如有朋自远方来不亦乐乎;或乐观待事,如古人敬业乐此不疲;或乐观待物,如孔子乐山乐水思仁思智;或乐观待世,如洪应明世态炎凉达观乐生;或乐观爱国,如范仲淹后天下之乐而乐等。因此,娱乐疗法有利于人们的身心健康。

三、适用病症

娱乐疗法适用于慢性精神病人、人格障碍、智能低下病人等。

四、治疗方法

(一)喜剧疗法

喜剧疗法适合于患抑郁症的老年人。人们认为笑声可以使人得到精神上的松

弛、心理上的平衡。开怀大笑能驱散忧郁情绪的乌云。目前,美国已有数百家喜剧俱乐部,它们是调节身心的好场所。

(二)观鱼疗法

医学家研究发现,让高血压患者观赏金鱼能降低血压。因为观赏着水中鱼怡然自乐时,能使人的神经也慢慢地松弛下来,心情显得轻松愉快,血压也随之降低。

(三)集邮疗法

几十年前,波兰塔特拉山区儿童结核病疗养院的医生们发现,集邮活动对治疗肺结核病很有助益。那些热心于集邮的小患者们,要比不集邮患者更快痊愈出院。目前,世界上有许多国家都把集邮列入心理疗法的正式科目之中。

(四)书法疗法

书法自古以来是一种养生之道,可延年益寿。书法讲究执笔和运笔,因人的拇指与肺经相通,通过手指的活动能活气血、活经络关节、平衡阴阳,有益于身体健康。如能长期练、时时写,可达到心理平衡、心情舒畅、心旷神怡之功效。

(五)吟诗疗法

吟诗可使人的肺脏得到运动和锻炼,也可以使人的精神在美妙的诗词意境中得到协调,优秀的诗词还能陶冶人的情操。意大利就曾有以诗治病的"药方"出售。经常吟诗咏词,对健康是大有益处的。

(六)呼喊疗法

呼喊疗法即每天清晨到山上、海边、江边向高山、大海和江河大声呼叫,每早一次,每次呼喊20~30分钟。其法可将病人内心积郁发泄出来,从而取得精神与心理上的平衡。

(七)风筝疗法

放风筝是一项简单易行、娱乐性极强的锻炼方法,古代不少长寿老人都喜欢放风筝。古人认为迎天顺气、拉线凝神、随风送病,百病皆祛。

(八)抚琴疗法

学会拉二胡或弹琴等,可以抒发个人的感情,增强意志,可作为一种情绪转移的方法,来解除人们心中可能存在的郁闷和烦恼。

(九)舞蹈疗法

每天坚持跳一两个小时交谊舞,能有效地防治神经衰弱、高血压及肥胖等疾病。德国的一家医院曾专门开办舞蹈疗养所,大多数病人在接受舞蹈治疗后,精神状态明显好转,病体也在不知不觉中得到康复。

(十)笑话疗法

医学专家证明,笑能调节神经、消除疲乏、愉悦身心、加快血液循环,有益于身体健康。我国有"一笑解千愁""笑一笑,十年少"之说,你在紧张的工作、学习之余,不妨让生活充满笑声,在笑声中解除疲乏,怡情益智,增强健康。

(十一)赏花疗法

在西班牙等国,治疗心理紊乱病症的最简单方法是赏花。医生每天有意识地带领病人去花圃赏花,使病人在不知不觉中克服急躁情绪,消除心理紊乱。我国也有"乐花者长寿""常在花间走,活到九十九"等谚语。可见赏花能益寿。

(十二)动物疗法

医学家发现,经常抚摸小动物能使人血压下降,心脏病发作的危险性减少。患者常到大自然中欣赏鹰击长空、鱼游潜底的自然景观,可以松弛紧张的情绪、启迪想象力,达到治疗的目的。

(十三)幽默疗法

美国医生在给病人开药方时,常常把"幽默"和"笑"开进去。原因是笑是个好运动。每次笑时,胸腹、心脏、肺、肝脏都能得到放松;还能从呼吸系统把外界侵入的物质排除出去,加速血液循环。幽默能排除忧烦、紧张、沮丧、头疼、背疼。

五、医法案例

清代,有一县令,终日愁眉不展,郁郁寡欢,食不知味,寝不安枕,一天天消瘦下去,虽多方求医,仍无效果。后来听说有一位名医,医道高明,便前往求治。老郎中问明了病情并号过脉象之后,一本正经对他说:"你乃'月经不调'。"县令听罢,啼笑皆非,甩袖而去。以后逢人便讲这件怪事,每说一回,便捧腹大笑一回。没想到过了不久,病竟痊愈了。此时县令才恍然大悟,上门拜谢郎中。郎中告诉他:"你患的是郁结的心病,要治好你的心病,还有什么比笑更好的心'药'呢?"

英国著名化学家法拉第由于长期紧张的研究工作,被头痛、失眠的病症缠得痛苦不堪。他不得不前去求医,医生给他开了这样一张药方:"一个小丑进城,胜过一打医生。"法拉第对此心领神会,从此经常出入剧院,观看喜剧、滑稽剧和马戏等表演,健康状况很快得到了改善。

六、注意事项

在实施娱乐疗法时,必须注意几个问题:首先,应本着自愿参加的原则。如果求诊者参加并不感兴趣甚至厌恶的娱乐活动,只会适得其反,也就失去了娱乐疗法本身的意义。其次,必须因人而异。由于求诊者有着不同的经历、不同的个性特点、不同的娱乐爱好和修养,在组织其参加娱乐活动时,必须考虑这些因素,选择比较合适的娱乐方式。再次,必须遵循自然的原则。娱乐本身是一种轻松、自然的活动,它的疗效主要是在潜移默化中实现的。因此,不应用强硬的、教条的、做作的方式进行,而应使治疗和谐、自然地融合在娱乐之中。

第十节　音乐疗法

一、疗法概述

战国时代的公孙尼在《乐记》中说:"凡音之起,由人心生也,物使之然也。"明代张景岳在《类经附翼》解释说:"乐者音之所由生也,其本在人心之感于物。"这就是说,音乐首先感受于人心,而心在中医生理学中又主宰着人的神与志。一曲活泼欢快的乐曲能使人振奋精神,激发情趣;一首优美雅静的乐谱可让人畅志抒怀,安定情绪;而一曲悲哀低沉的哀乐,能催人泪下,使人悲切不已。这就是所谓外因通过内因来调节心理上的不平衡状态。因此,音乐对于人的心理具有康复情志、娱乐养生的意义,运用音乐可调剂人们的精神生活,改善人们的精神状态,从而起到预防、治疗某些心理情志疾病的作用。用音乐来减轻或消除患者的病痛称为音乐疗法。

二、治疗原理

(一)振动协调

人体由许多有规律的振动系统构成,人的脑电波运动、心脏搏动、肺的收缩、肠胃的蠕动和自律神经活动都有一定的节奏。当人患病时,体内节奏处于异常状态,选择适当的乐曲,借音乐产生的和谐音频,可使人体各种振频活动协调,从而有益于患者恢复健康。

(二)按摩刺激

声波所具有的特殊能量传入人体后,使细胞发生和谐的同步共振,可直接对细胞起到一种微妙的按摩作用,从而增进细胞的新陈代谢作用,促进内分泌系统释放出多种生理活性物质,达到增强机体免疫力的目的。

(三)宣泄能量

现代社会生活节奏紧张,对职业技术的要求不断提高。人的身心长期处于应激状态,便会导致身心疾病的发生。欣赏音乐可以宣泄心理的压力和生理的能量,消除紧张,治疗疾病。

(四)沟通桥梁

疾病往往使人不同程度地与外界交流减少,心理疾病尤为突出。这使人产生孤独感和不安全感,情绪和精神受到损害。音乐作为一种手段,恰恰可以起到交流的作用,可减少孤独感和不安全感,达到治疗的目的。

(五) 生阳气与通经络

欣赏音乐可使人进入一种特殊的"气功状态"。适当的音乐可使人的心境净化,达到较高的入静状态,从而产生阳气,打通经络,实现治疗疾病、保健身体的目的。

三、治疗方法

中医的音乐疗法是根据宫、商、角、徵、羽五种民族调式音乐的特性与五脏五行的关系来选择曲目,入行治疗。如宫调式乐曲,风格悠扬沉静、淳厚庄重,犹如"土"般宽厚坚固,可入脾;商调式乐曲,风格高亢悲壮、铿锵雄伟,具有"金"之特性,可渗透肺;角调式乐曲构成了大地回春,万物萌生,生机盎然的旋律,曲调亲切爽朗,具有"木"之特性,可渗入渗出肝;徵调式乐曲,旋律热烈欢快、活泼轻松,构成层次分明、情绪欢畅的感染气氛,具有"火"之特性,可渗透心;羽调式音乐,风格清纯,凄切哀怨,苍凉柔润,如天垂晶幕,行云流水,具有"水"之特性,可入肾。具体如下。

(一) 正角调式

角为春音,属木主生。正角调式能促进全身气机的展放,调节肝胆的疏泄,兼有助心、疏脾、养胃的作用。用于养生保健,可养肝畅气,肝不足者,春季宜多听;用于练功,可促进经脉的疏通;用于脑力劳动,可提神醒脑,困倦而又必须继续工作时宜听用;用于体育运动,可提高兴奋性,赛前竞技状态较差时,边做准备活动边听用;用于治疗,则可防治肝气郁结、肝气犯胃、肝气犯脾、胁胀胸闷、食欲不振、嗳气泛酸、腹痛泄泻、性欲低下、月经不调、胆小易惊、心情郁闷、精神不快、烦躁易怒等病症。

(二) 正徵调式

徵为夏音,属火主长。正徵调式能促进全身气机的提升,具有调节心脏功能、助脾胃、利肺气的作用。用于养生保健,可养心阳、助心气,夏季宜多听;用于练功,可促进气血运行;用于脑力劳动,可振奋精神、提高效率,注意力不集中时宜听用;用于体育运动,可激发斗志、提高兴奋性、准备活动后期至出场参赛前宜听用;用于治疗,可防治心脾两虚、中气下陷、内脏下垂、头晕目眩、神疲力怯、神思恍惚、心悸怔忡、胸闷气短、情绪低落、形寒肢冷等病症。

(三) 正宫调式

宫为长夏音,属土主化。正宫调式能促进全身气机的稳定,调节脾胃升降,兼有保肺气、利肾水的作用。用于养生保健,可调和脾胃,脾胃较弱者,长夏宜多听;用于练功,可平和气血,促进入静;用于脑力劳动,可稳定心理,需深思熟虑、缜密思考时宜听用;用于体育运动,可提高稳定性,对于需要发挥技巧的比赛项目,赛前过度紧张,心理不稳定者宜听用;用于治疗疾病,适用于脾胃虚弱、升降紊乱,恶心呕吐、腹泻、饮食不化、脘腹胀满、消瘦乏力、神衰失眠、肺虚气短、小便短少等病症。

(四)正商调式

商为秋音,属金主收。正商调式能促进全身气机的内收,调节肺气的宣发和肃降,兼有保肾抑肝作用。用于养生保健、肺气较虚者,秋季宜多听;用于练功,可促进聚气贮能;用于脑力劳动,可宁心静脑,对于用脑过度、兴奋不已、不能自控者宜听用;用于体育运动,可降低兴奋性,在运动后需放松并消除疲劳时宜听用;用于治疗疾病,适用于肺气虚衰、气血耗散、自汗盗汗、咳嗽气喘、心烦易怒、头晕目眩等病症。

(五)正羽调式

羽为冬音,属水主藏。正羽调式能促进全身气机的下降,调节肾与膀胱的功能,兼有助肝阴制心火的功效。用于养生保健,肾气较虚者,冬季宜多听;用于练功,可促进贮能化精和丹田运气;用于脑力劳动,可安神,对于大脑疲劳、气血上冲、头胀脑热、难以入眠者宜听用;用于体育运动,可抑制兴奋,对于赛后休整、减少能量消耗、恢复体力时宜听用;用于治疗疾病,适用于咳喘呕逆、虚火上炎、心烦失眠、夜寐多梦、腰酸腿软、性欲低下、阳痿早泄、肾不藏精、小便不利等病症。

四、医法案例

(一)治疗心情不安、思绪紊乱或胃肠功能失调的患者

《春江花月夜》《平沙落雁》《渔舟唱晚》《梅花三弄》等民族乐曲;《莫愁啊莫愁》《浏阳河》《洪湖水浪打浪》《夏日最后的玫瑰》《可爱的家》等歌曲;《致爱丽丝》《圣母颂》《花之圆舞曲》《天鹅湖选曲》《欢乐颂》等钢琴曲。

(二)治疗焦虑、夜难入寐或高血压症的患者

琴曲《流水》、筝曲《风入松》、二胡曲《汉宫秋月》《二泉映月》《烛影摇红》《阳关三叠》等民族乐曲;《军港之夜》《草原之夜》《花非花》《渔光曲》《家乡古老民歌》《小夜莺》等歌曲;《摇篮曲》《月光曲》《梦幻曲》《小夜曲》《仲夏夜之梦》《悲怆交响曲第一乐章》《来自新大陆交响曲第二乐章》等钢琴曲。

(三)治疗精神抑郁、低沉寡欢或神经衰弱的患者

《小开门》《喜相逢》《光明行》《彩云追月》《娱乐升平》等民族乐曲;《回娘家》《大路歌》《春天里》《游击队歌》《娘子军连歌》《我们的生活充满阳光》《小杜鹃》《快乐的人们》《快乐的风》等歌曲;《春之声圆舞曲》《卡门序曲》《蓝色多瑙河》《维也纳森林的故事》《命运交响曲》《田园交响曲》等钢琴曲。

五、注意事项

(一)适时适地听音乐

在早晚起床或就寝时,可以用养生音乐作为背景音乐,亦可在闭目养神时静心体味音乐。在欣赏音乐时,最好离开音响设备两米左右,并且置身于音响的正前方,这样可以比较好地接收音乐声波且左右均衡,对听觉最有利。

(二)音量要适当

音量的大小对人体的按摩作用只有很小的区别,音量太大没有意义。如果声音大到脏腑有感觉的话,人的耳朵会吃不消的。所以,应以最佳听觉感受来收听音乐。

(三)睡眠音乐的选择

在选择睡眠音乐时,所选曲目除一般催眠曲必须具备的要素外,还要注意旋律的美感,最好选择音量、节奏、情绪渐缓的曲子,这样可使催眠的效果更好。睡眠音乐应在入睡前播放,播放时间酌情而定,长短不拘,不要戴着耳机入眠。注意控制音量低于一般音乐,以45分贝以下为宜。为提高睡眠质量,入眠之后不要停止播放,最好再持续一段时间(可将两段音乐连放),音乐结束后让录音机自动停止。

(四)听音乐有禁忌

空腹忌听进行曲。人在空腹时,饥饿感受很强烈,而进行曲具有强烈的节奏感,加上铜管齐奏的效果,人们听了受步步向前的驱使,会进一步加剧饥饿感。

吃饭忌听打击乐。打击乐一般节奏明快、铿锵有力、音量很大,吃饭时欣赏,会导致人的心跳加快、情绪不安,从而影响食欲,有碍食物消化。

生气忌听摇滚乐。人生气时,情绪易冲动,常有失态之举,若在怒气未消时听到疯狂而富有刺激性的摇滚乐,无疑会火上加油,助长人的怒气。

第十一节　认知疗法

一、疗法概述

认知的概念从信息加工角度来说指信息为人接收之后经历的转换、简约、合成、储存、重建、再现和使用等加工过程;从社会心理学角度来说指个体对他人、自我、社会关系、社会规则等社会性客体和社会现象及其关系的感知、理解的心理活动,即社会认知。认知疗法形成于 20 世纪 70 年代,来源于西方的认知治疗技术,最初由贝克提出。中国心理学家和医学家根据中国人的心理特点改进为适合国人的认知疗法。此疗法主要是治疗患者的极端认识、错误观念和病态思维以达到重建患者的正常思维和合理认识的治疗目的。

二、治疗原理

认知即认识,是人们应用感觉器官和理性思维对外界事物、人与自我行为等的反映。这种反映有正确的也有不正确的,其感觉内容有健康的也有不健康的,其思维特点有合情合理的也有极端偏激的,其功能效果有对心身产生积极作用的也有产生消极影响的。而认知疗法可以通过医生或由患者自己运用心理学的理论和方法来改变病理思维,消除不健康的认识和观念,同时重新塑造和建立新的健康的思维和认识,使其在重建认知的过程中治疗并改变过去由不良认识所引起的病理性心理和行为及躯体疾病。

三、适用病症

一般说来,求诊者的主要问题若跟非功能性的认知有关,则是根据异常认知而形成的,如对人的偏见、对自己的自卑、对事情抱有错误或消极的态度等,均适合运用认知疗法来进行治疗。在临床上,认知疗法适应于各种神经症,但主要用来治疗抑郁症,尤其是单相抑郁症(内因性抑郁症)的成年病人。也可作为神经性厌食、性功能障碍和酒精中毒等病人的治疗方法,还适用于治疗焦虑障碍、社交恐怖、偏头痛、考试前紧张焦虑、情绪激怒和慢性疼痛的病人。

四、治疗方法

(一)认知分析法

认知分析法即由医生或心理医生引导患者去寻找自己认知活动中的种种感觉、思维和观念,并用理性分析和评价的方法,先由患者自我分析和评价其哪些认识是正常的,哪些认识是不正常的甚至是病态的,然后再由医生对患者的认识做分析和评价,最后由医生用诊断性的语言为患者的认识做出分析结果和评价结论,要求患者对此结论认同和接受,以便配合医生做进一步的认知治疗。这是激发患者治病动机和行为的必要前提和心理准备。

(二)认知改造法

认知改造法即由医生指导患者在肯定自己已有的正确认识的基础上,去把自己的诸多错误认识加以改造,并一一回归为正确的认识。要求患者思维从偏激和极端的立场走向适中和常规的立场,从而改变患者对某些问题的看法和想法。如"这次事件对我是灾难性的打击,我丝毫不能忍受这样的失败,我再也无脸见人了",将这样的极端认识改变为"这件事对我打击很大,但也并非灾难性的,在人生的道路上失败是难免的,失败了并不可怕,没什么丢人之处,我应该及时吸取教训,振作起来去重新努力,就一定能够取得成功"。

(三)认知强化法

认知强化法即医生用患者已经改造过来的新的正确认识和合理观念经常教导患者,或患者自己这样做,不断地默念或自我劝慰,使新的认知牢固地树立起来,成为自己今后行为向好的方面努力、心身朝健康方向发展的指导思想。认知重建之后,关键在于行动,巩固新观念,实践新想法,追求新目标。

五、医法案例

一名男性,13岁,初一学生。从小生活在农村奶奶家,7岁被父母接到城里来上学。由于讲方言,被同学耻笑。他觉得自己是从乡下来的,很自卑,他努力学习,考上了重点中学。上初中后,他学习成绩虽然很好,但是他一说话就脸红,不敢注视对方眼睛,他几乎不与同学来往,不参加集体活动。他感到孤独,他也希望自己可以和同学们一起玩,于是求助了医师。

医生首先了解了来访者的自卑心理,在与来访者交谈过程中收集信息,找出他头脑中不合理的信念到底是什么,他是因为自己是从农村出来的,认为自己不如别人所以感到自卑,这是他为自己贴上了标签。而他的自卑只是因为他自己不合理的信念引起的。然后医师与他的不合理信念做辩论,帮助来访者认清他的信念的不合理,进而使他放弃这些不合理的信念。所以我们可以采用检查证据的技术让来访者找他不如别人的证据和他比别人好的证据,然后让他在两者间比较,最后得出他并不比他人差的结论。如该案例他比别人差的证据有他不会说普通话,他是乡下来的;而他比别人优秀的证据有他比别人用功,他的成绩比别人好,他的意志坚强。在比较中让来访者认识到自己的优秀之处,从而增加他的自信,使他能够摆脱自卑心理。

最后医师要帮助来访者建立合理的信念代替他的不合理信念,个人是优秀和他来自哪里根本没有什么关系,方言是一种地域文化,所以无须为了自己说方言而自卑。第二阶段医生采用了行为疗法治疗来访者的社交恐惧症,也就是他和人说话就脸红不注视对方的眼神,不能够与人交往的问题。在这个治疗过程中医师可以采用系统脱敏法和放松训练来使来访者能够与人正常交流。

六、注意事项

认知疗法适用于各种病理性感受和思维,各种消极和偏颇的认知,各种错误和有害的自我评价,以及各种负性情绪后面潜在的不良观念。它对偏执型人格障碍、强迫型人格障碍、抑郁症、焦虑障碍、惊恐障碍、恐怖症、强迫症、疑病症、药物滥用及各种躯体障碍具有较好的治疗效果,但对于精神病和由于脑器质性病变引起的认知异常者不宜实施此疗法。

第十二节　行为疗法

行为疗法又称为行为矫正疗法,行为治疗是以减轻或改善患者的症状或不良行为为目标的一类心理治疗技术的总称。现代行为疗法的发展已有上百年的历史,而传统的中医虽然没有行为疗法一词,但在广博的中医书籍中,却有很多以此法为基础的案例。此法具有针对性强、易操作、疗程短、见效快等特点。中医行为疗法常用的有习以平惊法、厌恶矫正疗法和暴露疗法。

一、习以平惊法

习以平惊法类似于现代的系统脱敏法,就是让患者习惯于接触有害的刺激因素,提高其适应能力,使之不再对该刺激因素敏感,以治疗由情志因素所引起病症的一种心理疗法。所谓"习见闻则不惊""惊者平之"。

(一)疗法概述

"惊病"是七情疾患中之一种,"惊"与"恐"是既有联系,亦有区别的。《临症指南》指出:"惊则伤胆,恐则伤肾。大凡可畏之事,猝然而至谓之惊,若从容而至,可以婉转思维者,谓之恐。是惊急而恐缓也。"意谓可畏之事虽皆可引起"惊"或"恐",但二者有别。致"惊"的原因,有如卒遭危难,卒睹异物,卒闻巨声等多种,但其关键在于"卒急"二字,也即卒急之间给人造成的心理创伤及其所表现的临床症状。

(二)治疗原理

中医学对于"惊病"的基本治疗原则是《黄帝内经》中所谓的"惊者平之"。具体而言,即"习以平惊"之法,"习"乃"习以为常"之意,"习以平惊"法是使患者对所睹异物、所闻异声等致命的刺激屡视屡闻而习之为常、司空为惯的一种心理治疗法。

这种疗法类似于现代医学中行为疗法的脱敏疗法。所谓脱敏疗法即通过再三表演充分给患者暴露导致惊惧的原因(如怪异的事物或声音),从而脱去对这些事物或声音等过敏的畏惧心理,最终得以完全抑制的治疗方法。此疗法由西人沃伯在1958年提出,而我国古代心理医学家张子和早于1228年在其著作《儒门事亲》中就对与之类似的"习以平惊"法及其验案有所论述,由此可见,对于此类疗法的认识和运用,我国要比西方早七百余年。

(三)适用病症

行为疗法在临床上多用于治疗恐怖症、强迫性神经症及某些适应不良性行为。

（四）医法案例

《续名医类案·惊悸》载："张子和治卫德新之妻，旅中宿于楼上，夜值盗劫人烧舍，惊坠床下，自后每闻有声，则惊倒不知人。家人辈蹑足而行，莫敢冒触有声，岁余不痊。诸医作心病治之，人参、珍珠及定志丸皆无效。张见而断之曰：惊者为阳，从外入也；恐者为阴，从内出也。惊者，谓不知故也；恐者自知也……乃命二侍女执其两手，按高椅之上，当面前置一小几，张曰：娘子当视此。一木猛击之，其妇大惊。张曰：我以木击几，何以惊乎？伺少定，击之，惊又缓，又斯须，连击三、五次，又以杖击门，又遣人画背后之窗，徐徐惊定而笑，曰：是何治法？张曰：《内经》云，惊者平之，平者常也，平常见之，必无惊。是夜使人击其门窗，自夕达曙。夫惊者神上越，从下击几，使之下视，所以收神也。一二日虽闻雷声亦不惊……"张子和为了让卫德新之妻明白惊恐产生的原因，先叫她对面坐下，以木击茶几，她甚为惊恐，当说明了原因后，惊恐程度减弱，这样反复多次，明显见效，以后改从背后划窗户，进一步夜晚击门窗，都能闻声不惊，步步的行为暗示，使其逐渐明白并适应了惊恐，取得了很好的疗效。他阐明这个方法的原理是《黄帝内经》所言的"惊者平之，平者常也，平常见之，必无惊"，即先找出产生惊恐的原因，通过表演充分显示他所恐惧的事物，"脱"其对声音"过敏"的恐畏心理，逐渐松弛其反应，惊恐刺激变为平常常见的事情，自然能最后完全抑制恐惧。

（五）疗法评价

中医学中有"心疾"一说。所谓"心疾"，即主神明之"心"有疾患。本无一物，患者却谓之有物而惊，此典型之心理疾患。"心疾"可引起神志不明，乃至神乱。造成情志疾患的"心疾"，常常也起自于情志刺激。七情之中，除了"喜心伤"之外，"惊"亦可致成"心疾"，如《素问·举痛论》指出："惊则气乱……心无所依，神无所归，虑无所定，故气乱矣。"经文中的"气乱"乃指"心"所主的"神"气混乱，故病人可妄视妄言，这无疑是一种病理的心理活动。医生在疏导过程中施以心理原因疗法，即去除患者被强烈情绪支配的这种致病因素，选用了中医传统心理疗法——"习以平惊"来治疗，使患者渐渐习以为常，使所生的感知偏见和一时性的感知障碍得以纠正，偏激的情绪则得以去除。

二、厌恶矫正疗法

（一）疗法概述

厌恶矫正疗法是指把可以令患者产生厌恶情绪的感觉刺激与病态行为紧密结合起来，通过厌恶性条件反射，使患者产生强烈的躲避倾向及明显的身体不适感觉，从而矫正其病态行为的方法。例如，古时中国妇女在乳头抹上黄连可为难以断奶的孩子断奶便是很好的例子。

(二)治疗原理

在治疗原理上,中医厌恶矫正疗法与现代行为疗法中厌恶疗法基本相同,都是把可以令患者产生厌恶情绪的感觉刺激与病态行为紧密结合起来以矫正其病态行为的方法。而且最好由当事人主动掌握这一疗法的要领,自觉接受厌恶刺激惩罚。可以说,现代行为治疗中的厌恶疗法是中医心理疗法的发展和完善,是一种通过惩罚来消除不良行为的治疗方法。现代行为疗法在采用厌恶疗法时,选用厌恶刺激时更为慎重,充分考虑患者的生理健康和心理承受力,以免对患者产生损害,并制定了现代临床心理学从业人员伦理守则以规范治疗行为。

(三)适用病症

厌恶疗法对于治疗比较轻微的烟瘾、酒瘾、毒瘾、冲动、口吃都有比较良好的效果,对于控制易装癖、露阴癖、恋物癖、同性恋也有一定作用。

(四)医法案例

《吴鞠通医案》记载:有章姓病人"不时脱尽衣裤上大街",吴鞠通一边用小竹板打他,一边命令其穿衣服,患者"知痛后而自着衣,着后稍明"。

《世医得效方》记载:一个嗜酒如命的酒鬼的家人把他手脚捆绑起来,放一坛酒在酒鬼口边,"其酒气冲入口中,病者急于就饮,坚不与之"。一会儿病人吐出一块瘀血。家人将瘀血放入酒中烧煮。瘀血形状难看,又散发出恶臭味。这个嗜酒如命的人"自后虽滴酒亦不能饮也"。

这些案例就是利用一种使人厌恶的刺激,以戒除不良嗜好或行为的疗法。将来访者的不良行为与某些不愉快的、令人厌恶的刺激相结合,形成一个新的条件反射,用来对抗原有的不良行为,进而最终消除这种不良行为。

(五)疗法评价

厌恶疗法的形式多样,大致可分为三种:电击厌恶疗法、药物厌恶疗法和想象厌恶疗法。电击厌恶疗法是将被矫治者的不良行为与电击联系在一起,一旦被矫治者出现不良行为或者想象到该行为即对其施以电击;药物厌恶疗法是将被矫治者的不良行为与引起身体强烈不适感的药物联系起来,使被矫治者在出现不良行为或者想象不良行为时产生呕吐、恶心等不愉快的感觉;想象厌恶疗法是指要求被矫治者出现不良行为或者想象不良行为是自行想象其被惩罚的情形。无论何种厌恶疗法,都是建立在将目标行为和不愉快的刺激结合起来即条件反射基础之上的。

(六)注意事项

厌恶疗法是某一不良的行为习惯已经对人构成极大威胁,或者其程度已经严重到可能要触犯法律,而用其他方法都无效时,才不得不使用的一种方法。因为这种方法带有很强的惩罚性,有时会伤害一个人的自尊心。因此,是否采用这种方法,一定要看准对象,权衡利害,千万不能草率从事。采用厌恶疗法对于改变不良行为是很有效的,尤其对于自制力差的人来说,效果更为明显。

三、暴露疗法

(一)疗法概述

暴露疗法也叫满灌疗法或快速脱敏法,暴露疗法分为实景暴露和想象暴露,不给患者进行任何放松训练,让患者想象或直接进入最恐怖、焦虑的情境中,以迅速校正病人对恐怖、焦虑刺激的错误认识,并消除由这种刺激引发的习惯性恐怖、焦虑反应。

暴露疗法同习以平惊法类似之处都是鼓励来访者去接触自己敏感的对象,在接触中实现脱敏;不同之处是开始就让来访者进入自己最恐惧或焦虑的情境之中,给他一个强烈的冲击,同时不允许其采取堵耳、闭眼、哭喊等逃避行为。

(二)治疗原理

暴露疗法与系统脱敏疗法正好相反,不需要经过任何放松训练,一开始就让病人进入最使他恐惧的情境中。一般采用想象的方式,鼓励病人想象最使他恐惧的场面,或者医生在旁反复地甚至不厌其烦地讲述他最感害怕的情景中的细节,或者用录像、幻灯放映最使病人恐惧的镜头,以加深病人的焦虑程度,同时不允许病人采取堵耳、闭眼、哭喊等逃避措施,即使病人由于过分紧张害怕甚至出现昏厥的征兆仍鼓来励病人继续想象或聆听医生的描述。如果让病人躺卧在沙发上,一般不会出现昏厥现象。事先告诉病人,在这里各种急救设备俱全,医护人员皆在身旁,他的生命是绝对安全有保障的,因此可以立即想象、聆听或观看使他最害怕的情景。在反复的恐惧刺激下,即使病人因焦虑紧张而出现心跳加剧、呼吸困难、面色发青、四肢冰冷等植物神经系统反应也没有关系,因为病人最担心的可怕灾难并没有发生,焦虑反应也就相应地消退了。另一有效的方式是要病人直接进入他最感恐惧的情境。

(三)适用病症

暴露疗法适用于对有焦虑和恐惧倾向的来访者使用,即焦虑症和恐怖症及强迫症患者。

(四)医法案例

一位患有不洁恐怖症和癌症恐怖症的女病人,每天花大量时间洗手、刷家具、擦地板,几年不敢睡自己的床而与母亲同睡。为治好她的病,心理医生亲自带头,用手接触地板和鞋底,又用脏手去接触水杯口,再喝下杯子里的水,然后让病人照样去做,而且两小时内不准洗手。这样,让病人接触脏物引起的焦虑和恐怖,经过两小时的延缓,自行获得部分消退。最初病人要洗手1小时以"消毒",以后逐渐限制洗手时间,45分钟、30分钟、15分钟。每天让病人在家里重复上述过程,几天之后,让她回到自己尘封多年的脏床上睡觉,最后让病人坐在癌症病人坐过的椅子上,并与癌症病人握手。这些措施使患者陷入了惊恐、失眠、食欲不振的状态,不用任何镇静药物,等待焦虑症状自行缓解。经过一段时间的治疗,病人对不洁和癌症的恐怖逐渐消失。

(五)注意事项

暴露疗法具体运用时,要考虑来访者的文化程度、受暗示程度、导致心理问题的原因和身体状态等多种因素。对有严重心脏病、脑血管病者及孕妇、身体虚弱者要慎用这种方法。

四、代币奖励法

代币奖励法也称标记奖励法。此疗法根据操作条件反射的原理,用奖励的方法强化所期望的行为,目的在于塑造新的行为。"代币"可为一种内部流通的货币,可以是印有一定价值的"票券",也可以是小红旗或小红星或小红花等。每当患者出现好的新的行为时,及时给予奖励,从而使良好的行为增多以达到行为矫正的治疗目的。常用此疗法治疗致残儿童、行为障碍儿童、行为衰退的慢性精神分裂症病人及肢体功能恢复者。

五、捕捉幻物法

捕捉幻物法是当患者幻视时,令其捕捉幻物的疗法。《名医类案·癫狂心疾》记载:"一人患心疾,见物如狮子,伊用先生教以手指前捕之见其无物,久久自愈。"此案因心理变态而生幻觉,医生让患者捕捉,却无此物,在捕捉过程中通过重新学习,自我调整,矫正变态心理,其病得以自愈,此乃捕捉患物疗法。

六、行为满足疗法

行为满足疗法法目的为满足患者的行为需要,解除致病因素。

明代蒋晓治一小儿忽不乳食,肌肉尺削,医以为疳,晓曰:"此相思证也。"晓令取平时玩弄之物,悉陈于前,有小木鱼,儿一见喜笑,疾遂已。该案用玩具满足患儿之需求,消除病因,故疾可已。此外,眷念亲人者,团聚之;思念陪伴者,君回之;思乳者,与之乳;言之而人弗信,因悔致病者,以物证其言不诬,皆是行为满足之法。

中医行为满足疗法治疗方法设计精巧,疗效明显。其同西方现代行为治疗相比更重视患者的自我调节,注重个体差异,秉承了中医学的"同病异治、异病同治"原则。其在治疗恐怖症、抑郁症不良情绪导致的躯体化症状和矫正不良行为等方面有显著效果,有其独特的优点和长处。然而,中医行为治疗也存在局限性,即重实践而轻理论,缺乏量化研究。心理治疗案例的记载仅用一些描述性的语句,难以精确全面地反映出治疗过程和方法,不利于心理治疗技术的推广和发展。因此,注重吸收中医行为疗法的优点才能寻找到适合中国文化传统和民族心理的心理治疗方法,这也是发挥中医心理治疗的优势和推动心理治疗中国化的必经之路。

第六章 常见疾病的中医心理疏导

第一节 内科疾病

一、内伤发热的心理疏导

中医学中的"内伤发热"包括各种慢性发热、功能性低热、慢性疲劳综合征中的低热不退、紧张(心因)性发热和一部分原因不明性发热等。

内伤发热的病因病机较为复杂,其中精神和行为因素引起的占很大一部分。《黄帝内经》谈及"阴虚则内热"时,便责之于"有所劳倦",并有"阳气者,烦劳则张"之说。李东垣阐发"内伤热中证"时,精神刺激、情志波动就是主要病因之一。刘河间的"五志过极,皆可化火";朱丹溪的"气有余便是火""气郁为火"等,均是就此类发热的病因病机而言的。《医学心悟·火字解》中更直截了当地把"内火"归之于"七情色欲,劳役耗神"所致。一般来说,内伤发热中属社会心理因素引起的,其病机特点或因情志抑郁,肝失疏泄,气郁化火;或因恼怒太过,引发肝阳升动无制,阳亢为热;或因气滞痰阻血瘀,壅遏经气而见郁热;或因劳心太过,耗血伤营,久则阴虚而发内热。

此类热症的发热机理常涉及多方面,就现在研究来看,婴幼儿中因情感波动,特别是惊吓之后出现的发热,常与他们的中枢神经系统发育不成熟,剧烈的心理刺激导致体温调节中枢功能失常有关。一些功能性低热患者,每每伴有自主神经功能紊乱的征象,探究其发热机理,多与情绪波动所致的自主神经功能失常相关。此外,不少学生、运动员在重大考试或比赛前夕,突发高热,其中很大一部分源于心理应激,属心因性发热。再者,长期的不良心境可削弱免疫机能,导致慢性的细菌或病毒感染,这也是内伤发热的机制之一。此与李东垣在《脾胃论》中所说的"因喜、怒、忧、恐,费耗元气,资助心火"比较接近。

内伤发热的诊断,李东垣在《内外伤辨感论》中的论述甚详,此处不做赘述。此症治疗,与外感发热不同,应强调药物与心理治疗结合运用且需分别对待。对于紧张应激引起的发热,当以心理因素治疗为主,注重改善心理素质。心理因素作为诱因所引起的感染性发热,当以药物治疗为主,适当辅以心理疏导等法。对那些持续时间较久,常法诊治其热难退者,尤当以药物与非药物疗法配合运用。李东垣就把"安养心神"作为调治本病之法,并加以强调曰:"阴火之炽盛,由心生凝滞,七情不安故也……善治斯疾者,惟在调和脾胃,使心无凝滞,或生欢欣,或逢喜事,或天气暄和,居温和之处,或食滋味,或眼前见欲爱事,则慧然如无病矣。盖胃中元气得舒伸故也。"同时,他还主张患者须注重"摄养""远欲""省言"。《黄帝内经》也指出:"阳气者,烦劳则张。"内伤发热患者切不可操劳太多。临床常见有些患者一劳累,旋即发热;休息几天,不药自愈。此外,张子和还提出可用自我暗示疗法,嘱患者"面北端,想北海雪浪滔天;冰山无际,大寒冷之气",即借助自我暗示而退热。此法寓有暗示疗法之意,临床也有一定意义。

附案:某患者,幼年即有遗精目疾,不耐烦劳……冬月发热,身热不退,嗽痰失血。不饥不食,盗汗阴伤,渐干胃口,皆内伤久虚之象。薛生白诊治之,曰:"此恙摒绝酒色怒烦,须安闲坐卧百日,必胃口渐旺,病可渐除。"疏药以一贯煎加减而愈。

二、内伤咳嗽的心理疏导

咳嗽是肺系疾病中最常见的主症之一。就性质而言,可归为两类,一曰外感,一曰内伤。内伤咳嗽与精神因素关系密切。

咳嗽诸病,总的来说与肺相关。因肺气司呼吸,情志之伤,每先干扰气机。故常可影响肺气之宣肃,发为咳嗽之症。《医学心悟》便指出:"肺体属金,譬若钟然,钟非叩不鸣,风寒暑湿燥火六淫之邪,自外击之则鸣;劳欲情志,饮食炙煿之火,自内攻之则亦鸣。"提示内外因素皆可犯肺而致咳嗽。严用和分析了不同情志所致咳嗽的病症特点:"喜伤心者,喉中介介如梗状,甚者咽肿喉痹,谓之心咳;怒伤于肝者,两胁下痛,甚则两胁下满,谓之肝咳;思伤脾者,右胁下痛,痛引肩背,甚则不可以动,动则咳剧,谓之脾咳;恐伤于肾者,腰背相引而痛,甚则咳涎,谓之肾咳;忧伤于肺者,喘息有音,其则唾血,谓之肺咳。"这些论述有一定的指导意义。

研究表明,咳嗽通常是由呼吸道内神经末梢的机械刺激或化学刺激引起的。神经体液因素参与了这一反射的控制调节。其中,迷走神经的作用是十分关键的。情绪波动影响自主神经功能,可能是心理因素引起内伤咳嗽的机制之一。此外,精神刺激还可通过影响呼吸道黏膜的分泌功能,从而引起咳嗽反射。现代所说的神经性咳嗽,大多属于中医内伤咳嗽之列。

由于内伤咳嗽有心理因素参与,故治疗时应该兼顾患者的精神因素。除需辨证用药外,还可采用一系列心理疗法。绮石认为:"凡患此症者,如心性开爽,擅自调养,又当境遇顺适,则为可治;若心性系滞,或善怒多郁,处逆境而冤抑难堪,处顺境而酒色眷恋,又不恪信医药,死何疑焉?"明代名医江应宿治其叔父,"因科场选士,劳倦伤脾",遂致肺金失养,久咳不愈。便疏以六君子加味,同时劝其上疏弃官而归,脱离紧张的官场活动,不日平复如初。

需要特别指出的是,中医临床求治的咳嗽者中很大一部分是久治难愈的内伤咳嗽患者,他们中间不少人属于典型的身心症——神经性咳嗽。这类咳嗽患者往往表现出主诉较多,初切脉时常脉数,一两分钟后脉渐缓,手心微有汗。仔细辨析,虽咳嗽日久,却并无明显肺损之症,咳嗽多半为干咳,时甚时缓,很少有夜半咳嗽或晨起咳嗽,集中于做某事时往往可以长时间一声不咳,且以往治疗大都初期有效,三五天后复旧。患者则反复求治,反复检查,并无良好疗效,也未查出什么阳性结论。

对于这类咳嗽患者,仅仅运用药物治疗是无效的,或最多只是短期疗效。即便用药,也需有所出奇,不可仅仅遵循常规。同时,必须配合巧妙的暗示等心理疗法。比如说,可明确告诉患者,这一方法对你肯定有效,一两天内即会有改善,只要坚持一两周换一次方,持续治疗一两个月以上,就能根治,以此暗示患者,往往效果良好。否则,患者只会不断地更换医师,且可能由于某些医师的言语不当而症状加重。

从现在临床看来,除可运用一般心理疗法外,对于久咳而药物治疗效果欠佳者,还可试用生物反馈、自我暗示、自我训练和自我催眠等辅助性方法。

附案:某妇,孀居多年,情怀抑郁,五志化火,上刑肺金,血液暗耗,致咳嗽气逆。子丑更甚,难于平卧。于甘仁治之,认为:"亟宜养阴血以清肝火,培中土而生肺金,更宜怡情悦性,不致延成损怯,乃吉。"

三、虚损的心理疏导

虚损,又称虚劳或虚痨,是以脏腑气血亏损为主要病机的慢性衰弱诸证之总称。《诸病源候论》中把虚损分成五劳、六极、七伤等数种,并分析了各自的病因病机,指出大半与心理或行为因素有关。从现代医学来看,中医虚损一证涉及范围甚广,各种疾病失治或迁延日久,都可发生虚损。其中,谈"痨(劳)"者又大多与结核等慢性病有关。

绮石指出:"虚劳有六因,有先天之因,有后天之因,有痘疹及病后之因,有外感之因,有境遇之因,有医药之因。""因后天者,不外酒色、劳倦、饮食所伤。或色欲伤肾,而肾不强固;或劳神伤心,而心神耗惫;或郁怒伤肝,而肝弱不复调和;或忧愁伤肺,而肺弱不复肃清;或思虑伤脾,而脾弱不复健运。……因境遇者,盖七情不损,则五劳不成,……从来孤臣泣血,孽子坠心,远客有异乡之悲,闺妇有征人之怨,或富贵而骄佚滋甚,或贫贱而窘迫难堪。此皆能乱人的情志,伤人气血,酿劳致损。"《景岳全书》也指出:"不知自量,而务从勉强,则一应妄作妄为,皆能自损。"可见,心理和行为因素是虚劳的主因之一。

虚劳常见于现代医学的多种慢性疾病过程中。研究表明不良的精神情感活动是这类慢性疾病的起因或重要诱因。不良心境、异常的情绪波动和不健康的摄身行为等又每每加重此类病症的病情,促使其恶化。以在过去的虚劳病症中占较大比重的肺结核为例,流行病学调查表明它的发生、发展及死亡情况与社会心理因素关系甚为密切,要减少这类疾病的发病率和死亡率,很大程度上取决于社会性治理和心身医学等手段措施的合理运用。

虚损的诊断,除要辨明阴阳气血寒热等性质和程度外,还须着重了解此类患者的个性特征、情感倾向及行为习惯等分析疾病的社会或心理根源。必要的话,须对患者进行人格测定评估,以做出多重诊断。

虚劳的治疗当以药物为主,因为此时患者的躯体症状大都较为严重和明显。与此同时,还必须综合治疗,既要帮助患者形成良好的生活习惯,注重饮食调摄,还要认真进行心理治疗。《明医杂著·劳瘵》即指明:"须患者爱命,坚心定志,绝房室,息妄想,戒恼怒,节饮食,以自培其根,否则虽服良药,亦无用也。"绮石对虚劳治疗的论述更为精详,他强调:"虚劳当治其未成……是当于未成之先,审其现何机兆,中何病根,尔时即以要言一二语指示之,令其善为调摄,随用汤液十数剂,或用丸剂胶剂二三斤,以断其根。"他还进一步指出,虚劳防治要做到"知节""知防""二护""三候""二守""三禁"等。"虚劳之人,其性情多有偏重之处,每不能撙节其精神,故须各就性情所失为治,其在荡而不收者,宜节嗜欲以养精;在滞而不化者,宜节烦恼以养神;在激而不平者,宜节愤怒以养肝;在躁而不静者,宜节辛勤以养力;在琐屑而不坦夷者,宜节思虑而养心;在慈悲而不解脱者,宜节悲哀以养肺。"此外,患者须长期注意调摄和坚持治疗,绮石提出三年为期。"此三年之间,起于色者节欲,起于气者镇怒,起于文艺者抛书,起于劳倦者安逸;起于忧思者遣怀;起于悲哀者达观,如是方得除根。"此等见解均是治疗虚损的不易之论。值得今天的中医临床工作者好好借鉴学习。

除上述方法外,气功和太极拳等强身保健活动都有利于虚劳的治疗和康复。叶桂在调治此类患者时,常叮嘱患者摆脱紧张操劳状态,改善居住或工作环境,主张山林静养,这一观点亦值得重视。

附案:罗太监治一病僧,黄瘦倦怠。询其病,曰:"乃蜀人,出家时其母在堂,及游浙右,经七年。忽一日,念母之心不可遏,欲归无腰缠,徒尔朝夕西望而泣,以是得病,时僧二十五岁。罗令其隔壁泊宿,每以牛肉猪肚甘肥等品煮糜烂与之;且又好言慰谕之,更许与钞十锭作路费。明告其不望报,但欲求汝之性命耳。约半月余,察其形明复苏,与桃仁承气汤下之,皆是血块痰积,次日与熟干菜稀粥。将息又半月,其人遂愈。又半月,与钞十锭,僧人康复而上归途。

四、痰饮的心理疏导

痰饮是中医学中的一个重要的术语。它有两层含义:广义的痰饮指的是体内津液代谢失常,以致水湿异常停积凝聚的一种病理状态,它可见于多种病症的病变过程中。狭义的"痰饮"指的是一些以水液停聚为病理基础的疾病。需指出的是,水肿、鼓胀等虽也伴有水液的异常停积,然因历来的医学文献都有专篇论述,故不属狭义的痰饮范围。从现代看来,狭义的痰饮常见于诸如胃肠功能紊乱、渗出性胸膜炎、支气管哮喘、支气管扩张、慢性支气管炎等病的某些病理阶段。故有"怪病多属痰"之说。

《诸病源候论》曾指出:"痰饮者,由气脉闭塞津液不通,水饮气停在胸腑,结而成痰。"指出了聚痰成饮的病机关键在于气行失常。后世医家皆从此说,如何梦瑶在《医碥》中曰:"痰本吾身之津液,随气运行。气若和平,津流液布,百骸受其润泽,何致成痰为病?"痰饮的这一病机特点决定了它每可因情志异常,扰乱气机而发。明代医学皇甫中在其代表作《明医指掌》中,便以歌诀形式总结曰:"七情四气时冲逆,脾胃旋伤懒运行;胃口从此留宿饮,致令津液作痰凝;因而隧道皆壅塞,却是痰涎滞在经。"由于痰饮本身是病理产物,其停聚于体内可进一步引起各脏腑器官的功能失调,因此往往可继发地表现出种种症状和病理现象。张子和在《儒门事亲》中便归纳出痰饮的五十多种见症,足见其影响之广和临床之常见。

痰饮一证涉及现代医学的众多疾病,是许多疾病过程都可以存在的病理表现。在这些病症中,常见如胃肠功能紊乱、支气管哮喘、支气管扩张等已被现代研究或临床观察证明其发生、发展或复发常与心理因素有关。如胃肠功能紊乱常可由心理刺激而引起,又每每与情感波动相维系,更可因情绪不稳定而复发。中医理论所说的津液生成输布和排泄,尽管和现代医学提示的水液代谢机制不完全是一回事,但是两者所论及的对象却基本同一。众所周知,一般情况下神经和内分泌系统是水液代谢的主要调节者,是它们作用于靶器官后而影响着水液的吸收和排泄的。因此有理由推测异常的心理活动,可通过影响神经和内分泌功能,引起水液代谢失常。这也许可以部分地解释痰饮病症发生或复发的理化机制。当然须强调的是痰饮并不简单等同于西医学所说的水液代谢异常。

痰饮的治疗当以药物为主,宜抓住肺、脾、肾三脏,注重宣通三焦气机,亦可运用针灸、推拿等法。除这些常规疗法之外,其他一些治疗手段或辅助疗法也不容忽视。其中,首先须重视纠正患者的不良心理状态,特别对于那些每因情感波动而痰证或饮证复发者,更应努力帮助患者逐渐做到善于控制和稳定自己的情绪,以免病症加甚或反复发作。其次,可参照《诸病源候论》的宣导之法,包括"侧卧导引法"和"骛行气法"等以行为疗法配合治疗。

此外,张景岳介绍的方法亦可借鉴,其父四旬后的痰饮之疾,"呕酸胀满,饮食日减,眩晕不支,惊惕恍惚",百方治之无效。受启于张子和,琢磨出法,遂全不用药,但于五鼓睡醒时,仰卧用嗳提气,气有不充,则嗯气为嗳,随嗯随提,痰涎必随气至,虽最深之痰,无不可取。其后出者,形色臭,味甚,紫黑,酸恶不堪言。每吐后但以凉水一二口漱嗽解之,吐毕早餐摒五味,只用薄粥养胃气。行此法后绝不用酒。吐后自觉神气倍旺,不惟痰饮已除,一切内伤外感,无不尽却。而且延年,后至八旬外,犹能登山,及灯下抄录古书,无病而卒。此法合导引与吐法于一体,寓自我训练之意,故可参照、改进而试用之。

最后,痰饮患者还需注意适寒温、节饮食、戒烟酒,避免过劳过逸。临床可见,不少痰证或饮证患者每于寒暑交替之际,或过度劳累之后复发,更多的因饮食自倍、嗜烟好酒而成,故养成科学的摄身行为习惯至为重要。

附案:张千里治某患"烦劳伤阳,阳虚则饮现用种,都属痰饮为病。盖烦劳二字。原该劳心劳力而言,伤阳二字,亦不专指一脏一期之阳。唯共阳虚则水谷之入胃,输布代谢,曾乘其度。留酿饮油,阻通清阳,不能升降舒适,遂现诸病症。""病之由来积渐,非伊朝夕,未能欲速也。宜节劳怒,慎起居,下数月静养工夫,自可渐期康复。"同时疏以温阳化饮之剂。

五、胃脘痛的心理疏导

胃脘痛,又称胃痛或心腹痛,以上腹胃脘部近心窝处疼痛为主证。此病症临床十分多见,常可表现在急慢性胃炎、消化性胃溃疡、胃痛、胃神经官能症、慢性胰腺炎等病症中。

可引发此病症的原因很多,其中,精神刺激、情志波动是主要原因之一。《素问》便曰:"木郁之发,民病胃脘当心而痛。"意即忧思恼怒,可使肝木瘀滞,失其疏泄,甚者横逆犯胃,发为疼痛。陈无择亦说:"若五脏内动,泪以七情,则气瘀结聚于中脘,气与血搏,发为疼痛。"指出精神情感因素与胃脘痛发作之间的因果联系。《名医类案》卷六中载有胃脘痛之类病案近三十例,半数以上因情志剧烈波动而引发成复发,且许多患者有性情急躁、多怒、善忧愁等个性特点,足见此罹患病症与心理因素关系密切。

现代研究表明,当人们的情绪剧烈波动时,交感神经系统兴奋,儿茶酚胺释放增多,肾上腺皮质功能活跃。这些变化一方面可致胃肠蠕动异常而发为疼痛;另一方面又促使胃黏膜血管收缩,胃酸、胃蛋白酶分泌增多,胃黏液分泌减少,使黏膜受损,甚可引发溃疡而作痛。这些,可在一定程度上解释精神情感因素导致胃脘痛的理化机制。

鉴于上述原因,本病症的诊断除须辨明寒热虚实等躯体病变性质之外,还需努力分析对象的个性气质特点,弄清其精神情感状态,寻找出可能的致病性心理因素。

在治疗时,除需依赖药物进行讲证施治外,可适当地配合运用一些非药物疗法。如对于性格偏于急躁者,应配合运用语言疏导等法,注意调整其情性;对于善愁多虑,过于谨小慎微者,当多多开导,使之释脱。此外,对于胃脘痛反复发作,并查明胃酸分泌亢进或胃痉挛者,可试用生物反馈疗法,逐渐以习惯的行为来自我控制胃酸分泌,减少痉挛发生。对于那些长期从事紧张操劳工作而又好发胃脘痛者,还可以使用静默凝神疗法等来增加个体的潜能,提高自身的意识水平,从而降低疼痛发生率。最后,对于所有胃脘病患者来说,注重饮食,尽量避免剧烈的情感波动都是十分重要的,否则轻可复发加甚,重则甚可导致吐血、便血,乃至危及生命。

附案:罗谦甫治一廿五岁青年,体丰肥、奉养膏粱,曾因过食寒凉而胃脘当心作痛。后因"劳役烦恼,前症大作"。诊之手足稍冷,面色青黄而不泽,情思不乐,恶烦冗,食少,疼时发作,伴有冷汗出,脉弦细而微。罗氏制扶阳助胃汤、并用灸法,嘱其"或以惩忿窒欲,慎言节食",多管齐下,身心并治,后平复未发。

六、噎膈反胃的心理疏导

噎膈与反胃古代有时并称,有时又分别论之。所谓噎,指吞咽时哽咽不顺;膈为格拒,饮食难下,或食入即吐;反胃系食入之后,停于胃中,朝食暮吐,暮食朝吐。此类病症多见于食道和胃的功能性或器质性疾病中,包括部分食管癌在内。

古代医家已认识到此类病症系"食道窄隘使然"。然究食管窄狭之因,古代医家则认为大多与情志所伤有关。《素问·通评虚实论》指出:"肠塞闭绝,上下不通,则暴忧之病也。"

《景岳全书》亦认为:"噎膈一证,必以忧愁思虑,积劳积郁,或酒色过度,损伤而成。"《医宗必读》分析曰:"大抵气血亏损,复因悲思忧患,则脾胃受伤,血液渐耗,郁气生痰,痰则塞而不通,气则上而不下,妨碍道路,饮食难进,噎塞所由成也。"进一步提示因精神刺激而致肝郁气滞、脾呆气结,津液输布失常,聚面成痰,交阳食道的整个病机演变过程。

中医学所说的噎膈之证,大部分属于食管癌的范畴。我国五六十年代所做的食管癌普查发现本病患者中性情急躁者占多数,如山西省占56.5%、河北省占69%、东北地区占64.7%。食管癌患者中,半数以上在发病前半年曾有过重大的精神刺激或情感波动。这些数据足以说明精神心理因素是噎膈反胃等病症发生发展的主要原因之一。

噎膈等证在中医学中素被视作难治之顽症。由于它的病机特点是痰气交阻、瘀血内结,故以解郁、化痰、破结、行瘀等药物治疗为主要疗法。然而,本病又与精神情志关系十分密切,故调治精神,使患者保持良好的心境和稳定的情绪活动,就显得十分重要了。它有助于稳定病情,促进药物更好地发挥治疗作用,从而治愈或缓解病症。清代名医吴鞠通曾指出:"(此症系)性情之病,胸中须海阔天空,以进天和。"此外,生物反馈疗法对于部分患者亦有一定的疗效。

附案:陈氏,35岁。酒客,不戒于怒,致成噎食,其势已成,非急急离家,玩游山水,开怀畅送,断不以为功;盖无情草木,不能治有情之病。与进退黄连汤法。遵嘱调摄,且服药多日,遂愈。

七、痛泻的心理疏导

痛泻是指每因抑郁恼怒或精神过分紧张而引发的类似腹痛,痛即欲排便,便泄后痛减为主症的病症。中医学中,这类病症的机理主要被归为肝旺乘脾作泻。它可见于现代医学的肠易激综合征、慢性非特异性或溃疡性结肠炎等病症中。

中医学认为,大凡泄泻症,或多或少地与心理因素有关。而腹痛作泻,泻毕痛减,则必因于情志所伤。《景岳全书》认为:"痛泄之作,源于气滞为甚。"又说:"凡遇怒便作泄泻者,必先以怒时挟食,致伤脾胃,故但有所犯,即随触而发,此肝脾二脏之病也。盖以肝木克土,脾气受伤而然。"从临床上来看,这类患者病前常有焦虑、愤怒等情绪因素,且平素偏于抑郁。情志刺激每每使肝气失其疏泄,横逆犯脾,发为痛泄。发病时病症引起的痛苦体验加上原来的情绪因素,又常常促使病情恶化或持久不愈。关于此病症的现代机理,常与不良情绪引起的胃肠机能紊乱有关。

本病症的诊断并不困难,只要见到上述主症即可。有时,有些因精神情绪波动而出现,但不一定伴有明显腹痛的泄泻亦可归属于内。本病症的治疗有两大方面:一是稳定患者的情绪,包括松弛其紧张心理;二是抑肝扶脾,理气止泻,常用代表方为"痛泻要方"。稳定患者的情绪可分别选用养性疗法或畅情疗法等。前者多用于救治那些反复容易为情志所伤而发为痛泄之症者;后者可用于一般的痛泄患者之治疗或辅助疗法。

对于一些容易反复发作的患者,还需配合诸如语言疏导、合理情绪疗法、压力释放疗法等,以消除患者对本病的恐惧和不安,并努力转移患者对便意的过分关注。

附案:某男,30岁,研究生刚毕业不久,在某研究机构任职,认真拘谨且好胜心强。他一心想做点名堂出来证明自己,故很努力,起早摸黑,任劳任怨,且接受了不少研究项目的子课题。然而,周遭有了一些风言风语,自己承担的子课题又进展不顺;谈恋爱的对象又不理解他,眼睁睁地看着结题的时间越来越近,紧张、失眠、焦虑,某日出现腹痛,呈绞痛状,一痛即想上厕所,一阵水泻后腹痛即消失。初还可以忍受,不愿求医,但只要一紧张、一受寒,甚至一想到课题,迅即腹痛而泄。后实在不能忍受了,方求治。大便检查无异常。医生详细了解了病理过程后,一方面给予心理疏导,帮他分析病因,建议他网上查阅此病的相关资料;另外明确告诉他成功不在乎一年二年;并教该患者学会紧张时腹式深呼吸;叮嘱他注意饮食,胃不可着凉;劝告陪他来的恋人,给予关心,方疏以参苓白术散、痛泻要方合己椒苈黄丸加减。二周后复诊,已无腹泻,但胃脘部仍不适。以参苓白术散合痛泻要方调补善后。二月后痊愈,以后只是偶尔饮食不当会有腹泻。

八、便秘的心理疏导

便秘是大便秘结不通，排便时间长或排便时艰涩不畅的一种病症。它多见于各种急慢性疾病，多因情绪或行为因素导致。

张景岳最终把引起便秘之因归为阴阳两类。热性病过程中有火热之象而便秘的属阳结，其余皆属阴结。情志或行为因素失常所致的，多属阴结。《景岳全书》分析了此类便秘之特点，曰："大便本无结燥，但连日或旬日欲解不解，或解下些许而不能通畅，及其已解，仍无干硬，凡此数者，皆非火证，总由七情、劳倦、色欲，以致阳气内亏，不能化行……"气滞则通降失常，传导失职而秘结也。结合临床分析，除与心理因素关系十分密切的过敏性结肠炎每可伴有便秘或腹泻、便秘交替外，情绪因素或行为习惯异常是便秘之因，处于焦虑、紧张、抑郁或愤怒状态者。一方面，情感活动本身可通过自主神经机制影响胃肠蠕动；另一方面，人们此时常有意无意地抵制或忽略便意，以致拖延数日，终成便秘。一旦便秘，人们又畏惧排便之痛苦，一抑再抑，加重了排便困难，甚可发展成习惯性便秘。至于肠易激综合征和溃疡性结肠炎所致的便秘，则可参阅上述论述。

便秘的诊断并不难，但必须探究引起便秘的原因。这要从心身两方面做出考虑。一是明确为行为因素所致者，心理治疗和行为纠正就显得十分重要了。其包括向患者解释排便过程的简单机理，让患者明了自身情感因素或行为习惯在此症发生、发展或纠正中的重要意义；努力帮助患者建立起合理的饮食及排便习惯，包括每天定时如厕、多吃些纤维含量高的食物等。生物反馈疗法治疗本病则效果明确且较持久。此外，运用调情疗法等改善或纠正其不良精神情感状态等也有意义。

有严重便秘者，可在运用中医药治疗的同时，配合上述方法，并嘱患者一旦大便比较通畅后，便逐步减少对药物通便的依赖性，借助饮食与行为调整来巩固疗效。

附案：一女改醮，乘轿劳倦，加以忧惧，成婚之际，遂病小腹胀痛，大小便秘结不通。医以硝黄三下之，随通随闭，病增胸膈胃脘胀痛，自汗食少。汪石山诊之，曰：此劳倦忧惧伤脾也。今用硝黄，但利血不能利气，遂用人参、当归、陈皮、枳壳、黄芩等，煎服而愈。

九、胁痛的心理疏导

胁痛是以一侧或两侧胁肋疼痛闷胀为主要表现的病症。它多属主观自觉症状，临床十分常见。除部分系外伤所致其余多见于抑郁症等神经症和部分肝胆疾病中。

中医学认为，此症主要是肝胆病变。《灵枢》曰："邪在肝，则两胁肿痛。"《景岳全书》则从临床实际出发，将此症的病因分为外感与内伤两大类，并认定"内伤胁痛者十居八九。"《证治汇补·胁痛》指出:"因暴怒伤触,悲哀气结,饮食过度,风冷外侵,跌扑伤形……或痰积流注,或瘀血相搏,皆能为痛。"结合临床来看,属心因所致的胁痛其病机大多为肝郁气滞,因两胁为肝之分野,故表现为胁肋闷胀疼痛,同时常伴有嗳气频作、善太息、纳呆、情绪不畅等。《金匮翼》分析说:"肝郁胁痛者,悲疑恼怒,郁伤肝气。"从现代来看,此症除部分与肋间神经损伤、肝胆肿大或炎性刺激及癌变有关外,大多系自主神经功能异常所伴随的自觉症状,不一定能找出特定的躯体病变。

胁痛诊治首先必须明确病因,若见胁肋胀痛每随情志波动而增减,患者平素又偏于抑郁内向,境遇欠佳者,多属心身症。但同时还需要注意有没有诸如肝胆肿瘤、炎症等器质性病变存在。中医治疗可以疏肝理气、祛瘀止痛等药物治疗为主,辅佐畅情养性、情趣等心理疗法;亦可以语言疏导、宣泄疗法等为主。此外,生物反馈、气功和针灸推拿都有明显的疗效。培养自己多方面的兴趣,善于寻求心理宣泄的途径,以保持心理平衡,情绪稳定,是预防本病的关键。

附案:崔百原公者,年四十余,为南勋部郎。患右胁痛,右手筋骨俱痛,艰于举动者三月,诸医作偏风治之不效。孙一奎诊之,视其色苍,性多躁急,脉弦滑而数。断为湿痰风热为痹,以二陈汤加味。并劝公请假缓治,嘱其"嗔怒,内观以需药力。"且开导曰:"内观当以正心为主。正之为义,一止而已,止于一,则心定而妄念不生。患者听从,上疏请告,如法调养,半年而病根尽除。"

十、积聚的心理疏导

积聚是指腹内结块,或痛或胀的病症。积聚虽并称,但两者有区别。积为腹内有形之块,固定不移,痛有定处;聚是无形之包,时散时聚痛无定处。一般说来,聚症较轻,病机在气,为时尚暂;积病较重,病机属血,为病多久。中医学中尚有癥瘕、癖块、痞块等称谓,大多也属于此症范畴。它涉及现代医学中各种腹部可见结块的病症。

积聚可见于多种病症中,故其病因也较复杂。既可因饮食所伤,肝失疏泄。《金匮翼·积聚统论》便指出:"凡忧思郁怒,久不得解者,多成此疾。"《灵枢》亦曰:"卒然外中于寒,若内伤于忧怒,则气上逆,气上逆则六俞不通,温气不行,凝血蕴裹而不散,津液涩渗,著而不去,而积皆成矣。"阐述了心因的诱导触发作用。就病机而言,此症每每表现出心因(或其他因素)-肝郁气滞-气结成"聚"-气血凝聚成"积"的发展过程。郁、聚、积常是本病病理变化过程中的三个发展阶段。积聚一症,部分属于原因尚未十分明确的胃肠神经官能症,部分系肝炎胆道疾患、肝硬化、腹腔肿瘤、疟疾反复发作或其他因素所致的脾肿大、内脏下垂和肠梗阻等病症的症状或体征表现。这些病症大多与心因有关,有些本身即是典型的身心病症。

积聚一症的治疗,当分别不同阶段而处理之。病属初起,或为聚之始,可以疏泄畅情等心理疗法为主,佐以药物疏肝理气;聚成而较甚时,当以中药疏肝行气,散聚止痛为主,配合些心理治疗;病已成积,当药物调补为主,不可任用攻伐行散之品,此时心理疗法的重点在于保持患者的精神舒畅,尽可能避免情感剧烈波动,以避免病情恶化。此外,气功、静默疗法等都可参佐选用。

附案:息城司候,闻父死于贼,乃大悲。哭罢,便觉心痛,日增不已,月余成块,积于心下,状若覆杯,大痛不任,药皆无功。乃求张子和。子和至,适巫者在其旁,乃学巫者,杂以狂言,以谑病者。至是大笑不忍,回面向壁,一二日后,心下结硬皆散。

十一、鼓胀的心理疏导

鼓胀是对腹部胀满、膨隆如鼓一类病症的命名,以腹部胀大、皮色苍黄、脉络显露为特征。因病机的不同,前人有气鼓、血鼓、水鼓、虫鼓、食鼓之分。然此数者往往互为因果,常难截然分开。现代医学的肝硬化、肝癌、腹腔内肿瘤、结核性腹膜炎等疾病所致的腹水等均属鼓胀范畴。

鼓胀的病因是多方面的,精神情感因素在其发生发展中起重要作用。《中医内科学》把"情志郁结,气失调畅"列为本病的第一主因。朱丹溪亦认为:"七情内伤……饮食不节,房劳致虚,脾土之阴受伤,转输之官失职,……遂成胀满。"《沈氏尊生书》则强调:"鼓胀……由怒气伤肝,渐蚀其脾,脾虚之极,故阴阳不交,清浊相混,隧道不通……故其腹胀大。"结合临床来看,此症病因病机大多为长期的情志郁结,日久,引起肝脾肾功能失调,气血津液输布失常,几者胶着郁结,遂为鼓胀。

现代研究表明,当人的心境不良,情绪低落时,免疫系统机能低下,感染肝炎、结核等病的可能性大增。患有这些疾病后,再逢忧愁思虑、恐惧不解等,更使病情迁延不愈,最终可发展成肝硬化、肝癌或结核性腹膜炎等,从而出现腹水症。因此,此类病症的发生发展过程中直接或间接地受精神因素的影响较大。

鼓胀多属本虚标实,治疗应以药物为主。当审度虚实,分清气结、血瘀、水泛之主次和因果;辨明寒热及脏腑归属;分别可选用疏肝健脾、消积遂水、清热祛瘀、养血滋阴等法。因鼓胀与精神情感因素关系甚密,故常需配合运用一些非药物疗法。临床上,一些肝硬化或肝癌患者,未确诊前情绪较好,病情往往发展缓慢,药物治疗亦尚佳;一旦确诊后,剧烈的精神刺激使他们情绪一落千丈,病情大多明显恶化,或迅速死亡。而医学知识贫乏,不了解肝硬化或肝癌严重后果者,即使确诊后病情发展也常较为缓慢。因此,治疗时必须充分考虑患者的心理状态和有关的社会文化因素,选用相应的心理疗法,特别是对那些忧虑疑病情绪严重者,要实施必要的保护性医疗措施,并善于运用语言疏导情感支持等疗法着重消解其精神负担,以改善其恐病心理。其次,本症的治疗常较错综,尚无有效的根治手段,故气功疗法、生物反馈疗法和暗示疗法等都可使用。

附案一：一妇人因丧夫悒郁，腹大如鼓，腰平背满脐突，四肢瘦削，卧则不易转侧。召余听鸿诊之，曰："此乃木乘土位，中阳不运，故腹硬四肢不胀也，中虚单腹胀证。虽诸医束手，症尚可挽。"急宜理气疏肝，温中扶土，进六君子加味百余剂，再服禹余粮丸、金匮肾气丸，而愈。

附案二：一妇患鼓胀，大如箕、垂如囊，立则垂坠，遮搁两腿。汪石山诊之曰："腹皮宽缒已定，非药可效，惟宜安心寡欲，以保命耳。"

十二、血证的心理疏导

血证指血不循常道，或上溢于诸窍，或下泄于二阴，或渗出于肌肤所形成的病患。故其范围甚广，凡以出血为主要表现的病症，均可纳入其间。内科常见的有咯血、吐血、便血、尿血、齿衄、鼻衄和紫癜等。这些，可见于现代医学所说的多种疾病过程中，是临床常见之症。

引起血证的原因很多，而且不同部位的出血常病因不同。然而，中医认为气能行血、摄血、生血，气血关系十分密切。情志波动首先影响到气，所以境遇情志因素每可通过干扰气行而引发血证。故虞抟有"人身之气血者情性之所依附"之说。《景岳全书·血证》也指出："有以七情而动火者，有以劳倦色欲而伤阴者，……或纵饮不节而火动于胃者……是皆动血之因也。"其中，咯血、吐血、衄血、便血等与情志波动的关系更为密切。《黄帝内经》指出："怒则气逆，甚则吐血。"绮石也说："（咯血）多因情志拘滞，遇事而忧，或郁怒伤肝，或忧愤伤心，不能发泄而成。"并指出，此病"拂郁愤怒，则随触随见"。《济生方》则认为，吐衄所致之由，"或饮啖辛热，或忧思恚怒"。总之，出血一证常因精神和行为因素所诱发或导致，每每以气机逆乱、化火灼络和心、肝、脾三脏功能失常为其病机特点。

现代研究表明，心理因素导致出血，常常通过神经生理和内分泌等机制。实验研究证实处于心理应激状态的小鼠，很易发生胃溃疡和出血情况，这常和应激状态下神经体液等的剧烈变化有关。临床上，心理应激引起的咯血、吐便血（应激性溃疡出血），以及因情绪过分激动，特别是勃然大怒等所致的咳血、吐血及脑溢血和过于悲伤引发的出血等均很常见。支气管扩张和肺结核病过程中的咯血，不下半数是由情志波动诱发的。孺妇皆知的历史传说"三气周瑜"和《红楼梦》中林黛玉之死，均与心因所诱发的血证有关。

血证由于涉及较广原因较多，病机复杂，故治疗上不可一概而论。药物治疗以治气、治火和治血为三大原则。治血可采取唐宗海提出的止血、消瘀、宁血、补血四大步骤。其中，对于上部出血，特别是吐血，缪仲淳归纳的行血、补肝、降逆三要法也有着重要参考价值。然而，血证治疗中不可忽视的是心理行为、情境疗法等。叶桂曾指出："失血之症，皆缘性情内起之病，草木难以奏安。"当注重"药饵以外工夫"。清代医家黄锦芳就吐血一症的治疗强调说："先宜息气凝神，节劳欲以立其基;次宜节饮食以保其脾;终宜调寒温以补其肺,然后随病症之虚实寒热,用药饵以调其偏。"

"血宜静而不宜动",故调治血证,首先当借助心理疏导或畅情、养情等法,使患者力戒恼怒激动,避免剧烈的精神波动和心理应激。叶桂治娄氏因"思虑太过,心阳扰动"而致失血时,便嘱其"归家谈笑怡情可安"。

其次,可佐用情境疗法,适当调整患者的生活和居住环境。叶桂治顾氏"劳心,神耗营损,上下见血",曰:"无却病好药。欲冀其安,须山居静养,寒暑无害,方得坚固。"寓有情境疗法之趣。

最后,还可结合气功、坐禅等疗法。叶桂在治疗陆某吐血一案时便指出:"是本身精气暗损为病,非草木攻涤可却。山林寂静,兼用元功,经年按法,使阴阳渐交,而生生自振。徒求诸医药,恐未必有当。"

只有将上述诸疗法与药物、针灸、食疗等有机地结合在一起,综合地灵活选用,血证的防治才能效果理想。

附案一:某男,25岁,因持续排油样便两天,为某院收治。既往无胃痛、嘈杂、反酸史,无家庭史,无暴饮暴食及过量饮酒史。入院后第二天晚上出现血便伴休克,血压下跌,行急诊手术。见胃、十二指肠广泛的炎症、伴黏膜浆膜水肿、糜烂。做了胃大部分切除术。初对其发病及病情进展之迅猛颇感不解,经追问病史,始如心理应激所致。发病前两周,其父因脑血管意外,猝然死于学术讲坛上,患者幼年丧母,无兄弟姐妹,家中尚有一耄耋之年的祖父。患者与父感情笃深特定的家庭环境及早年经历,使之养成了刚毅、忍耐、吃苦、自尊的性格。突如其来的打击,出于对祖父的照顾,患者强忍悲痛,没将内心剧烈的矛盾冲突诉诸他人,终于导致心身损伤,引发了消化道大出血。

附案二:清代名医俞震自述,幼年患咯血症,24岁时更剧,于是忧病畏死,苦不可言。一友劝阅内典,遂取《楞严经》等潜心研究,后又广求释儒经典读之,且实力遵行,日久,竟别有一番境界,顿忘所苦……死之念涣然冰释,淫欲之梦,绝不复作矣。从此泰然自得,自无恼怒,自不急躁,惟戒烟酒,畏色如蝎。二年而诸病瘳,三年而儿女育。此系借助儒释之道,摄身养性,以治愈咯血之顽症。

附案三:当代著名儿童教育家孙敬修,童年时不慎自伤,长期吐血,每到凌晨三点就吐血。其母无钱给他医治,十分着急。年幼的孙敬修一到凌晨三点就紧张。一天,母亲守护着他,眼看钟又要敲三点了,一怒之下把钟拨快一小时。这时,患儿醒来,见钟已四点,便问母亲为什么还没吐血。其母灵机一动答曰:"你的病好了,你看都四点了,你还没有吐血。"自那以后,其病果真逐渐痊愈。

十三、中风的心理疏导

中风,又名卒中。因本症起病急骤,变证多端,传变迅速,与风之善行数变特性颇为相似,故名之。本症以卒然昏仆,不省人事,伴口眼歪斜,半身不遂,语言不利等为主症。多发于四旬之后。从现代看来,它包括脑出血、脑血栓、脑栓塞蛛网膜下腔出血、脑血管痉挛、病毒性脑炎、面神经麻痹等病症中的部分情况。

中风的病因较为复杂,情志所伤和饮食不节摄养不当是主要原因之一。《素问》曰:"大怒则形气绝,而血菀于上,使人薄厥。""薄厥"即中风的早期别称。刘河间也指出:"多因喜怒思悲恐之五志有所过极而卒中者,由五志过极,皆为热甚故也。"《景岳全书·非风》中更强调:"凡病此者,多以素不能慎,或七情内伤,或酒色过度,先伤五脏之真阴……阴亏于前而阳损于后,阴陷于下而阳乏于上,以至阴阳相失,精气不交,所以忽而昏愦,卒然仆倒。"这些论述都提示了心理和行为因素在本症产生及发展中起着重要作用。究其病因病机,主要在于患者平素心理、行为不健康,或久病及老衰,以致气血亏虚,心、肝、肾三脏阴阳失调,若复遇恼怒忧思、狂喜恸哭,或房室劳累、贪杯肆食、外邪侵袭,即可促使阳升太过,引动肝风,旋致血随气逆,挟痰迫火,上蔽清窍,发为卒中之症。

此外,中风患者在体质和人格上也有一定特点。《素问·通评虚实论》明确指出:"……仆击、偏枯……甘肥贵人则高粱之疾也。"古代医家又认为:"此病血肉之君,恣欲而不从于理者多有之。"分析各家医案,患者每每属于肥胖痰湿之体,性格偏于急躁、易怒、任性、恣欲、偏执而不从于理或操劳焦虑。这些体质和性格特点常导致阴不制阳,肝风易于升动,以致引发本症。

中风一症多与现代所说的脑血管意外有关,其中大半是脑出血等。现代研究表明,行为和心理因素是这类病症发生发展的主要原因或重要诱因之一,而此证又是现代人最常见的死亡原因之一。

研究已十分明确,中风症,防重于治。因为一俟卒中,轻者留下众多后遗之症,颇难调理康复;重者就此夭亡,甚至医家未及疏方,患者一命归西天。《素问·玄机原病式》便指出:"暴病暴死(指中风),火性疾速故也,斯由平日衣服饮食、安处动止,精魂神志、性情好恶,不循其宜,而失其常,久则气变兴衰而为病也。"故平素必须注重调摄,尤其是对于四旬开外的肥胖之人,更需注重。对此,《卫生宝鉴·中风门》指出:"凡人初觉大指次指麻木不仁或不用者,三年内有中风之疾也。"《证治汇补》说得更明确:"平人手指麻木,不时眩晕乃中风先兆,须预防之,宜慎起居,节饮食,远房帏,调情志。"一般来说,有中风先兆或可能者,宜参照《证治汇补》所言,注重心理健康和行为调摄,力戒剧烈的情感波动和起居无常、烟酒过度、纵腹恣欲、寒温不适等。此外,还应适当地进行太极拳、气功等身心锻炼。对于卒中已发之人,急诊期可以药物治疗为主,辨证施治。然而,即使这样,亦不可忽略心理和行为调摄。清代名医张璐论及中风治疗时便强调:"但不能薄滋味,远房室,则药虽中病,终无益治疗也。惟智者以善调摄为第一义。"对于中风患者恢复期后遗症的治疗,也需注意这一原则。同时也可配合针刺、推拿等法,以及试用气功和生物反馈等。

总之,须身心并调,以防中风复发。

附案:薛生治某公,"上年起病,食物不美。头晕耳鸣,足力痿软。年周甲子,向老日衰,下元元气渐漓,水乏生木之司,液少则肝木内风鼓动,木乘胃土,必食无味;风阳上攻巅窍,上实下虚……是症倘加暴怒烦劳,必有卒中之累。戒酒肉浊味,上气肃清,填下元痰火阻碍;清闲怡悦,五志气火不燃,内起之病,关系脏真,不徒求于药也"。药以益肾凉肝为主。

十四、厥证的心理疏导

厥证是以突然晕倒,不省人事,四肢逆冷为特征的病症。轻者一般短时间内逐渐苏醒,不留下偏瘫、失语、口眼歪斜等后遗症;重者常一厥而亡。临床上又有气、血、痰、食等厥之分。厥证大多见于现代医学中多种原因引起的昏迷、休克、虚脱等病症及某些精神疾病和癔症。

厥证的病机关键是气机骤然逆乱,升降乖戾,阴阳之气不相承接。而其起因大多和精神情志因素有关,且有着一定的体质人格特征。如气厥主要源于恼怒惊骇,致使气机逆乱,上壅心胸,蒙蔽窍隧;或素有气虚,复因悲恐,气陷于下而失其常序。故有时其又被称作"气中"气恼等。血厥则多缘暴怒,肝阳素亢之体复遇大怒,"大怒则形气绝,而血菀于上,使人薄厥"。痰盛之体,痰浊内阻,气机本即不利,偶因情志波动,痰随气逆阻闭清窍,猝然眩仆而为痰厥。食厥异常因饱食后,骤逢恼怒,气逆夹食所致。

由于厥证是大类疾病的伴发症状,故其机理并不是单一的。其中癔症性精神性昏迷系心因所致,自不待言。占厥症中的很大比重的是急性心肌梗死,其大多由情绪激动所致。据报道,美国某州每10场重要的篮球比赛中,平均有3名观众突发急性心肌梗死(厥);重大而激烈的世界杯足球比赛,观众因过分激动而厥逆猝死者,屡见报端。这主要因于剧烈的情绪反应或心理应激,通过大脑皮层或皮层下中枢,严重干扰了内脏神经、血管神经和循环系统及内分泌系统功能,使之处于极度紊乱状态之故。

因厥证病情常较急重,故急性期当迅捷采取综合措施。除癔症之外均应以药物为主进行抢救,并保持其绝对的精神安静、情绪稳定和卧床休息。此外,此证要紧的是预防。而预防的主要措施在于心理调摄和行为纠正。应当努力避免剧烈的社会心理因素对有发病可疑或先例先兆的对象的刺激,包括防止过于兴奋、过于激动、过于紧张、过于疲劳等。其次,当努力纠正患者或有发病可疑者的人格或行为特征纠正其性格特点,使之趋于稳健、冷静、沉着。对于为内心种种矛盾所困者,又当培养其兴趣爱好,转移其性情,解脱其内心的苦恼,以防范气机逆乱在先。

附案:顾仲恭先因失意久郁,及平日劳心,加之房事稍过,致心肾不交,发为厥症。时觉左足五趾麻冷,倏已至膝,便不省人事,良久而苏,乍醒乍迷,一日夜十余次,缪仲淳诊之云:"夫志气不遂则心病,房劳不节则肾病,心肾交病则阴阳将离,离则大病必作,以二脏不交故也。法当清热补心,降气豁痰以治其上,益精强肾,滋阴增志以治其下,……平居应独处旷野,与道流韵士讨论离欲之道,根极性命之源,使心境清宁,暂离爱染,则情念不起,真精自固,阴阳互摄而形神调适矣。"

十五、郁症的心理疏导

中医学中"郁"有广义、狭义之分。广义之郁指的是疾病的病机特点,王履所说的"凡病之起也,多由乎郁。郁者,滞而不通之义"便是就各种疾病在不同程度上存在的气机郁滞这一病机特点而言的;狭义之郁指的是一类由精神情绪抑郁所引起的病症,古医家有时称之为"情志之郁""因郁致病"。如张景岳便说:"至若情志之郁,则总由乎心,此因郁而病也。"这类病症临床相当常见,外延甚广。其中,既包括现代医学所说的部分神经症、癔症、抑郁症和某些抑郁性精神病,又有不少属于心身病症。本节所讨论的,就是狭义的郁症的病因病机和防治等问题。

郁症的病因是明确的,总由乎情志不舒。各种类型的劣性情感活动均可导致郁证。其中,张景岳归纳出有以下三种最为多见:"一曰怒郁,二曰思郁,三曰忧郁"。"如怒郁者,方其大怒,气逆之时则实邪在肝,多见气满腹胀,及其怒后而逆气已去,惟中气受伤矣,既无胀满疼痛等症,而或为倦怠,或为少食,此以木邪克土,损在脾矣。""又若思郁者则惟旷女嫠妇及灯窗困厄,积疑在怨者皆有之。思结气结,结于心而伤于脾也,及其既甚,则上连肺胃而为咳喘,为失血,为隔噎,为呕吐;下连肝肾为带浊,为崩淋,为不月,为劳损。""又若忧郁病者,则金属大虚,本无邪实,此多以衣食之累,利害之牵,及悲忧惊恐而致郁者,总皆受郁之类。"其亦可伤及脾肺肝肾,表现出众多症候。此外,各种不良心境持续日久也都可导致郁症。

郁症为病机,早期以气滞为主,多病在肝。《医方论·越物九》便说:"凡郁病必先气病,气得流通,郁于何有?"稍后,气滞日久,可横逆,可化火,可伤阴,可致血瘀痰阻,最终可损及诸脏,成为虚劳,或引发癥瘕积聚等顽疾。郁症临床常见的主要表现有抑郁不乐、精神不振、胸胁胀闷疼痛、纳呆、善太息、常嗳气吞酸等。

从现代认识来看,部分郁症早期的理化改变主要是植物神经功能紊乱,表现为交感和副交感及迷走神经之间的协调与拮抗失常,并伴有某些内分泌(如褪黑色素等)的异常。国内综合性医院门诊患者中,郁症或忧郁症表现者甚多,不少其他病症的患者在其病变过程中大都也经历过这一阶段。调查表明,大城市白领人群中其比例可高达 4% ~10%;有抑郁倾向者冬天更可翻一番,甚至高达 20% 左右。这可能与我国国民性格偏于内向有关。因此,加强对抑郁郁症的研究和防治,具有十分重要的意义。

郁症的治疗应以药物与非药物疗法密切配合,且早期应以心理治疗为主,甚可纯用心理疗法。如华岫云说:"郁症全在病者能移情易性。"当然,当躯体病变较明显且顽固时,适当地运用针药等更有助于本病之恢复。

郁症的治疗必须注重心理疏导,用语言等消除或减缓其不良心因。此外,以情胜情等疗法,对于郁证,特别是那些处于不良心境或劣性情感状态的患者,具有十分重要甚至是无法替代的治疗作用。它每可暂时地改善患者的情感状态,使疾病的治疗出现转机,甚可因此而基本痊愈。

用幽默疗法、戏谑疗法和语言疏导疗法等调节患者情性,使其怡悦开怀,从不良心境或情感状态中摆脱出来,是郁症治疗的有效手段。叶桂《临证指南医案·郁症》门下收录的数例验案中,一再提及"惟怡悦开爽,内起郁热可平""各宜怡悦开怀,莫令郁痹绵延""必得开爽,冀有向安,服药以草木功能,恐不能令其欢悦"等。如叶桂治张某,因"情志连遭郁勃"而发为郁证,见中热内蒸、舌绛、干燥心动悸等,治时即强调"务以宽怀解释",消除其心因。可以说,此乃治郁之首务。

培养患者琴棋书画、钓鱼养花、游玩饲鸟等兴趣爱好,被称为情趣疗法,它可以陶冶人的情性,使之在不良社会或心理因素刺激时,能够自我的、较快地借助多种兴趣途径来转移自己的思虑中心,从而容易取得心理平衡。因此,此类疗法对抑郁症的治疗和预防,均有一定的作用。

此外,气功、太极拳和生物反馈等疗法对干郁症的防治皆有积极意义,值得运用。

对于较为严重的郁症患者,药物治疗是必需的,中医学总以辨证用药为主,兼以振奋肝心之阳气,疏解肝郁。一旦中药疗效不够迅速,还可短期配合抗抑郁之药。

附案一:窦材治某患,因功名不遂,发为郁症,见"神思不乐,饮食渐少,日夜昏默,已半年矣,诸治不效。此药不能治。令灸巨阙百壮,关元二百壮,病减半。令服酒,一日三度,一月全安"。《续名医类案》作者按曰:"失志不遂之病,非排遣性情不可,以灸法操其要,醉酒陶其情,此法妙极。"

附案二:叶天士治某患,曾泻血五月,血止即患咳,左胁下有形如梗,身动行走,必眩晕欲仆,食减脉虚,症为郁劳。因惊恐忧劳所伤。阳失阴恋。现已四旬以外,生气已浅,非治病可却。春夏身中真气,不耐发泄可知。摒绝家务,开怀颐养,望其病缓。并疏以补益肝肾之剂。

十六、眩晕的心理疏导

眩晕是临床常见的自觉症状,"眩"是指眼花,"晕"则指头晕,二者常并见故统称之。古医籍中尚有"头眩""掉眩""眩冒""目眩"等称。它可见于现代医学以下几类病变中:周围性眩晕,包括梅尼埃病迷路炎、内耳药物中毒、位置性眩晕等;中枢性眩晕,包括颅内血管性疾病、占位性疾病及感染性疾病等;其他原因所致的眩晕,包括高血压、低血压、贫血、发热、肾炎、外伤等。此外,尚有典型的心因性眩晕。

如不少女子见血便"晕",中医学称为"血晕",有的则处于某特定情境中便眩晕发作,诸如此类。

眩晕的发作与精神情志的关系十分密切。《黄帝内经》指出:"诸风掉眩,皆属于肝。"肝为将军之官,性喜条达而恶抑遏,维系着人的精神情志活动。情志不遂,每先伤肝,致肝气郁结,逆而化火生风,上扰清窍,常可发为眩晕。《名医指掌》指出:"七情郁而生痰、动火,随气上厥,此七情致虚而眩晕也。"一般说来,眩晕之好发,还有体质和人格方面的某些因素。其中,就体质而言,有两类情况:一是偏虚,多见血虚或上气不足,故有"有虚不作眩""眩晕生于血虚"之说;一是偏湿重,故有"无痰不作眩""头风眩晕者多痰涎"之说。就气质性格而言,又以偏于抑郁、内向、弱而不稳定型者较为多见。

就最为常见的梅尼埃病和高血压性眩晕机理而言,有关研究表明,外界的不良刺激,引起长时间强烈和反复的精神紧张或焦急、忧虑、烦躁等情绪波动,使大脑皮层的抑制和兴奋过程紊乱,失去对皮质下中枢的调节控制。当皮质下血管舒缩中枢产生长期固定的以收缩冲动占据优势的兴奋灶时,可引起全身小动脉痉挛和周围阻力增加而使血压升高。血压升高时内耳迷路动脉又易发生痉挛,继而使内淋巴液产生过多或吸收障碍,导致迷路水肿及内淋巴系统压力增高,内淋巴腔扩大、内耳末梢器缺氧等变性,从而出现眩晕症状。原发性高血压病和梅尼埃病见眩晕一症的机理大致在于此。其他如脑动脉硬化、低血压贫血等所出现的眩晕,有时也常常与情绪因素造成自主神经或血管运动神经失调,引发脑血管痉挛或供血不足、缺氧有关。

眩晕的药物治疗可据证情分别以平肝潜阳、益气补血、滋阴补肾、益气升阳、理脾化痰等法为主。此外,还必须注重心理治疗,《中医内科学》指出此症患者"平时宜节肥腻酒食,忌辛辣,戒躁怒,节房事,适当增加体力活动,锻炼身体"。一般说来,此症患者偏于抑郁者较多,常对自身症状特别注重,故应以语言疏导、移情易性培养多种兴趣爱好等多种方法使之心情愉悦、注意焦点转移,可起到很好的治疗效果。而对部分性情急躁,表现为肝火旺、肝阳易上亢者,又须劝导其注重自我情感调控,帮助寻求较多的宣泄途径。此外,气功、生物反馈疗法等都有积极的治疗意义,甚至属于求本之治。

附案一:陈琳,广陵人,精于文。尝为袁绍移书曹操,历数操之罪状。操先苦头风眩晕,是日疾发,正病卧于床,间毕檄文,翕然曰:"此愈我疾矣。"眩晕竟除。究其病愈之由,一为历数其过而激怒异常,二为琳之绝世文笔而惊叹,错综的激情之下,头风旋愈。

附案二:道林蒋先生偶抱疾病,岁乙亥病益甚,眩晕哕呃,几不起。先生乃弃医药,借寓道林一室,只以一力自随。闭目迭足,默坐澄心,常达昼夜,不就席。一日忽香津满颊,一片虚白,炯炯见前,猛然有省之间,而沉疴已霍然去体。

十七、不寐的心理疏导

不寐是指经常性的睡眠减少，包括不易入睡，或寐而易醒，醒后再度入睡困难，甚或彻夜难眠等。古医籍中尚有"目不瞑""不得眠""不得卧""不眠""少寐""失眠"等名称。此症可见于神经官能症、更年期综合征、冠心病、贫血等多种病症过程中，也可见于无病的亚健康者。

引发不寐的病因甚多，精神情志因素是主因之一。大凡各种情志波动，稍剧烈者都可导致失眠。张景岳便指出："饮食忿怒之不寐者，此皆内邪滞逆之扰也。"又曰："思虑劳倦，惊恐犹疑，及别无所累而常多不寐者，总属真阴精血不足，阴阳不交，而神有不安其室耳。"此外，素体怯弱，善惊易恐者，一俟精神紧张或遭受惊吓，异常终日惕惕，发为不寐。故《沈氏尊生书》有曰："心胆俱怯，触事易惊，梦多不祥，虚烦不眠。"总之，不寐之症的病理机制大致有气郁化火，扰动心神；思虑耗血，心神失养；心胆气怯，惊而神摇和素体阴虚火旺，心肾不交等多类。此外，此症患者还常有着一定的人格特征，多表现为焦虑烦躁，对某些事情过于认真和计较，抑制过程偏弱等。

不寐在神经症特别是焦虑症患者中很常见，有的学者认为它的成因在于神经能量的减低，这种减低一方面与素质有关，另一方面与长期的情绪紧张或过度劳累有关。不寐还可见于其他一些疾病中，《内科疾病鉴别诊断学》把伴发于各种疾病中的不寐、头晕、烦躁等症统称为神经衰弱综合征。虽神经衰弱综合征这名称有点不妥，但这类综合征的产生及不寐之症的出现，与患者的身心素质、精神、心理与情绪变化及环境因素等有关，却是不争的事实。

临床上，不寐患者还常伴有眩晕、头痛、多梦、心烦、疲乏、注意力不集中、记忆力低下等。治疗除针对性地选用养血安神、疏肝解郁、交通心肾、镇静宁志等药物外，还应特别注意运用心理疗法。由于几乎所有的不寐患者都有焦虑状态，故运用语言疏导等法消解其烦恼，释脱其精神负担，祛除其思想顾虑，避免其情绪激动是首先要考虑的。其次，可运用行为疗法帮助患者纠正不良的摄生行为，教促其养成按时睡觉的习惯；做到睡前不吸烟，不喝酒和少喝浓茶等刺激性东西；不要谈论易使自己过于兴奋的话题。在条件许可的情况下，可改变一下生活或工作环境。鉴于此类患者大都白昼精神萎靡、昏昏欲睡，兴奋性不高，这使得晚间的抑制过程更难全面，形成了恶性循环，故指导患者白昼多做些体力劳动，包括坚持进行一些力所能及的体育运动，很有好处。这样每能使抑制与兴奋过程趋于协调、正常，从而有效地克服睡眠障碍。再者，气功静默疗法、意识疗法（包括自我暗示）和生物反馈疗法都可改善睡眠状态，可选择使用。生物反馈疗法人们运用较多。对于伴有紧张情绪的失眠患者，可使用肌电反馈放松训练；而对那些不伴有焦虑的患者，可以进行脑电反馈训练。脑电反馈训练有两种方法，一是进行感觉运动节律训练；二

是训练产生 β 脑电波,都有较好的疗效。

最后,对于那些顽固的入睡困难者,还可指导其使用"凝视入睡"法。当无法入睡时,可努力睁大双眼,直目凝视黑暗中的某个目标,排除其他意念,只是试图看清它,坚持数分钟后就会觉得眼皮困沉抑制过程渐渐弥散,逐步进入梦乡。此法的关键在于凝视此物勿移,努力借此排除其他杂念,以单一的刺激引起疲劳。

附案一:某女性,年 14,初中生。平素好静,性格内向。因担忧升不了高中而焦虑失眠,已年余,常彻夜难眠,每晚只能睡 2~3 个小时,伴头晕乏力、口干面苦、五心烦热等。经中西药物多方调治无效。邀余诊治,令其回老家乡下调养一月,嘱其勿思升学等事,保持心情愉悦,多参加些力所能及的体力活动。一月后归来随访,未进药物,病已痊愈。

附案二:某患"七情抑郁、思虑伤脾,心营耗散,气郁不好,以致不寐;胆怯迟疑不定,肝木作胀,时时哕气。"何书田诊治,曰:"能舒怀抱,戒烦恼,服药方许奏效。"药用加味归脾汤。

十八、奔豚的心理疏导

奔豚指的是患者自觉有气从少腹上冲,过胸抵咽的一种病症。由于气冲如豚之奔突,故名奔豚,又叫气冲证。此病发作时患者常自述有气从少腹上冲,直达胸肋或咽喉,并可伴有腹痛、胸闷、气急、心悸惊恐、烦躁不安,甚者抽搐厥逆等。此病首见于《金匮要略·奔豚气病》篇,好发于妇女。其中,大部分属于现代医学所说的神经症或癔症范畴。

对于此病的病因,古今医学认识是一致的。张仲景指出:"皆从惊恐得之。"《诸病源候论》也认为:"夫奔豚气者,肾之积气,起于惊恐忧思所生。若惊恐则伤神,心藏神也;忧思则伤志,动气积于肾而气上下游走,如豚之奔,故曰奔豚。"都指明系心因所致。综合历代有关记载和临床所见,此病患者大多情绪不太稳定,有谨小慎微、多忧虑、好猜疑等性格特点,有时呈现出神经症倾向或癔症性格。奔豚气的某些症状只是自觉症状,有些症状则与自主神经功能紊乱有关。

奔豚病的治疗应药物与非药物、发病时治疗与平时的综合调整相结合。发病时药物治疗以理气平逆为主,也可灸章门,或中极、中府、气海、关元等。此外,须注意心理治疗,包括进行必要的、针对性的解释说明,以消除患者对病症的忧虑,并帮助患者尽可能地摆脱起病之心因。可试用意识法、转移注意法或参照生物反馈原理,以直接控制或消除症状。平时当重视养性疗法或练习气功,以改善性格、气质特点,药物调理多用甘麦大枣汤加味等。

附案:某患"气从少腹蠕动,逆冲于上,心慌意乱,跳跃如梭。"王九峰治之,曰:"寡欲固是良谋,更宜恬淡虚无为妙,岂可尽恃草木功能,一曝十寒。药以六味地黄加牡蛎、沙苑。"

十九、诈病(癔症)的心理疏导

诈病有两层含义,一是无病装病;二是某些源于精神情感波动,表现出严重的躯体症状,然而舌脉等体征与之不相吻合的病症,因不自觉地有着某些欺诈性,故名之。本节讨论的主要是后者,它类似于现代医学的歇斯底里(癔症)。本病虽有躯体症状,但找不到相应的躯体损伤。这些症状大多系"精神症状躯体化"。因此,严格地说,本病不属于狭义的身心疾病范畴。

张景岳指出本病起因,"或以争讼,或以斗殴,或以妻妾相妒,或以名利相关……"其表现不一,各种体征和主诉都可以有。甚者可见僵仆于地,口吐白沫,口鼻四肢俱冷,气息如绝,自暮至旦,绝无苏意;或四肢木僵,或抽搐不止。若不及时诊治,常"以小岔而延成大祸"。从现代认识来看,此症的发作与精神因素关系密切。使患者感到委屈、愤怒、羞愧、窘困或惊恐等突然的精神刺激,都是本病初次发作的起因,以后可因联想或重新体验到当时的情感而复发,不良暗示也常是重要的诱因。

此症以女子为多见,好发于青中年期,多见于文化层次不高的妇女。患者常有癔症性个性特点,情感反应强烈而不稳定,容易趋向极端待人,处事常感情用事,富于幻想,易受暗示,好表现自己。本病的症状可以模拟任何一种疾病,常见的有以下几类:精神障碍,可表现为情感暴发意识障碍精神病状态等;运动障碍,主要表现为躯体神经功能失常,如痉挛、瘫痪、抽搐等;感觉障碍,包括突然失明、耳聋、咽喉部梗阻感等;自主神经和内脏功能障碍,可表现为呕吐呃逆、腹痛、尿频、尿急和假孕等。本病的持续时间可长可短,若不及时处理,有些躯体症状甚至可延续终身。

本病的诊断应注意三个方面:第一,了解患者个性特征和以往经历。第二,分析患者的起病之因及主要症状。本病起病多急骤,有明显的心因,尽管躯体症状严重,但不能发现相应的器质性病变,症状和体征常不符合解剖生理规律,并可在暗示下改变或消失。第三,注意鉴别诊断,排除其他疾病的可能性。

本病治疗当以心理疗法为主。张景岳指出:"其治之法,亦惟借其欺而反欺之。"可主要运用暗示疗法。在治疗过程中,需注意医生的自我形象,要在病家心目中树立起绝对的威信。同时,注意和患者建立良好的医患关系,使之对本病有足够的认识,并确立愈病之信心。对躯体症状或精神障碍明显者,还可配合以一定的药物治疗。平素应注重对患者个性特征的改善和调整,努力避免不良的精神情感刺激,以防范反复发作。

附案:某女,忽得急证,势在垂危,延张景岳急往视之。见口吐白沫,僵仆于地。以手摸之,则口鼻四肢俱冷,气息如故,然脉不印证。沉思久之,将信将疑。复诊其脉,安然如故。豁然省悟。遂大声于病女之傍曰:"此病危矣,使非火攻,必不可治,非用如枣如果之艾连灸眉心、人中、小腹数处,亦不可活。余寓有艾,宜速取来灸之。"然火灸尚迟,姑先与一药,使其能咽,咽后少有声息,则生意已复,即不灸亦可。若口不能咽,或咽后无声,当速即可也。即与一药。病妇受暗示,唯恐大艾着身,药到即咽,少顷哼声出而徐起矣。次日问其所以,乃知为吃醋而发也。

二十、癫狂的心理疏导

癫与狂都是神志异常的病症。癫以沉默痴呆、语无伦次、静而多悲为特征;狂以喧扰不宁、躁安打骂、动而多怒为特征。因两者在症状上不能截然分开,又常相互转化,故中医学癫狂每每并称。癫狂之症有部分属于现代精神医学中的精神分裂、躁狂抑郁症、抑郁症和反应性精神病等。故从现代医学来看,此症大多不属于典型的心身疾病,但中医学的认识却不尽然。中医学认为此症主要因于剧烈的情场刺激,引起了脏腑气血功能的极度紊乱,从而表现出神志失常的症状。因此,符合"心身"这一心身病症的基本特点。

在讨论癫狂的病因时,张景岳指出:"凡狂病多因于火,此或以谋为失志,或以思虑郁结,屈无所伸,怒无所泄,以致肝胆气逆。"《证治要诀》则认为:"癫狂由七情所郁,遂生痰涎,迷塞心窍。"《临证指南医案》也说:"狂由大惊大恐,病在肝胆胃经,三阳并而上升,故火炽则痰涌,心窍为之闭塞。癫由积忧积郁,病在心脾胞络,三经蔽而不宣,故气郁则痰迷,神志为之混淆。"总之,癫狂之发,皆有心因。其或因于忧思太过,志愿不遂;或缘于暴怒愤郁,肝胆气逆;或由于惊恐失志,神明被扰;或起于过喜伤心,痰火上扰。就病机而言,除气机逆乱外,每有痰湿痰火作祟,脏腑机能失调和气血虚损等。

癫狂多见于一些精神疾病中,尽管对于这些精神疾病生物学方面的具体伤损情况,人们认识尚未明断,但此病的发生常与精神情感因素有关,却是比较明确的。有资料表明,躁狂抑郁症的初次发作约50%的人因于精神刺激,复发中因于精神刺激的比例更高。一般认为,精神或躯体因素于本病的发生是一种附加的非特异性的促发因素,它可以削弱神经系统的平衡功能,并有降低正常情绪活动阈值等的作用。此外,反应性精神病则是直接由精神刺激引起的脑功能失调,它多在精神创伤后迅速出现,一旦消除了精神因素,病情随之常常大为好转。其他如偏执性精神病、精神分裂症等的发生也常与精神因素有关。

癫狂的中医药物治疗当明辨病症虚实、痰火痰湿等而后辨证施药。心理疗法在本病的诊治中意义重大。借助心理疗法常可发掘患者内在的心理冲突,找到其致病性精神情感因素,并可在一定程度上稳定或改善患者的精神情感状态,促使药物治疗更为有效。

对于这类患者运用心理疗法时应注意:第一,要以平等的身份、真挚的感情、诚恳的态度对待他们,逐渐取得他们的信任。第二,要注意一般心理治疗方法的运用,诱导患者倾诉内心的真情,并尽可能从患者最易动心处入手,努力解除其内在的矛盾。第三,要让患者对自身的疾病及个性弱点等有一定的认识,消除其自卑感,缓解其恐惧、担忧和厌世心理,帮助确立愈病信心。第四,避免外界的各种不良刺激,尽可能减少其精神情感波动。第五,切实帮助解决一些具体困难和实际问题,包括工作学习、家庭生活和社交方面的。第六,对于一些情绪剧烈波动者,可试用畅情制情疗法等以改善其情感状态。

此外,还可试用睡眠剥夺疗法,连续数天不让患者睡觉,或选择性地剥夺患者的快波睡眠。此法运用时还须做好家属乃至其周围人的工作,得到他们积极的配合和支持,方能获满意疗效。

附案一:凌汉章治金华富家妇,少寡得狂疾,至裸形野立。凌视曰:"是谓丧心。"令人捉持,以凉水喷之,针之百会,并蔽之帐中,慰以好言,释其愧,遂愈。

附案二:王中阳治一妇,疑夫有外好,因病失心发狂,昼夜不息,言语相续不绝,举家围绕,捉拿不定,投药稍愈,终不脱然。王乃阴令一人于其前对傍人佯曰:"可怜某妇中暑暴死。"患者欣然。追问之。说者曰:"适见其夫备后事也。"妇听毕,而有喜色,由是狂疾痊愈。

二十一、遗精的心理疏导

男子不因性交而精液自泄者称为遗精,有梦遗、滑精、漏精之别。因梦而泄者为梦遗;无梦而失者为滑精;大小便时带出者为漏精。常人偶有遗精不属病态,若每周两次以上,或已婚、夫妻同居而时有遗精,并伴有精神萎靡、失眠或紧张焦虑等症者则属病态。梦遗滑精中的很大一部分属于心因性性功能异常和神经症,而漏精者多见于前列腺病变及一些慢性泌尿系统疾病中。

大凡遗精证(主要指梦遗、滑精)都有心理行为因素于中作祟。大致有以下几类情况:一是因于用心过度,思虑劳神,以致心肾不交,精室受扰而失封藏。这常与思念太过,所欲不得有关。如《证治要诀》指出:"有用心过度,心肾不摄而遗。"尤在泾也说:"动于心者,神摇于上,则精遗于下也。"朱丹溪更从理论上详细分析曰:"主闭藏者肾也,主疏泄者肝也。二者皆有相火,而其系上属于心。心,君火也,为物所感则易动。心动则相火亦动,动则精自走,相火翕然而起,虽不交会,亦暗流而疏泄矣。"二是主要缘于恣情纵欲,性生活不节,伤及肾气,失其封藏之职,精易自泄;或因心肝火炽,伤及肾阴,肾阴虚而精难藏室,滑泄遗出。此类患者常性欲虚亢,易勃起,并多伴有阴虚火旺之象。《医贯》指出:"肾之阴虚则精不藏,肝之阳强则火不秘,以不秘之火,加临不藏之精,或有不梦,梦即泄矣。"《证治要诀》也说:"色欲过度,下元虚惫,泄滑无禁。"此外,嗜食膏粱厚味,饮酒无度致湿热下注,扰动精室亦可引发精遗之症。《明医杂著》故曰:"梦遗精滑,饮酒厚味,痰火湿热之人多有之。"

遗精有虚实之分,它常与阳痿、早泄等并存,并常伴有失眠、健忘、焦虑、抑郁、盗汗、精神不振、倦息无力、头晕目眩和腰酸膝软等。由于此病大多有心理或行为因素参与,故诊察时了解患者的生活境遇、行为习惯,特别是与性行为有关的社会心理因素至关重要。然而,需指出的是这些问题较多地涉及个人隐私,侦察时常有一定的困难。故医生应富有同情心,且需要具备性科学方面的常识,注意语言艺术,不要伤及患者的自尊心。这就需要努力与患者建立相互信赖和配合的医患关系。

遗精症治疗的关键在于精神调摄和行为纠正,药物一般只起到辅助作用。张景岳曾指出:"遗精之始,无不病由乎心……病而求治,则尤当以持心为先,然后随证调理,自无不愈。使不知求本之道,全恃药饵,而欲望成功者,盖亦几希矣。"一般精神调摄和行为纠正可从以下几方面着手:第一,借助精神分析等方法,体察分析患者的内心矛盾及精神创伤,包括早年的或以往的性和婚姻恋爱方面的曲折。第二,普及有关性的常识,对一些因遗精而恐惧忧虑焦急者,要通过语言疏导等消除不良情感,确立康复的信心。第三,对那些涉世不深而陷入色情泥潭的患者,既要晓以心理,言之以害,又要采取社会综合治理措施,杜绝有害精神物品的扩散和不断侵蚀。第四,着重帮助患者纠正不良的性行为,包括采取行为疗法(如交互抑制等法),克服手淫癖习,帮助已婚者形成卫生和健康的性行为。对此,也可遵朱丹溪之意,对思虑过度或纵情女色者,指明危害,嘱其"收心养心",注意性行为的适度有节,不可只图快于一时。朱丹溪还主张"于夏独宿而淡味""苟值一月之虚,亦宜暂远帷幕,各自珍重,保全天和"。第五,养成良好的生活、工作和起居习惯,避免用脑或体力劳作太过。第六,少进酒、茶、咖啡等刺激性物品,夜餐不宜过饱,睡眠宜侧位,被褥不宜过厚,特别膝盖以下勿过暖,内裤不宜过紧,临睡前不要用热水烫脚。此外,气功等松弛心身的疗法也常有直接或间接的治疗作用。亦可通过体育锻炼等增强体质,改善症状。

附案:龚子才治秀才陈桂林患夜梦遗精,遗后精神昏沉,身体困倦,诊之六脉微清无力,断为阴虚火动,予辰砂既济丸等。终不断根,故口占俚语一章以戒之。曰:"培养精神贵节房,更祛尘虑要周防;食惟半饱宜清淡,酒止三分勿过伤;药饵随时应勉进,功名有分不须忙;几行俚语君能味,便是长生不老方。"

二十二、阳痿的心理疏导

阳痿指阳事不举,或临房举而不坚、精液早泄之证。它属于现代所说的男子性功能障碍。

本病症除少数属于躯体器质性病变或衰老所致外,绝大多数是心理因素在作怪。中医学认为此病症或因七情内伤,或肆欲过度所致。张景岳认定它主要有三类原因:一是"多由命门火衰,精气虚冷,或以七情劳倦损伤生阳之气,多致此症";二是"凡思虑焦劳,忧虑太过者,多致阳痿……(此因)忧思太过,抑损心脾,则病及阳明冲脉,而水谷气血之海必有所亏,气血亏而阳道斯不振矣";三是"凡惊恐不释者,亦致阳痿"。可见,三类情况中都涉及心理行为因素。《景岳全书》在论述此症时还举了一个案例:一强壮少年,遭酷吏之恐而病,后虽用药治愈其他之伤,却终是"阳寂不举"。华云岫在讨论阳痿之因时,归纳出下列几类:"有色欲伤及肝肾而致者……有因恐惧而得者,盖恐则伤肾,恐则气下……有因思虑烦劳而成者……有郁损生阳者。"基本看法亦与张景岳契合。此病症虽主要以心因所致,但病机特点多多少少涉及了肝肾有所虚损。

现代性科学研究表明,阳痿之类性功能障碍近90%是由心理因素引起的。其躯体方面的机制主要涉及内分泌和中枢神经系统及自主神经系统。导致阳痿的心理因素是多方面的。除上述医家所强调的,性行为的过于频繁或过于自我克制、压抑,以及对性对象的厌恶防范或恐惧等亦是常见原因。

此病患者常较痛苦,思想负担很重,夫妻关系亦以不协调、不和睦为多见,有时甚可导致婚姻破裂。因此,诊治时医务人员必须怀着高度同情心和责任感,从心身等诸多环节着手,加以纠正。可综合运用药物、针刺、温灸和心理治疗等。其中,心理治疗具有特别重要的意义,不可忽略。张景岳在论治此症治疗时强调指出:"……然必大释怀抱,以舒神气,庶能奏效。否则,徒资药力无益也。"作为预防,古代医家则强调性卫生,告诫性生活不可过于频繁,注意性行为的健康,特别是不可酒醉后行房、大饱后行房、汗后行房、大怒后行房等,此外病重刚复后行房及当风行房等都应有所谨慎。同时,还需注意改变许多不良行为。

附案:吴某,新婚失谐,分居年余,后经亲友相劝,破镜重圆。然同居阳事不兴,苦郁难鸣,终日头昏神疲,胸闷嗳频,尤以乳脯胀痛,阴囊坠胀最甚。病起于情怀不舒,肝气郁结,宗筋失养而萎。治当疏肝解郁。柴胡疏肝饮加味。服三至四剂乳胀、胸闷、囊胀渐减,服十二剂愈。

第二节 外科疾病

一、瘰疬的心理疏导

瘰疬指发生于颈部的慢性感染性疾患,亦可延及颌下、缺盆、腋窝等处。因其结核成串、累累如贯珠状,故名瘰疬。又称"马刀挟瘿""老鼠疮"等。此病初期皮色不变,结核如豆,不觉疼痛,以后逐渐增大,融合成串,成脓时皮色转暗红,溃后有败絮样物质,常此愈彼溃形成窦道。此病多属于现代医学所说的颈部淋巴结结核之类。

中医学认为,瘰疬之生,多因情志不畅,肝气郁结,气郁化火伤脾,炼液成痰,凝阻经络,而成结核,渐至血瘀肉腐而溃烂不收。《外科正宗·瘰病》指出:"筋病者忧愁思虑,暴怒伤肝,盖肝主筋,故令筋缩,结蓄成核……痰病者,饮食冷热不调,饥饱喜怒不常,多致脾气不能转运,遂成痰结。"从现代来看,结核病的易发与否,有其明显的社会文化背景。现代研究表明,此病患者常有着一定的个性心理特征,偏于内向、压抑者较多,好把矛盾或冲突深埋于心底,他们早年的经历常较坎坷,发病前若干月亦多境遇不佳,时有较剧的精神刺激和情感波动。由于颈部淋巴结结核的发生与发展除与结核菌感染有关外,更主要地取决于自身的免疫能力和过敏反应,而这些机制直接或间接地(通过内分泌和神经系统)受着情绪活动等心理过程的影响。因此,社会心理因素可在本病的发生发展中起着重要的作用。

瘰病须同时做出躯体上的和心理上的诊断,具体方法可参佐虚劳(肺痨)一证。治疗应选用药物结合心理疗法。药物治疗当内治和外消兼顾。心理疗法既需分析寻绎其致病性心因,并努力加以消除;又须畅调其情性,改善其个性特征;还可借情境疗法,改变其工作生活环境,包括去山林、海边农村静养,以加速恢复。此外,气功、太极拳等亦对本病的康复有益。除上述方法外,火针、挑刺、灸法等也常有较好的治疗作用。

附案:某女倾心某男,父嫌其家贫而不许,郁闷不乐,不久身患疾病,坚如大硬石,发热兼咳,经闭。初药之罔效。知必有心因,询得其故,语父曰:"欲愈其疾,当先治心,须遂其愿。"其父恍悟,许其婚事。参以逍遥散、人参养荣汤等,婚后三月痊愈。

二、瘿病的心理疏导

瘿是指颈前结喉两侧肿大的一类疾病,因其如璎珞之状,故名之。特征为结喉两侧漫肿或结块,皮色不变,逐渐增大,病程缠绵,相当于现代医学的各类甲状腺疾病。古代文献中尚有气瘿、肉瘿、石瘿、筋瘿、血瘿之分。其中,气瘿多为单纯性甲状腺肿,肉瘿相当于良性肿瘤,石瘿则多为甲状腺癌。血瘿、筋瘿则记载较少,临床亦罕见。

瘿病虽有五瘿之分,然情志内伤,忧思郁怒,痰浊凝结均为其主因之一。《济生方·瘿瘤论治》指出:"夫瘿瘤者,多由喜怒不节,忧思过度,而成斯疾焉。大抵人之气血,循环一身,常欲无滞留之患,调摄失宜,气凝血滞,为瘿为瘤。"此外,水土失宜,饮食失调亦很重要。《诸病源候论》便认为:"饮沙水""诸山水黑土中"容易发生瘿病。《杂病源流犀烛》也说:"西北方依山聚涧之民,食溪谷之水,受冷毒之气,其间妇女,往往生结囊如瘿。"

从临床来看,本病妇女多见,缺碘常是气瘿的生物学因素,此类患者性格偏于急躁善怒,多抑郁,可能是易患本病的个性特征,也可能是本病所引起的情绪变化。患者的病情,脖子之"粗细",往往随精神情感状态的变化而起伏。石瘿的发展及恶化亦与精神情感状态密切相关。从组织结构上看,此病系内分泌腺体甲状腺的异常,甲状腺受下丘脑和垂体的控制调节,故社会心理紧张刺激通过大脑,作用于下丘脑和垂体,从而引起甲状腺这一靶器官的功能失调和组织结构改变,是本病发生发展的机理之一。

瘿病的诊治,除须做出躯体的诊断和鉴别诊断,选用中药辨证施治,针灸、耳针、点穴及手术切除等疗法外,做出心理的诊断和治疗也是十分重要的。诊察时须了解患者个性特征,分析可能的致病性心因,并采取语言疏导,畅调性情或环境疗法、娱乐疗法等,消除其心因,改善其情感状态,使之精神保持愉悦。明确系缺碘或水土因素所致的,当适度补给碘类或易地而居。对于有癌变可能或石瘿患者,则应强调早期手术切除,同时配合心理治疗。

附案:某农妇,年40,平素性格急躁,易激动,好发怒,自觉脖子略粗,无特殊不适。其父系乡村干部,"文革"期间因某案牵连,初被革职,后在押。农妇求救无门,忧恼而脖子日渐增粗。不久,部队服役之子亦因受此累而解甲归田。农妇悲忧无减病情更剧。气急、手抖,摄食困难。诊为甲状腺肿大,县医院保守治疗无效,转入省医院准备手术。等待手术期间,其夫无罪释放,恢复原职,妇病情明显缓解,放弃手术回家调理。予疏肝理气,消瘿化痰之品。不久,儿子亦复归部队。调理约两月余,颈消如故,病痊愈。

三、疝气的心理疏导

疝气是指有块冲击作痛的病症。《素问》指出:"病在少腹,腹痛不得大小便,病名曰疝。"清代医家陈修园说:"疝者,睾丸肿大,牵引少腹而痛。"尤在泾则认为:"疝者痛也,不特睾丸肿痛为疝,即腹中攻击作痛,按引上下者。"可见它实质上是指肠腔的一段突出于腹壁、腹股沟或从腹腔下进入阴囊的疾病,亦即现代医学所称的疝。古代文献中,疝又有冲、狐、癫、㿉、瘕、溃、癃、石、血、寒、气等之分,这些大多是根据症状特点而言的。

中医学认为:"诸疝皆归肝经。"其之发病,既有身体素质方面的缺陷,故多见于先天不足之小儿产育过多之妇女和气血衰弱之老人;又常为精神情感波动,肝郁气滞所引发。如《景岳全书》曰:"(成疝之由)或以色欲,或以劳损,或以郁怒,或以饮食酒湿之后,不知戒慎,致受寒邪。"张子和分析"气疝"表现时则说:"或因号哭忿怒,则气郁之而胀,怒哭号罢,则气散者是也。"从现代认识来看,腹壁薄弱,特别是腹股沟处薄弱,是本病发生的躯体方面因素;而剧烈的情感波动,号叫大哭,勃然大怒等导致腹内压增高,则是促使腹腔内容物从薄弱处突出成疝的重要触发因素。

由于疝气有着躯体缺损,故诊治时应以手术修复为主。然新生儿、婴儿及老年人或有其他慢性疾病而不宜手术者则以保守治疗为要。古代医家强调:"必先治气。"故疏肝理气为常用方法。由于情志波动常是主要的触发因素,故避免精神刺激十分重要。即使手术修复后康复过程中的患者亦须注重精神调摄,以免情志波动而复发。

附案一:罗山人,年四旬,居忧怫郁,致胸膈凝聚,月余,渐下坠入阴囊。不时作痛。漫试话方,二年余不效。偶见《奇效良方》聚香饮子,一匕而豁然如失。此七情所伤,故从气治。

附案二:某患,"年岁壮盛,脘有气瘕,嗳噫震动,气降乃平,流痰未愈,睾丸肿硬。今入夜将寐,少腹气冲至心,竟夕但寤不寐。头眩目花,耳内风雷,四肢麻痹,肌腠如刺如虫行。"叶桂诊之,曰:"此属操持怒动,内损于肝,致少阳上聚为瘕,厥阴下结为疝……非攻消温补能治,惟以静养,勿加怒劳,半年可望有成。阿胶、细生地、天冬、茯神、陈小麦、南枣肉……"

四、乳癖的心理疏导

乳癖是指单侧或双侧乳房出现形状、大小、数量不一的慢性肿块,由于自觉症状不明显,肿块不易发现,故名乳癖(癖,源自"僻"字)。本病症以青壮年妇女为多见。与现代医学的乳房纤维腺瘤和乳房囊性增生病相似。前者为良性肿瘤,后者系增生性疾病;前者多无疼痛,后者有疼痛,且具有周期性。但也可能包含有某些恶性乳腺癌在内,不可大意。

乳癖病因大多与精神情感因素有关。陈实功指出:"(此症)多由思虑伤脾,怒恼伤肝,郁结而成。"《疡科心得集》也认为,"良由肝气不舒,郁结而成。"《疡医大全》还发现:"乳中结核,形如丸卵,或坠重作痛或不痛,皮色不变,其核随喜怒消长。"从现代临床来看,乳房囊性增生患者每每在情感剧烈波动后感到乳房胀痛,扪之有肿块方来就诊;而情绪稳定时又可明显缓解,甚可消失。乳房纤维腺瘤的发展和恶化(包括乳腺癌的发生发展)亦常常与精神因素有关。尽管它们之间的确切机理尚未明了,然这类病症的发生发展与社会心理刺激有关,却是毋庸置疑的。

此病患者常较多愁善感、好疑心、喜猜测。发现乳房有肿块后又每每为是否肿瘤、会不会恶变而担忧惊恐。因此,诊治时要善于进行疏导,让患者了解有关乳房疾病的基本知识,并认真负责地帮助患者做出鉴别诊断,排除恶性疾病的可能性,以解脱其精神负担。此外,《外科真诠》告诫说:"患经数载者不治,宜节饮食,息恼怒,庶免乳癌之变。"还要设法调畅患者的性情,改善其不良的摄养习惯,减少刺激性食物的摄入。与此同时,药物疗法、针灸疗法、气功和按摩等都可配合运用,皆有较好的疗效。

附案:薛某,女,32 岁,已婚。两乳房上方可扪及扁圆形肿块,如鸡卵大,质中等,可活动,有触痛。平素性急躁怒,经常头昏。谅由肝气郁结,气滞痰凝所成。治以疏肝理气,和胃化痰,逍遥散合二陈汤化裁。另外,对患者做耐心的思想工作,使其消除顾虑,心情舒畅,取效更快,二周而愈,三年未见复发。

五、乳疬的心理疏导

乳疬指男女儿童或中老年男性在乳晕部出现疼痛性结块的病症。相当于现代所说的乳房异常发育症。

中医学认为情志郁结、肝失疏泄、肾脏亏损是本病的主要病因病机。《医学入门》指出："乳疬盖由怒火房欲过度，以致肝虚血燥，肾虚精怯，不得上行。"由此而成。临床观察提示，患此病的男性患者大多平素性急易怒、胸襟狭窄、容易生气；病后又情绪紧张、疑虑重重。精神因素是产生本病的一个重要因素，而乳疬的出现也影响了患者的精神状态。现代研究则表明，本病与体内雌激素与雄激素的比例失去平衡，雌激素相对增多有关；性激素的分泌及其失衡则与精神心理因素关系密切。

疏肝理气、调补肝肾是本症药物治疗的常用办法。然而，由于本病发生发展中，精神因素常起着重要作用，故必须重视心理治疗。一般可运用普及性心理疗法等，以解除其顾虑，改善其精神情感状态。此外，畅情疗法、自我训练和气功等亦可参考运用。

附案：一男子因怒，左乳肿痛，肝脉弦数。以复元通气散，二服少愈。以小柴胡汤加味，数剂而消。

六、乳痈的心理疏导

乳痈是发生在乳房部最常见的一种急性化脓性疾病，好发于产后哺乳的妇女，尤以初产妇为多见。因发病时间和对象及病症部位的不同，乳痈又有"外吹""内吹""干乳子""乳疽"和"乳发"等区分。这些基本上都属于现代医学所说的急性乳腺炎范围。本病男性亦偶有所见。

就乳痈中最为多见的外吹乳痈而言，此症见于哺乳期妇女，基本的病理机制为乳汁蓄积，排乳不畅，郁久化热，酿毒成脓。而引起排乳不畅的众多原因中，情志内伤，肝气郁结则为主因之一。《丹溪心法》指出："乳子之母，不知调养，愤怒所逆，郁闷所遏，厚味所酿，则厥阴之气不舒，以致窍不得通，而汁不得出，阳明之血沸腾，故热甚而化为脓血。"从现代机理看来，情绪因素影响到乳汁的分泌和排出，而乳汁的滞积又有利于入侵细菌的生长繁殖，从而促使急性炎症的发生、发展。这是本病的常见机制之一。

本病治疗应以药物为主，内治外消相结合；成脓后则宜切开引流。此外，针刺、耳针、外敷等都有一定的治疗意义。然而，本病发生发展中，心理因素常起着重要作用，如薛立斋便主张此类患妇尚需"戒恼怒，节饮食，慎起居，否则不治"。故还要配合一定的心理治疗和行为调整，改善患者的精神情感状态，注意科学的哺乳方法。

附案:林某,女,28 岁。产后月余,右乳出现肿块,质地较硬,推之不动,表面不光滑,伴有胸闷呕恶,嗳气则舒等。平素善怀多郁,近更郁郁寡欢。谅由肝气郁结,胃气失和,结于乳房而成乳痛。此病由郁怒伤肝引起,木郁达之,逍遥散为对症良方,又加二陈汤以和之,同时还要注意对其进行解释疏导等思想工作。服药三月余而病愈,并未见复发。

七、乳衄的心理疏导

乳衄即乳头溢血。《疡医大全》曰:"妇女乳房并不坚肿结核惟乳窍常流鲜血,此名乳衄。"乳头在非行经期间不时溢出血性液体,多无痛感,乳晕区时可扪及豆大圆形肿物,质较软,不与皮肤粘连,可被推动;轻压时即有血性或黄色液体,即可确诊。本病症多见于 40～50 岁妇女。现代医学中,它可见于多种疾病,包括管内或囊内乳头状瘤,乳房囊性增生病和乳腺癌等。此处讨论的主要是管内或囊内乳头状瘤所引起的乳衄。

乳衄的发病,中医学从郁怒伤肝,思虑伤脾理论。《疡医大全》指出:"乳衄乃忧思过度,肝脾受伤,肝不藏血,脾不统血,肝火亢盛,血失统藏,所以成衄也。"临床观察表明,本病症患者平素多偏于性情急躁、易怒,起病或复发前常有精神情感刺激。由于本病症有心理和躯体两方面因素,故诊治时须从心身两个方面着手。心理方面须考虑个性特征和病前、病时的主导性精神情感倾向。

鉴于本病症有一定的癌变可能,故主张应早期手术切除,至少必须明确排除乳腺癌可能后再进行保守治疗,否则有可能贻误病情。保守治疗则常从调理肝脾着手,多用逍遥散、丹栀逍遥散和归脾汤等。同时,需注意心理治疗,使患者尽可能保持精神舒畅。著名中医外科专家许履和便强调治此病务必要使患者"畅怀于服药之先"方能获得预期疗效。

附案:某妇患乳衄,西医学诊为"双侧侧乳管内乳头状瘤",先服中药十剂,同效。询得患者多怒善郁,素有神经官能症。除乳衄外,现还伴有两乳及少腹胀痛胸闷嗳气等。遂反复开导劝慰,先使之悦情畅怀,仍按原中药十剂给予,服毕,两乳头已不流血水,挤之亦未现。乳房及少腹胀痛明显好转。数月后随访,乳衄未再复发。

第三节　儿科疾病

一、呕吐(心因性呕吐)的心理疏导

呕吐是中医儿科常见病症。儿童常见的呕吐往往是神经性呕吐,又称心因性呕吐。它通常并非由伤食、胃肠道损伤或感染等引起,细做分析,每每只是精神因素所造成的躯体反应,故可将其归入心身症或"心身障碍"之列。在症状表现上,常无恶心,却反复呕吐;呕吐不费力痛苦;吐后又立即可进食;体检和辅助检查除稍消瘦外没有任何器质性的病变情况存在。这可见于青少年,尤其多见于婴幼儿,值得重视。

儿童神经性呕吐的病因与成人略有不同,它的促发或诱发因素主要有以下方面:

(1)强迫喂食:这类情况最为多见。这可能与父母所认为的肥胖就是健康的错误概念有关。因此,对婴幼儿喂食时总希望婴幼儿能多吃一口。而婴幼儿为了博取父母的爱而过食。这样,会使部分婴幼儿认为进食是一件不愉快的事。而父母并不知道他们自己对小儿施加了不良的心理刺激。婴幼儿偶尔在父母喂食过程中因不当喂食时产生了反射性的呕吐,当婴幼儿发生呕吐后,父母往往中止喂食;这对于不愿进食的婴幼儿来说等于强化了婴幼儿的这一呕吐行为。经多次强化后,便会在不愿进食或心境不良时发生神经性呕吐。

(2)情绪刺激:各种因素导致情绪的混乱,也是常见病因之一。例如,患儿突然与父母分离,急性的强烈情绪刺激等。

(3)以往经历:对以往不愉快或可憎的想法或经验的反应。

(4)精神过度紧张:例如,小学生在各类考试前或考试中常可诱发神经性呕吐。这在女孩中特别容易发生,且往往过去有发作史。

(5)作为反抗父母的一种表现:当过度刺激或强迫儿童做他不愿做的事情时,常诱使发生呕吐,特别是某些小儿害怕由于表现出对父母的愤怒而会失去父母的爱时常易发生。这种呕吐常在与父母重建良好关系时消失。此外,强迫儿童进食某类食物,比如蔬菜时,儿童作为一种逆反行为,也会诱起神经性呕吐,并持续较长时间。

(6)作为对家庭施加压力的一种方式:对孩子放纵的父母,其小儿为了对家庭施加压力常发生呕吐。例如,害怕上学的儿童,呕吐往往发生于早晨,而周末或假日则不会发生呕吐。

中医认为此类呕吐常见的原因很多,如遇环境不适,或因惊恐所伤,或所微不遂,情志失和,或遭受打骂,郁怒忧虑,可导致肝气郁结,横逆犯胃,胃失和降气逆于上面呕吐;亦可因肝胆热盛,火热犯胃致突然呕吐;若小儿心虚胆怯,偶尔跌扑惊恐,一时气血逆乱,痰热上涌,而见夹惊呕吐。此外,哺乳期的婴幼儿,受乳不良,常可导致吐泻。所以许多医家都十分重视乳母的心理健康。

对于儿童心因性呕吐的治疗,中医强调须综合治疗,且一般情况下以心理疗法为主。心理治疗可选用以下方法:

(1)消解刺激:消除对患儿的不良心理刺激,如停止强迫喂食,不强迫儿童做他不愿做的事情,不过分注意小儿的进食情况,不过分强调小儿的考试成绩(特别在进食前后),不采用打骂等方法教育孩子,而应多采用鼓励的办法等。

(2)行为主义奖惩疗法:采用奖励强化法,即鼓励患儿主动参与矫正这种病态的同时,在医师指导下建立一个为期4周的行为记录日程表,以便记录每餐和每天的呕吐次数和进食量。该表最好由小孩保存,如当天没有呕吐,便由小儿及其父母在当天的日程表上画上或插上红旗,加以正面强化。此外,为减少小儿每周的呕吐次数和增加进食量,采用逐级法,如该周的目标能达到则奖给小儿所喜欢的强化物。

儿童呕吐需注意调护。如孩子较小,应由专人护理,安静休息,消除恐惧心理。其中,消除心因非常重要。由于孩子多半无法自己直述缘由,故需要认真分析,找出真正的原因,针对原因进行消解。附案所举的案例就是这方面的示范。

附案:一小女孩近月来进食频繁呕吐,父母束手无策,多方求医无效。孩子十分消瘦、营养不良。在给予一般性的中医药物辨证治疗同时,细问病情中得知患孩原由祖父母带大,祖父母娇生惯养,造成了女孩只是挑食动物类、熏烤类食物。由父母带回身边后,讲究均衡饮食,要求她吃点蔬菜,就此出现了呕吐。先不甚,只是进食蔬菜时频发呕恶,后发展得越来越厉害。知其乃心因性反应,根源在于厌恶,是一种潜意识里的反抗行为。遂教其父母,不可操之过急,不必先强求其必食蔬菜。知患孩平素喜吃馄饨等面食,建议先常以菜肉馄饨、菜肉饺子等加以补充;女孩胃口基本正常后,医师与家长再相互配合,每次求诊都以不经意的方式让她知晓蔬菜里面有维生素,而维生素有美容作用,专食肉类长大了会很胖。利用女孩爱美怕胖的心理,巧妙地灌输了进食蔬菜的好处,并嘱其父母,在蔬菜烹饪上经常换换花样,做到可口,且常与肉类同烧。两三个月后,呕吐完全消失,患儿亦不再挑食。

二、厌食的心理疏导

厌食即小儿不思饮食,甚或拒绝进食。这类病症医学中具体又可分成两大类:一类是一般性挑食、厌食,但并无严重的消瘦、营养不良等,这类属于心因性反应或摄食行为不良,为心身症,中医学常简单称为"厌食",而《赤水玄珠》又称其为"不思食""不嗜食"等。另一类则严重得多,已表现出明显的消瘦、营养不良,甚至恶病质,部分这类病孩也可由先前的"厌食"发展而来,但它却要麻烦很多。中医学常称其为"疳积"。从今天看来,它属于典型的心身病,故我们通常分别讨论之。

厌食系儿科常见病症,且目前有增多趋势。究其病因,有两大类,一系伤食,纵肆口腹,以致肥甘中阻,成积作痰所致;另系心因引起,短期内未加以注意。婴幼儿中尤以遭受惊恐所致者多。此外,厌食因"相思"所致者亦不少见。幼儿因意愿未遂,或思念某物不得,每可见纳呆食减。《续名医类案》中"相思"条下即记载了三例典型之案。再者,因得宠而娇生惯养,挑精拣肥,动辄以罢食相挟,久之亦可使食欲不振脾胃虚弱,此系现代城市中独生子女厌食较为普遍的原因。另有学龄少女,因受社会习俗影响,怕胖而有意限制摄食,久之则成神经性厌食症,甚至因此而夭折,这也属于目前较为常见的情况。

对于厌食的治疗,应分清病因。属伤食者,当以消积导滞,健脾和胃为主,可主要运用针灸、药物和推拿等法。属心引起的,又当详审其因,分别处置。因惊恐所致的,可针对性地佐用些药物,调整其肝肾功能,并消除原有心因,避免新的刺激。属相思所致的,应尽可能满足其意愿,并佐以药物开胃醒脾。对于后两类患者,在疏导的同时,还要加强教育,并可运用行为纠正疗法等。

附案:薛东明治王生子,周岁,忽不乳食整日,肌肉消尽医疑为疳。薛曰:"此相思症也。"众皆嗤笑之。薛命取该儿平时玩弄之物,悉陈于前,有小木鱼儿,一见遂笑。厌食之疾亦随之而已。

三、疳积的心理疏导

疳积是疳症和积滞的总称。疳症是指由喂养不当或"厌食",脾胃受伤,影响生长发育,相当于慢性营养障碍;积滞是由乳食内积,脾胃受损,肠胃有疾。临床常见极度消瘦厌食、兼见腹泻、便秘呕吐、腹胀等。古有"无积不成疳""积为疳之母"之说。疳积常伴有"厌食"或始于"厌食",但程度严重,已发展到明显消瘦、严重营养不良,有时并发出现脏器功能失调或低下的健康危象。中医学通常合称为"疳积"。它是一种严重的儿童食欲障碍,可以由多种原因或疾病引起,但最初很大一部分是由现代所说的"神经性厌食"发展而来。后者是指精神因素引起的一类厌食,属于比较典型的身心症,以自愿的饥饿明显的营养不良加显著的体重丧失为特征。

疳积的原因比较复杂,且年龄段不同,主要的类型和原因亦不尽相同。主要应从神经性厌食切入,进行分析。除上述厌食指出的之外,还有以下这些因素:

(1)体认问题:患儿认为自己过胖(虽然体重可能在正常范围),或为了身材的苗条漂亮而自愿建立一种减肥的饮食,这多见于8~10岁以上的女孩,尤其在家庭经济状况较好的少女中较多见,个别女孩的神经性厌食可十分顽固,若不纠治,可有5%~10%的患者最终将死于自身的强迫性饥饿。

(2)情绪障碍:压抑情绪可导致厌食,其中以威胁手段强迫小儿进食,以致小儿逆反心理的情况最为多见;其次为父母在进食时不断地训斥小儿;或采用突然断奶的方式导致小儿情绪障碍,最终发生厌食;或小儿在入托前父母没有进行适当的解释,使小儿误认为父母不爱他,而出现情绪障碍,也常可导致厌食;亦有对儿童要求过高,并经常限制其自由,禁止他与其他儿童玩耍而影响情绪,致使食欲减低的。

(3)进食时注意力分散:这类情况可减低摄食中枢的兴奋性,导致消化液分泌减少,而致厌食。

(4)溺爱:特别是祖父母带大的,百依百顺,从幼年就形成了挑食、偏食、不好好进食的习惯,挑食又造成了脾胃功能弱化,少儿期就表现出发育迟缓,疳积,严重的营养不良,且进食困难。

(5)喂养不当:喂养不当也是原因之一。现在很多家长常盼子心切,从小就尽挑精美饮食喂养,以致肠胃不堪重负,吸收不良,而食后不舒服又反馈的促使儿童厌食,甚至畏惧进食。其他原因还包括吃零食、不定时进食等,这些都会降低正常进餐时的消化液分泌和食欲,最终发展成厌食。

中医学认为,厌食病因在心肝,病位在脾胃。若喂养不当他病伤脾、禀赋不足、情志失调等均可损伤脾胃正常功能,致脾胃失和,纳化失职,而成厌食。本病发生原因和机制主要有二:一为饮食伤及脾胃所致;二为心理行为不良,干扰脾胃纳运,如患儿为惊恐所伤,影响脾用运化功能而致不思食。《续名医类案》载窦材治小儿"因现神志受惊,时时悲啼,不食如醉,已九十日,危甚"即是典型一类。另小儿所欲不遂,亦可因厌食而发展成疳积。如《幼幼集成》指出:"有内因客忤,或平日所喜者,乃戏而夺之;平时所畏者,乃戏而恐之,凡亲爱之人,喜食之类,玩弄之物,心之所亲,口不能言,一时不得遂,逆其心志,其后昏昏喜睡,寐不惺惺,不思乳食,即其证也。治宜先顺其心意。"

在厌食的治疗方面,中医积累了丰富的经验,指出:"欲健脾者,旨在运脾:欲使脾健,则不在补而贵在运也。"在药物治疗中,辨证施治是必需的,但总以运脾开胃为基本法则,重在消积导滞,健脾醒胃,同时还需注意解郁调肝调心,可配合运用针灸、割治和推拿等法。对病情严重的患儿,在开始阶段需住院治疗。此时,应诱导患儿主动进食,如与患儿订出体重增加的要求和饮食表等。当她的饮食获得适当地增加时,医务人员应给予赞扬和奖励,一旦达到理想的体重便可出院。对于年龄稍大些,应告知患儿,当她生命处在危险的时刻,鼻管喂饲是需要的,但不要以此来威胁患儿。

厌食的治疗除了合理选择针药施治及支持疗法之外,行为纠正并佐以心理防护十分重要,有时甚至是主要手段。临床上对因受惊恐而致厌食疳积者首先可以采用"习见习闻"的系统脱敏疗法加以纠正,使其对恐怖事物的敏感状态逐渐消解,再配合必要的按摩、规劝等常可见效;其次,可选用顺情从欲法;再者,疳积患儿多少兼有摄食行为不良,故针对患儿娇生惯养,择食拒食的异常行为,也可选用厌恶疗法之类的行为疗法或配合必要的奖励惩罚方法,逐步建立起正常的摄食行为。这些的合理运用,都会有良好的疗效。对患儿的饮食习惯和进食也需适当地注意,以便增加患儿的食欲。

此外,对于异常的摄食行为,如从小得宠而娇生惯养,挑精拣肥,动辄以拒食来要挟,以致饮食无规律或摄入质与量的异常,久之亦可损伤脾胃,而致食欲不振。此时,改变养育方法十分重要,基此再借助营养饮食及药物等,好好调养脾胃。

四、胃痛(儿童溃疡)的心理疏导

小儿述说胃痛的情况并不少见,中医儿科著作中也多有记载。其中,偶尔胃痛,不久消失,不足为病,只需认真观察即可。如反复胃痛,且发生时间有规律,短期难愈,就必须重视,很可能患了儿童溃疡。此病常因缺乏典型症状而漏诊,故需格外重视。

儿童时期溃疡病最早报告于1826年。它以胃或十二指肠壁溃疡损害和饭后几小时上腹部疼痛为特点,是儿科最常见的身心病。近年,儿童消化性溃疡患病率日渐增多。研究认为或与儿童不断加重的学习等精神心理压力密切相关,也与今天的独生子女整天只是与年长的成年人在一起,很少与同龄人相伴嬉戏,表现为另一种孤独,无法获得童趣及在同龄人嬉戏中宣泄释放有关。其真正的发病率和发病机理尚不十分清楚。

一般认为,本病主要是紧张情绪、性格特征、遗传因素和对紧张状态的耐受能力等心理因素长期相互作用的结果。

(1)紧张情绪:引起小儿情绪紧张状态的原因与成人不同,主要有学校和家庭方面。有研究表明好胜心强的孩子常处于紧张状态。当愿望未能实现时,容易出现愤怒、敌对、抑郁、羞愧等负性情绪。孩子学习压力过重,往往导致情绪经常或间歇处于紧张状态。此外,过去经历,如娇生惯养和依赖性强的小儿,当遇到困难时也容易造成紧张状态。观察提示,考试前孩子胃痛、肚子痛的明显增多,人们往往忽略。认真检查,其中有部分孩子可能就患了本病。可以说,小儿情绪上经常或间歇的强烈紧张状态是引起本病的主要心理因素。

(2)性格特征:对这一问题,人们尚未取得一致的结果。三分之二的溃疡病患儿有精神症状,如焦虑和抑郁,但人格测验,却未显示出患病儿童与其他疾病患儿及正常孩子有什么区别,因此也有学者认为并不存在独立的"溃疡人格"。这可能也和小儿正处于人格形成期,人格特征尚未稳定化有关。

(3)遗传因素:儿童溃疡病有溃疡病家族史者占30%左右,远高于成人中10%左右的溃疡病发生率。例如,有国内调查表明,儿童溃疡病患者中约36.5%有溃疡病家族史。

(4)对紧张状态的耐受能力:这与孩子的性格特征和过去的经历及遗传素质等均有关系。这可以解释小儿虽常由于各种原因导致情绪处于紧张状态,但多数小儿并不发生此病。当这些心理因素出现于有溃疡病家族史、生理始基、高胃蛋白酶原血症、情绪不稳定性和依赖性强的小儿时,便十分易于发生溃疡病。

中医认为"病从思虑"而得,许多研究者发现气机紊乱的病机表现贯穿于本病治疗之前后。儿童消化性溃疡存在着以精神障碍为中心的临床表现,主要病机为肝郁气滞与气道并存,同时与其他病理产物,如瘀血、痰湿、热结或寒热互结而成。

儿童溃疡病的治疗,除传统的辨证用药与饮食疗法外,对主要由心身相关因素所促的患儿,或每次发作都伴随着心理或情绪应激的,应消解其不良的心理因素,对本病的治愈和减少复发等自属求本之治。因此,减轻压力,舒缓紧张,改变环境等的各种心理及行为疗法均可运用。此外,亦可短期内配合应用一些抗焦虑、抗抑郁药物,以减轻患儿所存在的焦虑和抑郁情绪,对加快促进溃疡的愈合和减少复发也有帮助。

附案:一例患儿,女性,11岁,四年级小学生,父母均为大学教授。自幼聪明文静,耳濡目染而好学上进,祖母时常教导她要向父母学习,做个优秀的人才。原先在普通小学,成绩一直名列前茅。三年级转到当地最好的小学,一时成绩体现不出来,半年后,时常有胃痛、消瘦,胃镜发现明显的胃溃疡,初以西药治疗两个月后痊愈。考试前又见复发,找笔者诊治。分析前后发病原因及患孩个性特点后,给予中医药为主,中西医治疗的同时,重点做了父母的疏导工作,帮助他们分析了患孩患病的心理原因。建议他们别再给予压力了,而让他们学会帮助孩子释放压力。以他们自己的中小学学习经历不断巧妙地暗示患儿,需综合发展,成绩不是最重要的。而且要鼓励孩子多参加课外活动,课外活动一有小成绩就给予语言奖励。平时不要讨论孩子成绩问题,相反要淡化这一问题。星期天有空常带孩子出去走走。中药则以丸药形式连续服用约半年左右,处方重在解郁和胃。自那以后,孩子一直到大学毕业,未再复发过本病,且考入了海外名牌大学。

五、遗尿的心理疏导

遗尿通常是夜间遗尿,在儿童期较常见。据统计,4岁半时仍有尿床者占儿童的10%~20%,9岁时约占5%,而15岁仍有尿床者只占2%。男性患儿较女性多见。一般5岁以后仍出现尿床者,始称为夜尿症,又称夜间遗尿症。这里主要介绍功能性遗尿症。

儿童功能性遗尿症又分为持续型与倒退型两种。所谓"持续型",指从未出现过能自我控制夜间排尿的;所谓"倒退型",该孩子曾一度能夜间自我控制排尿——即既往已有夜间控制小便的能力而后又发生遗尿症的。不少人认为倒退型的患儿遗尿,一般反映着情绪的混乱,比始终没有控制小便能力的持续型患儿更易于治愈。

遗尿的病因目前尚未能完全阐明,仅少数患儿是由于尿路病变、脊柱裂、脊髓病变和大脑发育不全等器质性疾病所致。绝大多数是由于大脑皮质及皮质下中枢功能失调所引起,属于功能性遗尿症。其产生的原因可能与下述因素有关:

(1)遗传因素:本病的家族发病率甚高。国外报道74%的男孩和58%的女孩,其父母双方或单方有遗尿症历史。单卵双胎同时发生遗尿者较双卵双胎者为多,提示遗传与本病有一定关系。

（2）功能性膀胱容量减少：用新式的膀胱内压测量方法研究 63 名遗尿症患儿，在无感染或阻塞的病例中，发现排尿时膀胱容量较预计的平均值少 30%。几乎在所有的研究中均发现功能性膀胱容量值在遗尿症患者中较对照组为少，且有统计意义的差异。

（3）睡眠过深：儿童遗尿最常见的原因是由于睡眠过深，患儿大脑皮质不能接受来自膀胱的尿意而觉醒，仅发生反射性排尿，遂造成睡梦中的遗尿。

（4）心理因素：心理和精神方面的障碍，如家庭成员死亡、变换新环境（如住院和进入托儿所等）、失去父母的照顾等所造成的焦虑状态，以及黑夜、恐惧、受惊、报复心理、母子关系冲突和精神过度紧张等，都可诱发儿童遗尿。心理因素不但可促使以往已有控制小便能力的儿童发生夜尿症，而且少数患儿在发生夜尿症后便逐渐形成习惯，有些直至到成人后仍无法改变。

（5）教养：缺乏排尿训练和不适当的排尿训练，如父母强制小儿迅速学会夜间控制小便的能力。

（6）性格特点：虽然没有充分的证据说明性格与遗尿症的发生有明确关系。但遗尿大多见于胆小、被动、过于敏感和易于兴奋的小儿。此外，遗尿患儿的个性还可由于遗尿并不光彩而不愿别人知道，因此这类患儿多半不喜欢与他人多接触或参加集体活动，而逐渐形成或强化内向性格。

中医学对本病症的认识较为全面，《素问·宣明五气篇》明确指出："膀胱不利为癃，不约为遗溺。"《诸病源候论·小儿杂病》说："遗尿者，此由膀胱有冷，不能约于水故也……肾主水，肾气下通于阴，小便者，水液之余也，膀胱为津液之府，既冷气衰弱，不能约水，故遗尿也。"之后，历代医家均认为小儿遗尿多系虚寒所致。明清时期则拓展了肝经郁热的病机。

遗尿病症的药物治疗以温补下元，固摄膀胱为主要治疗法则。虚证以扶正培本为主，采用温肾阳、益脾气、补肺气、醒心神等法，肝经湿热之实证以清热利湿为主。除了内服药物治疗外，针灸、推拿外治疗法及单验方治疗本病，均可应用。本病症还需配合一般治疗及心理行为疗法。一般治疗包括去除病因，通过教育、解释以消除不良的心理因素，培养和增强其战胜疾病信心；晚间控制患儿饮水量；睡前助其排尿；夜间于其经常遗尿的钟点前唤醒他（她），敦促其排尿；逐步训练其自主的排尿功能；建立合理的生活制度，避免白昼过分的紧张和疲劳等。心理行为疗法比较成熟的有条件反射治疗和行为矫正法。条件反射治疗通常运用警铃条件反射装置，这是一种特别的床垫，稍遇湿即通电引起响声，以唤醒患儿，借此逐渐培养其在有尿意时即可觉醒的能力。行为矫正法在改善症状和降低复发率方面则稍优于其他的心理行为疗法。上述诸疗法中，应以行为矫正法配合药物或针灸中药治疗较为实用，且效果较好。

附案：某男，技校学生，从小不为父亲所看好。生性胆小、敏感，且发育不良。

学习成绩不佳,同学之间也老受欺侮,很少合群。细心的班主任发现他性格孤僻,遂给予特别的关心。时间一久,师生关系融洽。学生始向老师倾诉,自己一直有尿床习惯,虽经治疗,无效,故羞于见人。在老师鼓励及陪同下,求中医治疗。了解病情后,首先给予安慰与鼓励。告诉他这并不少见,并非十分可怕之事;积极配合治疗,定能康复。遂给予辨证汤方,益气补肾,疏解抑郁为主,且以丸药形式长期服用。并嘱他每天积极参加长跑,下午后少进饮料与茶水。每晚子夜时分闹钟叫醒,上厕所解一次小便。不出三月,尿床消失,身体状态也大为改善,且人也变得积极主动,愿意与他人交往。

六、尿频的心理疏导

尿频往往日间尤其明显,在小儿中并不少见。它是指白天排尿次数增加而无尿量的增多,尿常规检查正常,排尿次数可以从正常每日的 6 ~ 8 次增至 20 ~ 30 次,小儿否认有排尿困难,也无白天遗尿或睡着后尿频等症状。通常发生于 4 ~ 8 岁。

尿频病症的患儿常常胆小敏感,有些有自闭倾向;还有一些从小被剥夺了母爱的孩子也较一般孩子更容易出现这类情况。观察表明,日间尿频常由家庭成员的死亡、变换环境、突然离开父母、害怕打针和担心考试等所导致的急性心理应激、紧张或焦虑所诱发。但对于这类孩子还应询及有否增加液体摄入量、应用利尿药并检查尿常规。女孩还需做尿培养,以排除尿路感染。

本病症一般情况下无须特殊治疗,也无须强化症状及其危害,更不宜反复指责告诫孩子减少小便次数,以免起到负面的暗示效应。较严重的,治疗主要包括以下几方面:

(1)对患儿及其家长一再强调患儿是健康的,并且肯定症状将会改善。

(2)消除不良的心理因素,并鼓励患儿说出使他烦恼的事情。

(3)教导和鼓励小儿将两次排尿间隔的时间尽可能延长,并记录每天两次排尿间隔的最长时间,如有进步,可适当给予奖励。

注意观察孩子什么时候容易出现尿频症状,如在孤独一人或独居时易出现,则可让孩子多多参加儿童们的集体游戏或让他做些他感兴趣的事,以分散他对尿意的过度敏感;鼓励家长经常带孩子出去游玩,参加某些少儿适宜的活动等。这些对改善本病症都有帮助。

七、夜惊的心理疏导

夜惊指患儿入睡后警惕而醒,并伴有一系列症状。本病症多发生于 3 ~ 8 岁的儿童。其临床表现为患儿在开始入睡后约 15 ~ 30 分钟突然惊醒,双目直视、躁动不安、面露恐怖的表情,但意识仍呈朦胧状态。同时,亦可表现出呼吸急促、瞳孔扩大、出汗等自主神经功能紊乱的症状。常可历时数分钟至20分钟,然后再度入睡。醒后完全不能回忆或只有零星回忆。本病症与经常发生的小孩入睡后因噩梦惊醒很快变得清醒明了,并多能回忆梦中的恐怖内容有所不同。后者多由高度紧张或白昼曾经严重受惊所致。

夜惊病症的部分患儿在发作时可伴有梦游症,即患儿起床走动,做一些简单机械的动作,如开抽屉等,醒后完全不能回忆。至于本病的发作次数则可从一夜发作数次,数日或数十天发作一次等明显不等。

夜惊的病因主要为心理因素,如焦虑和受惊等。此外,在睡前听恐怖紧张的故事和看恐怖紧张的电影或电视等,都可导致夜惊发生。经常发生夜惊的患儿,往往反映有持续较久的焦虑紧张状态。

中医理论认为,惊恐致病首先扰乱气机,使脏腑功能失调,而产生这类病症。临床来看,本病证之发生大多与七情刺激有关或为心因所诱发加重,其他诸如心血不足、心阳衰弱、水饮内停、瘀血阻络等也都参与了本病之机制。通常,惊喜伤心,惊忤心神;或为怒恐所伤,扰及心神;或思虑过度,耗及心脾等,均可促发本病证。

在夜惊的治疗方面,辨证选用针药是其一,单独或配合使用心理疗法是其二,常以心理治疗为主,配合方药针灸等。中医心理治疗可根据《黄帝内经》“惊者平之”的原则,根据孩子承受能力,采用逐步加大刺激量方法以治惊。对因其他原因所致者,也分别采用中医心理疗法,药物治疗以辨证为主,针灸可选内关、神门等穴。

行为疗法对本病症亦有意义,可选用系统脱敏法和模仿学习法等。其中,模仿学习法有多种方式,如找出令患儿惊恐的事件或物体,然后创造同样情境给同龄正常小朋友,令患儿在旁观看,从而观察模仿,使其逐渐摆脱对这些情境或事物的恐惧;亦可让患儿观看类似的影视节目,从中学习模仿健康的应对行为。此外,也可运用语言、示范等疗法,使患儿消除疑虑,改变善惊易恐的心理状态。此类方法常更适合用于心智稍开,年岁较大的患儿。

爱抚与安慰也非常重要。对于婴幼患儿,父母及亲友或保育员,要经常给予爱抚亲慰,特别是躯体的安抚等直接接触,这样可以增加患儿的安全感,消除其惊恐。在其病发作期间,应有亲近之人陪伴,以使其始终有安全感。与此同时,应注意培养儿童的勇敢精神,避免听紧张恐怖的故事,让他在自然安详的氛围中入睡。

对家长来说,改变育儿方式很重要。习惯上,许多家长喜欢给孩子讲鬼怪离奇的故事,有时喜欢以恫吓孩子的方法让他听话,这不符合小儿心理卫生,应努力加以纠正。

附案:吴医师治一小儿,先天薄弱,胆气甚小。6岁时,在私塾中见师以戒尺在其背后斥责同学,遂惊而受病,不时惊叫,叫必左脚提起,震得一声。百治不效。吴以补益肝肾,镇心安神之药,并嘱家长改换私塾老师,不日而愈。

八、拗哭(夜啼)的心理疏导

拗哭指幼儿数日内啼哭不止或白日如常入夜则啼哭,后者又称夜啼。此症常见于周岁以内幼儿。小儿啼哭有多种原因,需审辨之。《育婴家秘》指出:"小儿啼哭,非饥则渴,非痒则痛,为父母者,心诚求之。渴则饮之,饥则哺之,痛则摩之,痒则抓之,其哭止者,中其心也。如哭不止,当以意度。盖儿初生,性多执拗,凡有亲狎之人玩弄之物,时不在,其心不悦而哭,谓之拗哭,须急与之,勿使怒伤肝气生病也。"严格地说,拗哭是指因幼儿性多执拗,"其心不悦"所致的啼哭不止。除上述原因之外,周遭惊恐也是拗哭常见之因,且此类患儿年岁可以较大。应该说,拗哭不是病,它只是一种症状表现,反映了患儿心身方面的某些不适。

对于拗哭,如已明确系心因或性格因素所致者,当视其年龄大小,成熟程度,选择不同的心理疗法以治之。幼儿性执拗,不遂其愿所致者,《育婴家秘》指出:"须急与之。"意即当尽量、尽快地满足其心愿,使其心悦而哭止;对于因受惊遭恐所致者,当消除起因,并常使亲近之人与其相伴,避免惊恐等的再次刺激;对于年龄较大,已略懂事者,可同时以语言开导解释之,使其明白道理,消除恐惧感。此外,适当佐用药物治疗也是可取的。至于因灯熄黑暗而夜啼者,当逐步使之适应黑暗环境,不可操之过急。此类夜啼一般不药皆可自愈。

附案:万密斋治胡三溪子,岁半,日落后哭啼不止,有时啼哭颇甚。万细察之,实无病。曰:"无病而哭,必有所欲,不能言也。"乃问儿喜弄者何物,乳母曰:"马鞭子。"即命取至。儿乃笑而持之,不复哭矣。

第四节 皮肤科疾病

一、斑秃的心理疏导

中医认为斑秃发生的病因病机可概括为虚实两大类。虚者,一是指气血虚,二是指肝肾虚。肝藏血,发为血之余,血亏则发枯;肾为先天之本,精血之源,其华在发。头部脉络空虚,腠理不固,邪风乘虚而入,以致风盛血燥,不能营养头发而脱落。实者,一是指血瘀毛窍,二是指血热生风,三是指湿热蕴结。血瘀、风热和湿热阻滞,气血不得外荣皮毛,发枯脱落。治疗斑秃不仅要做到辨证论治,对症下药,在心理层面也要给患者一定的安抚,使其治疗效果更加明显。

(一)移精变气

《素问·移精变气论篇》说:"古之治病,唯其移情变气。"斑秃的发生与抑郁、焦虑情志有很大关系,而发病后便使抑郁、焦虑情志加重,形成恶性循环。在利用转移注意这种方法时,针对不同的病人,可采用琴棋书画、运动、旅游、垂钓等,依病人所好而施治,转移病人的注意力,使抑郁、焦虑情志得以排遣,从而达到移情的目的。正如《续名医类案》中说:"矢志不遂之病,非排遣性情不可。""投其所好以移之,则病自愈。"

(二)心理疏导

在一定的条件下,语言刺激对心理、生理活动都会产生很大的影响,因此利用语言这一工具,针对患者病情及其心理状态、情感障碍等,采取语言交谈方式进行说理开导,以消除其致病心因,纠正其不良情绪,解除病人的思想顾虑,提高战胜疾病的信心,使之能积极配合医生进行治疗,从而促进疾病的康复。针对斑秃患者焦虑、抑郁的心境,以及对斑秃不正确的认知,耐心地与其分析斑秃的发病机制,告知并不是不可治,并指出不良精神因素对病情的加重起着重要作用。采用这种方法治疗斑秃的时候,要先取得病人的信任,对病人要耐心而且要有同情心,气氛要融洽,语言要谨慎,表达要确切。同时要针对不同病人的不同心理特点对症治疗。

(三)暗示疗法

暗示疗法就是采用含蓄的、间接的方法,对病人的心理状态产生影响,以诱导病人在无形中接受医生的治疗意见,或者产生某种信念,从而达到治疗疾病的目的。正如《道枢·枕中》说:"眼目内视,使心生火,想其疾之所在,以火攻之,疾则愈矣。"又《素问·调经论篇》说:"按摩勿释,出针视之,曰我将深之,适人必革,精气自伏,邪气散乱……"由于斑秃普遍被认为是顽疾,所以病人往往对治疗失去信心。故在应用暗示法时,医生首先应以坚定的神情和充满信心的口吻鼓励病人积极治疗,同时可通过精心设计的场景,让病人无意中看到已经痊愈的病人或听到他们的现身说法,以增强其治疗信心。还可根据病情选用某些药物,侧重解决患者最为痛苦的一个症状,并暗示其药效如何好,使病人看到希望,坚定治疗信心。病者多疑,"疑心生暗鬼",得了斑秃的患者,容易产生各种各样的怀疑,或者小病怀疑大病,轻病怀疑重病,"杯弓蛇影",疑虑成病,而通过解除疑惑,沉疴顿愈。所以采用开疑的方法来治疗斑秃就是根据病人存在的思想疑虑,通过一定的方法,解除患者不必要的怀疑或者猜疑,帮助患者去掉思想包袱,恢复健康。

(四)顺情从欲

顺情从欲就是顺从病人的意志,满足病人的身心需要。人的一切活动都是为了满足心理或者生理上的需要,朱丹溪指出:"男女之欲,所关甚大;饮食之欲,于身尤切。"物质决定精神,需求的满足与否,都会影响到病人的情绪与行为。必要的需求不能满足,不仅仅影响到正常的生理活动,而且会影响到精神情志的病变。因此,仅仅采用转移注意、劝说开导、暗示开疑等方法是不足够的,还要使其生活的基本欲望得到满足时候,疾病才会好转。斑秃患者通常会有悲观失望的心理和自卑恐惧的心理,所以家庭的支持是很重要的,如果忽略了家庭的因素,就会造成很大的影响。家庭情境是斑秃患者身心环境的主要方面,不同家庭情境因素作为现实的对象,能刺激患者产生不同的情感体验和情绪反应,而无论积极或消极的情绪作用于个体,通过心理、生理的中介作用,均可产生正性或负性效应。

二、牛皮癣的心理疏导

牛皮癣是一种常见、多发的慢性皮肤病,以皮肤苔藓样变及剧烈瘙痒为特征,好发于颈项、股内侧、会阴等部位,相当于西医的"神经性皮炎"。因其病情缠绵顽固,亦称为"顽癣"。本病病因尚未十分清楚,一般认为与精神因素有明显关系,并因情绪波动、过度紧张等发病或加剧。中医认为本病初期多因风湿热之邪阻滞肌肤,湿热蕴阻,血热生风所起;或与局部刺激、七情内伤,肝郁化火有关;或病久气血运行失调,耗伤阴液,营血不足,血虚化燥生风,皮肤湿润所致;或血虚肝旺,紧张思虑过度,忧愁烦恼而致;或脾胃湿热,复感风邪,蕴阻肌肤而发。病程多缠绵难愈,易反复发作。常因情志不遂、心绪烦恼、郁闷不舒、心火上炎而加重。《外科正宗·顽癣》曰:"顽癣乃风、热、湿、虫四者为患。发之大小圆斜不一,干湿新久之殊⋯⋯顽癣抓之则全然不痛;牛皮癣如牛项之皮,顽硬且坚,抓之如朽木⋯⋯此等总皆血燥风毒克于脾、肺二经。"

西医研究发现,负性生活事件与本病的发生、发展具有相关性。本病患者抑郁和焦虑情绪显著高于正常人。负性生活事件影响精神情绪诱发应激反应,同时负性应激对患者的个性产生影响,是导致抑郁、焦虑精神波动的重要原因。焦虑、抑郁情绪本身不仅是牛皮癣的常见症状,也是该病加重和复发的主要因素,成为不良情绪加重瘙痒,进一步加重不良情绪的恶性循环。这提示患者保持心情开朗,情绪稳定,在牛皮癣患者稳定病情、缩短疗程、减少复发中有方向性的治疗意义。

现代中医皮肤科名家朱仁康教授认为:"本病(牛皮癣)以内因为主,由于心绪烦扰,七情内伤,内生心火而致。初期皮肤较红,瘙痒较剧,因心主血脉,心火亢盛,伏于营血,而产生血热。血热生风,风盛则燥,为血热风燥;病久,皮损肥厚,纹理粗重,呈苔藓样变者,为久病伤血,风盛则燥,属血虚风燥。"可见,情绪刺激是牛皮癣的主要病因。

牛皮癣依其血虚风燥、血热风燥、脾热生湿等病机,对症采用中医内服汤药、外用洗剂或外敷,能够取得较好的效果,配合少量激素类药物效果更佳。但其治疗难度在于反复发作。应用综合心理学技术改善患者的心理因素,疏导不良情绪,分散注意力,使其保持乐观积极的心态,从而保持个体与环境之间的平衡,不仅提高牛皮癣的痊愈率,亦可以降低痊愈后的复发率。

附案:孟某,女,19 岁,体型肥胖。高考前发牛皮癣,遍身发痒,挠抓后四肢、后背、臀部起杯底大小红色硬皮,部分伴有渗血,陈旧灶可颜色变浅,但瘙痒加剧。高考后曾外用氢化可的松类软膏,稍微缓解后旋即复发。来诊后,予以搜风止痒、清热凉血中药,并嘱不要过分关注成绩,多参加户外活动、加强体育锻炼、清淡饮食、控制体重、给予心理正性支持。半月后复诊,体重稍降,精神状态明显转好,部分凸起硬皮范围缩小,瘙痒减轻,服药后胃纳无碍。再予中药,并适当增加搜风止痒中药剂量;以前次治疗之效果给予其激励,帮助树立信心;继续鼓励其体育锻炼,减肥,多与同学交流、结伴出游。后续治疗过程中逐次好转,约6个月后体重由65千克降至52.5千克。精神面貌亦转变,牛皮癣痊愈。

三、湿疹的心理疏导

湿疹初为多数密集的粟粒大小的丘疹、丘疱疹或小水疱,基底潮红,逐渐融合成片。若反复发作不愈可转为慢性湿疹,表现为患处皮肤增厚、浸润,棕红色或色素沉着,表面粗糙,覆鳞屑,或因抓破而结痂,自觉瘙痒剧烈,常见于小腿、手、足、肘窝、腋窝、外阴、肛门等处。本病病程不定,易复发,经久不愈。本病属中医学"湿疮"范畴。

因湿疹顽固难治、反复发作,给患者造成思想上的困扰及身体上的不适,易出现焦虑和忧郁等情绪变化。同时,由于皮肤外观的改变,疾病得不到根治,会使患者产生自卑心理,带来心理压力,回避社会活动。这种不良心理状态严重影响治疗效果。

现代研究认为,湿疹病因复杂,常为内外因相互作用所致,是复杂的内外因子引起的一种Ⅳ型超敏反应。其内因包括慢性消化系统疾病、精神紧张、失眠、过度疲劳、情绪变化、内分泌失调、感染、新陈代谢障碍等;外因如生活环境、气候变化、食物等均可引起湿疹的发生。研究心身医学的学者认为,不仅生理因素在湿疹发病中起作用,心理、社会因素在疾病的发生、发展及预后中也起着重要作用。研究发现,湿疹患者心理健康状况差于正常对照组,主要表现在躯体化、人际关系、恐惧、抑郁、焦虑和偏执等方面。躯体化因子得分增高可能与慢性湿疹本身及并发症有关;人际关系敏感和恐惧心理,可能是湿疹的剧烈瘙痒长期、慢性、反复发作等综合因素导致的结果;恐惧、抑郁、焦虑和偏执则可能与湿疹本身的慢性化导致患者的情绪变化、饮食和睡眠失调有关。

中医学认为湿疹病因复杂,可由多种内外因素引起。常因禀赋有异,腠理不密,外受风热湿邪,内外两邪相搏,风湿热邪浸淫肌肤所致。临床常见湿热、风热、血虚风燥等证型。中医治疗湿疹,急性者以清热利湿为主;亚急性者以健脾利湿或滋阴除湿为主;慢性者以养血润肤为主。

湿疹虽然常不是由情志因素直接导致,但精神情志因素如紧张、焦虑疲劳、失眠等均会加重湿疹病情。随着医学模式的转变,对湿疹类疾病在重视药物治疗的同时,还需要关注心理社会的影响。采用生物反馈、自我放松训练、音乐治疗等综合性的心理疗法,提高其心理应激水平,增强信心,正确对待疾病,提高治疗效果,减少疾病复发。

附案:一项对平战时特勤人员皮肤湿疹状况研究发现,特勤人员患病的病因主要是精神高度紧张及长期处于密闭、高温、缺少生活用水的工作环境。患者常因病情长久、易复发而产生了一定的心理障碍,易出现心理焦虑、失望等情绪。治疗上,首先改善患者原先紧张状态及密闭的工作环境,护理时给予安慰、支持、鼓励,收治患者均取得满意疗效。

第五节　妇科疾病

一、崩漏的心理疏导

崩漏亦称崩中漏下,是指妇女不在行经期间或行经期间异常发生的阴道出血症候。一般以来势急,出血量多者称崩;来势缓,出血量少的称漏。崩漏是多种妇科疾病所表现的共有症状,如现代医学的功能性子宫出血及生殖器官炎症、子宫肿瘤、血小板减少、再生障碍性贫血等所引起的阴道出血,都属崩漏范畴。前所介绍的功能失调性子宫出血,简称"功血",亦多见于中医"崩漏"之列。

引起崩漏的原因颇多,古代医家强调精神情志因素是其中一方面。这类病人多急躁,易激动,若情志不遂、抑郁多怒,常致肝气横逆,气行逆乱,血不归经,而成崩漏。中医学认为本证的直接机制多与热、虚和血瘀有关,而社会心理因素是导致这些机制的重要原因。《景岳全书·妇人规》中曰:"若素多忧郁不调之患,而见此过期阻隔,便有崩决之兆。"《妇科玉尺》也指出"思虑伤脾,不能摄血而令妄行。"可见,忧郁思虑是导致本证的主因之一。此外,亦常见五志过极,为暴怒所伤,《女科经纶》有曰:"七情过极,则五志亢甚,经血暴下,久而不止,谓之崩中。""或因惊怒,致血暴崩。"五志过极,各类情绪的偏激、过亢,促使气血逆乱,均可致崩漏。结合现代认识,社会心理因素作用于大脑皮质,致使下丘脑－垂体——卵巢功能失调,影响子宫内膜正常的周期变化,可导致功能失调性子宫出血。

崩漏除用药物调治外,心理治疗至关重要。此病患者性急暴躁的偏多数,对于她们应以语言疏导和慰劝,帮助其调整情性;也可助其通过静坐、静卧或静立及自我控制调节松弛疗法等,以一念代万念,求得心理平衡。平素还可培养一些兴趣爱好,如养花、编织、音乐交谊舞等,以此怡情养性,增加心理涵养。此外,还可采取语言疏导、松弛疗法、气功疗法等,调动患者本身的积极性,使其树立战胜疾病的信心;应适当锻炼身体,增强体质,还应避免过劳或再次精神刺激。

须指出的是,应针对本病症患者不同的情绪状态选择不同情志疗法。忧思抑郁患者可选择适度的应激性刺激等,借怒以胜忧思,激发肝气升泄,冲破郁结,促使气机畅通;五志过极,暴怒所伤者可选用以悲制怒法或以喜解怒法,稳定情绪控制崩漏。

附案:叶桂治某女,经漏三年,色脉俱夺,面浮跗肿,肌乏华色,纳谷日减,便坚不爽,自脊膂腰髀酸痛如堕,崩决淋漓。初以通阴潜阳、柔润清补等法。效不显。询知病由乎悲哀烦劳,后患目疾,服苦辛寒散太过,致经漏淋带。遂议固气和血,早进清补柔剂,夕用通固下焦冲任。并且"恪守定然必效,但外来寒暄易御,内因劳嗔难调。余谆谆相告者为此"。症见效,起居颇安。但某晚又因烦冗,阳动气升,头额震痛,经再下注。更定镇摄一法。交替调理见安。

二、痛经的心理疏导

痛经也叫"经行腹痛",指凡在行经前或行经期出现腹痛、腰痛、下腹坠胀或其他不适而影响生活和工作的症状。痛经可分为原发性和继发性两种,原发性痛经常有明显的心理情绪因素存在,属于情志疾病范围;继发性痛经常为生殖器官器质性疾病引起,不属于心身病范围。但痛经可引起情绪及精神的负性反应,对此仍应充分予以重视。

中医认为本病症的发生与社会心理因素有着密切关系。常见的主要有忧思抑郁,多见于素来偏于消极低沉者,复因经期或行经前后心境欠佳、情志内伤,以致肝气更郁,郁则气滞,气滞则血疲,经行不畅,发为痛经。如《沈氏女科辑要笺正》曰:"经前腰痛无非厥阴气滞,络脉不疏。"《傅青主女科》也认为:"经欲行而肝不应,则拂其气而痛生。"各种较强烈的应激刺激亦是痛经之痛因,如行经前或经期承受了超量的心理刺激,或处于劣性的情境之中,精神紧张,恐惧焦虑,以致气机紊乱均可引发痛经。此外,痛经妇女多具有神经质倾向,情绪不稳定,易于激惹;或感觉过敏,暗示性强,疼痛阈限低。

由于痛经与心因有关,所以在中药辨证治疗的同时,应特别注意辅以心理治疗。可首先选用有言语开导法,应用本方法时应强调针对患者出现的忧思抑郁等情绪之原因进行救治,以消除致病心因,杜绝诱发疼痛之源;其次,可通过语言疏导,帮助患者分析其业已存在的个性缺陷,重建健康的人格。还须认真告知患者经前的注意点,嘱其身心放松,减轻心理紧张,以消除诱发因素。采用心理疏导时,应重点让她了解到经行时轻度不适,如轻度腰痛、小腹坠胀等症状常常是正常的生理反应,以消除焦虑。

针对痛经的患者常具有暗示性高、感觉过敏的特点,也可采用暗示疗法,以转移患者的注意力,减轻或消除痛经。如月经期间,让她听听风趣幽默的故事,畅想心中喜悦的事情,欣赏自己喜欢的音乐,参加令人愉悦的文娱活动等。通过诸如此类方式来转移其注意力,保持良好的精神状态,此即"移易精气,通利血气",有利于缓解痛经症状。

研究结果表明,音乐或松弛疗法对本病症也颇有意义。一定节奏感的音乐具有松弛或镇静作用,有选择地给患者播放某些音乐,同时配合松弛训练,常可明显缓解患者的行经疼痛。

此外,还可选择运用自我按摩和气功疗法,以及生物反馈疗法等,这些都具有一定的镇静、镇痛作用。一些简单的物理疗法,如喝热的姜茶、小腹局部用热水袋加温等,也有缓解疼痛之效。

附案:某女,21 岁,因家庭多故,情志抑郁,致经前或行经数小时后小腹胀痛,拒按。月经量少,经行不畅,继而疼痛剧烈,惨叫声闻于厕外。色紫暗有块,排不出时痛更剧。伴有肝郁气滞血瘀,拟方调肝理气,活血化瘀。数服后诸症有减。前述家庭多故,亦已顺利解决,因此情志愉悦。遂仍与调理之品。三月后随访,按期行经,小腹不痛,一切正常。

三、闭经的心理疏导

闭经是妇科常见的一种症状。中医学也称其为“女子不月”“月事不来”。凡年满 18 岁或第二性征发育成熟两年以上但无月经来潮者,称原发性闭经;以往已有月经来潮,以后因某种原因非生理性月经停止三个月以上者称继发性闭经。继发性闭经一般不属于心身病症范围。

中医学认为本病症发生与社会心理因素有着密切关系。其中忧愁隐曲不解为第一主因。如《素问·阴阳别论》曰:“有不得隐曲,女子不月。”《续名医类案》曰:“童年情窦早开,积想在心,月水先闭。盖忧愁思虑则伤心,心伤则血耗竭,故经水闭也。”指出女子长期处于压抑委屈或有难言曲情之心境,均可使气血郁滞,而至经闭。其次,恼怒怨恨不解,最伤肝气,致使肝气郁滞,疏泄失职气滞血瘀而致闭经。再者,长期处于惊恐紧张之中或生活环境的突变亦可使气机紊乱,气血运行不畅而致闭经。临床可见许多妇女改变了生活环境如刚上大学、刚毕业、刚换工作,以及过度紧张等都可以产生闭经。

本病除了针对性地辨证施治外,若能配合心理疗法,往往可以取得更好的效果。有时纯心因性所致者可单独使用心理疗法。心理治疗以情志宣泄疗法为首选,特别对于那些因恼怒怨恨所致者,可采用适当的方法,使其宣泄蓄积的情绪,消解心因,这常是治疗心因性闭经的重要方法。这可以参照马王堆出土的医帛中的“引烦”“患恨”等导引图,配合以吐纳行气之法,将蓄积的怨恨之气,从口中徐徐吐出,以宣泄情绪,畅通气机,促使经闭得解;也可配合用音乐疗法,音乐也具有宣泄情志,畅情达意的作用。临床上,针对患者的情况,可以选择不同的曲目,以调畅情志,疏肝行气而促使行经。

此外,针对患者忧思、郁怒的劣性情绪,可运用中医学独特的情志相胜法,加以拮抗,以调畅情性,使气血通达而闭经自愈。巧妙地运用言语的力量启发,开导患者,也常能达到消除不良心因,改情绪,治愈闭经的目的。

对长期生活在劣性或紧张环境之中,因大脑皮质功能失调而经闭者,若能恰当地有针对性地转移情境刺激,或者鼓励患者积极参加文体娱乐活动,也可起到缓冲紧张、稳定情绪、畅达气血从而使闭经痊愈的目的,这可称作情境疗法。闭经的药物治疗十分重要,对此强调辨证论治为主,可适当配合些经验治疗。

附案:吴鞠通治一室女,20 岁,肝郁结成癥痕经闭,左脉沉浮如无,右脉浮弦,下焦血分闭塞极矣!此于血瘀之先声也。急宜调情志,切戒怒恼,时刻能以恕字待人,则病可愈矣。药以宣络温经为主,服 22 剂,化瘀回生丹 40 余丸,业已见效不浅,脉亦生动,经亦畅行,嘱减剂继服,切戒生冷猪肉之类,可收全功。

四、经前头痛的心理疏导

行经前几天出现头痛,是常见的临床现象,还可以伴有乳房胀痛、乏力、抑郁、易怒、烦躁失眠、腹痛、水肿等症状,月经过后常自然消失。类似于现代所说的经前期紧张综合征。在中医学中这属于典型的情志疾病。

对于经前头痛的机理认识,归纳众多医学家认识,认为病位主要在肝,也涉及脾、肾、心诸脏及冲任两脉。其病机主要与肝失疏泄有关,根据患者素体及病程长短,病机还可有脾虚、肾虚、血瘀、阴虚、痰湿(火)等。

经前头痛的心理救治是很重要的。由于它与痛经及闭经就心身互动机理而言,有着相同之处,故可参考两者的心理治疗,在此不与赘述。

附案:某女性,32 岁,财务。婚前月经正常,婚后 7 年,子已 6 岁。近 3 年来,每逢月底就出现伤风感冒,两三天后双乳胀痛、失眠,时发作偏头痛,又一两天后,月经来临,行经不畅。此时正值财务要出报表时期,压力更大。自认为近几年一月间约有十多天痛苦万分,既担心感冒,又担心月经及经前种种不适反应,更担心财务报表出现问题。虽屡经中药调整,有些效果,终不释脱,找笔者诊治。细询问其原因,三年前,因经前感冒,人特别不舒服,报表出了一点小问题,遭到了主管的批评。随后每月如此。不管是闰月还是 31 天,总在要出报表前出现上述症状,唯独外出进修一月,症状有所减轻。根据这一情况,知心因与生理变化纠缠到一起,是典型的身心交互反应,遂辨证调整,兼以疏肝解郁,语言疏导,告知其病的真正症结所在,并于月底前一旬嘱其复诊,改方,重在固护卫气,疏肝解郁,兼且暗示之意,并明言告知,此次肯定不会感冒。连续如此两月,经前感冒未发,经前焦虑亦大减,进一步中药调整,半年后诸症完全消失。且经期亦改,与出报表时间也不再如此吻合。

五、绝经前后诸证的心理疏导

绝经前后诸证亦称经断前后诸证,它与现代所说的更年期综合征相吻合。中医学认为本病是经断前后妇女的常见病症,好发年龄段多为 45~55 岁;此时,正值七七之际,肾精不足,天癸将绝,地道不畅,月经即断,妇女常常可表现出复杂的临床症状,如善怒易哭、烘热汗出、五心烦热、眩晕耳鸣、健忘、心悸不眠、月经紊乱、关节疼痛等。由于本病临床症状繁多、辨证分型复杂,有研究者统计分析了近二十年间辨证治疗更年期综合征的中医文献资料,发现肝肾阴虚证、脾肾虚证、肾阴虚证、肾阳虚证、心肾不交证、肝气郁结证等六证型是本病症常见的证候类型,但就根本而言,肾精不足,肝失疏泄则是基本病机。

绝经前后诸证是常见病、多发病,也是一种较难治疗的病症,它表现为妇科范围心身互动的病症特点。中医药对本病症的治疗具有较明显的优势。近些年来,随着研究的深入,中医治疗本病症的方法愈发多样化。各种治疗方法,如心身综合疗法、中西医结合治疗、针刺疗法、饮食疗法等,合理运用,都收到了较好的效果。

有学者归纳了本病症心理支持疗法的特点如下:

(1)建立良好的医患关系:在治疗中采用共同参与的医患模式,关心、理解、同情患者,以取得患者信任,调动其潜在能力而积极参与治疗。

(2)必要的医学交谈:善于引导患者交谈,避免伤害性语言,多用安慰、鼓励性语言,承诺并保证对涉及隐私问题进行保密。

(3)确立治疗目标:更年期是妇女由生育旺盛的性成熟期向生理衰退的老年期过渡,由于内分泌的改变,临床上出现一系列生理改变和不适,多数患者能顺利度过,但有些妇女由于对疾病观念和认识上的错误,会使其更为加重。因而,治疗目标是纠正错误的观念,促使当事人对疾病发生、发展、转归有正确认识。

(4)个体化治疗:通过交流、交谈,根据患者个性特点及其对疾病认识情况,帮助其正确认识更年期心身反应,适应社会和家庭变化,提高自我调节和自我控制能力,树立战胜疾病的信心,必要时请家庭成员及社会共同参与治疗。

(5)巩固治疗:在治疗过程中,对取得的成绩予以肯定及表扬;对心理障碍改善不明显者,应帮助分析,寻找原因。

附案:某职业女性,已过50,任某集团公司财务总监,有可能升任公司副总,工作努力,性情急躁。近三个月来,感身体不适,看到任何事情多不顺心,经常发火,伴失眠,月经失调,一阵阵潮起、燥热、汗出。知自己进入更年期,遂寻求中医调治。滋阴泻火大半年余,症状稍有缓解,但仍严重,故改诊于有心身医学背景的中医师。该中医师了解其症状、背景及治疗过程后,在原方的基础上稍加调整,重点与她探讨了更年期对职业女性的意义,并告诉她许多症状于她内心的焦虑有关,暗示她的内心焦虑源于她对职业生涯的进一步追求,点拨她如果一直处于此状态,不利于她的职业生涯追求,建议她可以适当放松,多从事一些户外活动,同时给予短期的抗焦虑治疗。两周后复诊,述说大多症状已经明显减轻。唯睡眠仍差,再与中医调整与心理疏导。一月后症状基本消失。

六、不孕的心理疏导

不孕指有正常性生活,未避孕而同居两年以上仍未妊娠或未有活胎者。本病的发生率很高,发达国家为15% ~20%,我国约为10%左右。

引起不孕的促成因素很多。中医学认为,引起不孕的诸多因素之一是情志不畅。《傅青主女科》曰:"嫉妒不孕,肝气郁结。"从现代研究看来,有些是先天器质性不孕,包括生殖系统病变、异常等;有些则是受诸如营养缺乏、环境污染、高温、免疫因素及滥用药物等后天因素影响;此外,情绪因素也常在这些不孕中起着作用。有学者把不孕症归纳成两大类为器质性不孕和心因性不孕。心因性不孕就是心理因素所导致的不孕,它占有很大比重。诸如长期紧张、焦虑不安、恐惧、忧郁、严重的挫折感及中途情绪骤变等,都可通过下丘脑等影响到促性腺激素的释放和性激素的分泌,导致妇女输卵管痉挛、宫颈黏液等的变化及其他性功能障碍,从而可造成不孕。从人格特征来看,心因性不孕的妇女往往多焦虑、易紧张、神经质,有的还有抑郁症的表现。当然,这些精神情绪异常是因是果还有待具体分析。但心理因素与不孕有关却是事实。因而,对于不孕的妇女,除进行必要治疗之外,还要了解她们的生活经历、精神状态,进行积极的心理治疗,以解除她们的焦虑情绪。

中医学认为,本病症发生与肝肾脏器病变及痰湿、瘀血痹阻胞宫有关。情志因素则是诱使这类病变的重要原因之一。常见的如肝失疏泄、肝气郁结,以致疏泄失常,气血失和,甚或形成瘀血,血阻胞宫,而见不孕;亦可因情志过激而化火,灼伤肝肾之阴,血海蕴热而致胞宫病变,不能孕育。此外,长期处于嫉妒敌意、焦虑紧张状态,也可使人肝郁肾闭,而致不孕。

不孕的治疗辨证用药是关键,还应佐以针对性的心理疗法。如针对患者郁结心情,可训练静默澄心,以解除郁结,通畅气血,常有助于阴阳相合,精卵相搏而有子。

此外,可运用言语疏导疗法,帮助患者分析其不孕中的七情失和之机制,使其保持宁静良好的心境,并告知择姻蕴之最佳时机,以利于"和阴阳",促使成孕概率增加。

对于因恣食肥甘厚味而生痰湿或过食辛辣助生内热的,当矫正不健康的饮食行为,佐以化痰等法,以恢复健康的体质,促使其能够受孕。另外,还应注意矫正其不利于受孕的异常性行为,并可辅导其依据排卵变化而安排性生活,以利于受孕。

附案:张某,精神抑郁,夜不能眠,哭叫不止,拒食,病已一周,经单独详问病由,缘婚后八年未育,夫妻不和,常有口角。境缘不遇,营求不遂,窘迫难堪,气机逆乱而病。经耐心开导,说明不孕并非不治之症,其原因也不全在女方,夫妻应互相配合治疗,情绪则逐渐好转。后其果真怀孕,精神大振,诸症若失。

七、带下的心理疏导

带下是指妇女阴道内分泌物增多,色、质、味异常,并伴有某些症状。临床以白带、黄带为多见。常见于现代医学的生殖器炎症肿瘤和内分泌异常等病症中。

可引发本病症的原因众多,情志不遂则是其中之一。《沈氏女科辑要笺正》曰:"所思不遂,龙雷相火,因而外越,是即亢火疏泄太过之带下。"《妇科玉尺》亦曰:"妇人多思患怒,损伤心脾,血不归经,而患赤白带下。"《女科证治约旨》也指出:"因思虑伤脾,脾土不旺,湿热停聚,郁而化黄,其气臭秽,致成黄带。"临床曾遇一更年期妇女,因与媳妇大吵后,郁闷难平,第日起白带如注,月余后确诊为宫颈糜烂伴发宫颈癌。可见,精神情感的剧烈波动可成为带下的病因或重要诱因。

由于不愉快的情绪可成为患者的病理体验,成为病源,故诊断时除须进行详细的身体症状检查辨别外,还须了解患者的性格气质特点,发病前后的精神情感刺激及状态,从中寻觅出可能的致病性心理因素。此外,本病症的发生在很大程度上和性行为不洁有关。对此亦须注意。

本病症在药物治疗的同时,应注意心理方面的治疗。上述痛经、闭经中介绍的心理治疗方法都可参佐选用,而对于本病症患者,还须悉心分析其导致带下增多或迁延不愈、不利于康复的情感因素,并多多加以疏导鼓励,使之从原先的心理羁绊中解脱出来,通过自身努力以重新调节心身机能状态,从而达到带下康复的目的。此外也可根据患者不同的病情,选择试用自我训练和气功、太极拳等疗法。

附案:杨某,年37,寡居,自多愁烦思郁。加以针灸,目注凝神,遂带下冷,眩晕麻木,常为隐现。以下柔剂和其阴阳,可得小效。欲作根治,须遂其意愿,调其情怀。

八、脏躁的心理疏导

脏躁又称胜躁,是由情志内伤所致,以精神忧郁,烦躁不宁,哭笑无常等为主要表现的一种病症。多发于中青年女性,起病较急,病程较短,但易反复发作。本病症与现代所说的癔症、抑郁症等多有瓜葛。

脏躁的形成,心理因素是主要的。诸如忧愁思虑惊恐、悲伤委屈窘困等消极情感活动强烈或持久,以致郁而化火,灼伤阴液,内脏失养,虚火内扰而心神不宁,都可发为本病症。《医宗金鉴》曰:"心静则神藏,若为七情所伤,则心不得静,而神躁扰不宁也。故喜悲伤欲哭,是心不能主情也。"提示了精神因素与本病症发生的内在联系。

从心理特点来看,女性偏于感情,易为情志内伤。有人在对50例悲伤欲哭女性患者的临床资料进行分析后,发现本病症的发生,大多数明显地源于社会心理因素。不仅如此,脏躁的症状表现异常与社会环境因素有关。

此类患者平素多抑郁,善忧愁,性格多偏内倾,病症可因暗示而产生,也可因暗示而改变或消失。发病时虽可出现复杂的各种临床症状,但病情的严重程度常与体征不吻合,却与精神因素密切相关,且往往可找到一些诱发因素。故诊断时应着重了解患者性格倾向,对她的生活境遇问题、内在心理矛盾、幼年经历、人际关系等,可适度进行精神动力学的分析,以找出可能的致病性心理因素。

脏躁病症的治疗,应寓药物于心理治疗之中,药物可以甘麦、大枣汤为主。心理治疗可采用宣泄疗法,促使患者把内心矛盾与痛苦情绪体验发泄出来,以减轻心理上的压力;并应进行必要的语言开导,启发患者用理智支配感情,正确对待客观条件与主观愿望;也可用澄心静默疗法等,为患者创造一个防止精神紧张及引起继发机能障碍的健康机制,建立起符合大脑活动规律的有节奏的活动。同时,还应对患者的亲属及周围同事做些解释工作,鼓励他们多多给予患者积极的情感和社会支持。

另外,针灸、气功、音乐、暗示等疗法也能起到一定的治疗作用。

附案:邹某某,女,25 岁,性格忧郁。新婚蜜月后不久,丈夫即考入大专,就读于长沙。约一个月后,因同志之间口舌等刺激诱因,以致忧虑过度,不食,困卧如痴。检查未见器质性病变,脉弦。乃忧虑伤脾而气结。药虽能治,但得喜可解,用五行情志相胜法,令其丈夫返家与其谈心,该女心喜而病大减,即以安神补心胶囊服一月余而愈。

九、梦交的心理疏导

梦交指女性在睡梦中自感与男子交合。俗语曰:"日有所思,夜有所梦。"欲念萦思,七情伤损,常为诱发梦交的重要心理因素。《医宗金鉴》指出"妇人七情内伤,亏损心脾,神无所护,魂魄不宁,故夜梦鬼交。"《妇科百问》也认为"今宫中人,尼师,寡妇,曾梦中与鬼魅交通,邪气怀感。"这类患者心理多有变异,加上社会文化观念的制约,就诊时常常羞于启齿,很可能隐藏在其他一些临床症状述说中。临床上,对于这类患者或疑似的患者,应详细询问病史,发现其真实的问题所在,并了解其性格特征、情感状态及所处的环境、生活条件等;注重与她们建立相互信任的良好医患关系;在予以药物治疗以缓解其躯体之苦的同时,积极运用多种心理疗法,以调节或消除不良的心理因素。

附案:崔某,女,35 岁。婚后八年,夫妻意甚笃,不幸中途丧偶,遗孤皆幼,奉亲抚孤之责,咸责一身。外则劳事于形,内则忧念于心,积日既久,形神大伤,每见烦躁易怒,又转嗔为喜;时而吸烟不停,独自笑;时而凄然泪下,诸般表现或能自知,或不自觉。偶有心悸怔忡,惕然易恐,脘闷痰多,泛恶口苦,知饥少纳,带下稠浊等症。来说诊时,欲言又止,似有隐情,难以启齿。自谓一年多来"怨鬼缠身",每入睡辄梦其夫来会,会必相接,每夜如是,自觉身疲乏力,精神恍惚。诊之知系忧思所伤,以致痰扰神明,治拟豁痰开窍、镇心安神解郁。以二陈汤加味,并以外用药坐浴熏洗。嘱其睡时轻轻摩耳后等处,数诊后诸羞悉除,梦交未做。

十、恶阻的心理疏导

妊娠的早期,如见偏食、轻度恶心呕吐等,一般称为早孕反应,大多始于第6周,12周以后自行消失,不属病态。但如呕吐剧烈,反复发作,甚至完全不能进食,或持续时间很长,严重影响身体健康,就属病态,中医学称其为恶阻,又称子病、病儿、阻病等。现代医学称为早期妊娠中毒症或称为妊娠剧吐。

恶阻的病理机制尚无定论,但有一点是可以肯定的,即情绪影响着本病的发生与发展。孕妇阴血聚于下部以养胎儿,阴血相对不足,常失制肝阳,故肝气之疏泄易亢。若兼因抑郁恚怒所伤,则每易升动太过,横逆犯胃,致胃失和降而见恶阻、呕吐。因此,《女科经纶》引朱丹溪语曰:"恶阻因怒气所致,肝气又挟胎气上逆。"明确指出了精神情感因素与恶阻发生之间的因果关系。

由于妊娠期呕吐中枢比较敏感,若稍有情绪刺激便易致呕吐。这种情绪刺激多半来自对妊娠的矛盾心理,如希望有个孩子,但又因妊娠给自己生活带来新的问题而恐惧、忧虑;或过分担心胎儿发育是否正常等。这些心理因素使大脑皮层、皮层下中枢机能趋于失调,自主神经系统紊乱,从而导致容易呕吐。

诊断恶阻时,除须对躯体症状进行辨证外,还应了解孕妇的人格特征、情感特点、心理矛盾冲突形式及环境对患者可能的影响等,以找出潜在的致病性社会心理因素。

恶阻的纠治,在选用药物对症处理的同时,还应从致病心理因素着手,探索并消除潜在的心理应激,增强其反应阈值。医护人员及家属要给予情感上的支持,让她感到亲人的理解和感情上的融洽,以解除其消极的心理因素,帮助孕妇调动起主观能动性,对妊娠和今后生活建立信心。再者,还可用畅情疗法、音乐疗法等转移患者对妊娠过程的过多注意和思考。还可考虑让孕妇多多遐想一下未来宝宝的可爱形象,以愉悦心情,转移注意焦点,从而达到减少或消解呕恶欲吐的可能性。最后需注意饮食调整,强调"胃以喜为补",且少量多餐,进食易于消化之品等,这些对促进早日向愈是有益的。

附案:朱某,妊娠恶阻,纳食脘胀,常有甘酸浊味,呕吐清涎,更衣不爽。询知病情起于情怀抑郁,由气郁化热。究之五志过极,皆从火化,况肝胆相火内寄,非凉剂无以和平。遂以偏救偏,予清热解安胃等品而安。

十一、难产的心理疏导

难产又称产难,指妊娠足月,临产时胎儿不能顺利娩出。现代医学称其为异常分娩。

难产的原因十分复杂,而精神状态对分娩的影响是不可忽视的方面。如有些孕妇对分娩缺乏正确的认识和思想准备;或是害怕分娩疼痛、出血而诱发高度的焦虑、恐惧和不安等;或是周围环境陌生,亲属不在场,引起过分紧张担忧;以及本人或家属重男(女)轻女(男),盼子(女)心切,唯恐不尽如人意等都可致使气行失和,血亦不利,导致分娩受阻。如《医宗金鉴》便认定:"难产之由,非只一端……临产惊恐气怯……"等均可导致。《竹林寺女科》则写道:"心有疑惧则气结血滞而不顺,多至难产。"

现代研究表明,产力异常性难产中孕妇的情志因素常起着主要作用。临产前产妇焦虑恐惧,往往使心率加快,呼吸急促,肺内气体交换不足,宫缩乏力,产程延长。这些变化又使机体的耗氧量增加,血中氧分压降低。情绪紧张的同时引起交感神经肾上腺系统兴奋,儿茶酚胺大量释放,血管紧张素增多,以及全身肌肉紧张,外周动脉阻力增加,血压升高,胎儿缺氧以致胎儿宫内窘迫。另有研究表明,情绪不稳定孕妇的难产率显著高于情绪稳定者,前者往往产程较长或伴有不规则的宫缩。

难产的诊断中,不应忽视精神情绪。应了解产妇的性格特征,并分析其分娩时的心理活动。一般来说,产妇在分娩期都有不同程度的心理紧张,有的产妇有行为变态等,原有神经质的产妇,紧张情绪会加剧。对于这些,都应采取一定的措施加以避免或减缓。

产力异常性难产应十分重视产妇的精神状态,要求其情绪镇定,切忌惊慌忧虑,并注意周围环境和医护人员的言行对产妇精神状态的影响。宁静和谐的环境情景及医护人员和蔼可亲的态度,有助于消除产妇不必要的顾虑或恐惧。临产前欣赏轻松欢快的音乐,也有利于松弛产妇的紧张和焦虑,这些都可促进分娩过程。此外,有些产院试行让丈夫或亲属在整个产程中都陪伴在产妇身边,以改善其精神情感状态,心理上有所依托。实践证明,这对分娩的顺利进行,减少难产的发生率均可产生明显的积极作用。

附案:一妇累日产不下,服催生药不效。庞安常曰:"此必坐草太早,心下怀惧,气结而不行,非不顺也。"《素问》曰:"恐则气下。蓄恐则精神怯,怯则上焦闭,闭则气逆,逆则下焦胀,气乃不行矣。"以紫苏饮一服,便产。

十二、缺乳的心理疏导

缺乳亦称乳汁不行或乳汁不足,是指产后乳汁甚少或全无。

乳汁缺少的原因,除身体虚弱、气血生化之源不足外,亦常因于情志不畅、紧张不安,乃至肝失条达、肝经气滞、乳汁分泌受阻。故《儒门事亲·乳汁不下》曰:"或因啼哭悲怒郁结,气溢闭塞,以致乳脉不行。"《格致余论》亦指出:"乳子之母,不知调养,怒气所逆,郁闷所遏,厚味所酿,以致厥阴之气不行,故窍不得通,而汁不得行。"《傅青主女科》则曰："少壮之妇,于生产之后,或闻丈夫之嫌,或听翁姑之谇,遂致两乳胀满疼痛,乳汁不下通,人以为阳明之火热也,谁知是肝气之郁结乎?"

现代研究表明,影响乳汁分泌的神经体液机理是复杂的。妊娠期间,雌激素、孕激素、催乳素等使乳腺进一步发育,泌乳能力虽已具备,但不泌乳,主要是由于此时血中雌激素及孕激素过高,同催乳素竞争乳腺细胞的受体,使催乳素失去效力。分娩后,血中雌激素与孕激素浓度大大降低,这时催乳素发挥始动和泌乳作用,促进乳汁的形成。若此时遭受精神创伤或暴怒忧郁等,都可通过大脑皮层影响垂体活动,从而抑制催乳素的分泌,使乳汁分泌减少。这是情志刺激与乳汁不足形成之间的部分理化机制。

诊断缺乳,除须辨别躯体症状的虚实性质外,应了解产妇的性格特征,生活环境及分娩后的精神情感状态,从而弄清并消解导致乳汁分泌障碍的心理因素。

对于与精神情志因素有关的缺乳产妇,应以心理治疗为主。如对于情志抑郁者,宜采用宣泄疗法,让患者把压抑的情绪发泄出来,以减轻心理压力或用雄壮的、节奏性强烈的音乐,帮助其振作精神,以促使乳汁的运行。另外,配合运用针刺及饮食疗法等亦有一定效果。

附案:刘某,女24岁,农妇。产后乳汁尚足,与丈夫大吵后,乳汁明显减少,多方治疗无效。诊时见表情痛苦,言之泪下,胸胁不适,乳房胀痛,但乳汁很少,脉弦,舌两旁有条状黄苔。此乃郁怒伤肝,气机不畅,阻滞乳汁通下,法当疏肝解郁,疏通乳络。方以柴胡疏肝散加味,并针极泉、少泽、太冲。二诊见情绪稍安,乳汁有增,胀痛减轻,食欲转佳,继服两剂,诸证悉除,乳汁增多而愈。

十三、胎动不安的心理疏导

胎动不安是指妊娠期右腰疼痛或下腹坠胀感或伴有少量阴道出血之症。现代医学常称为先兆流产,孕妇情志不畅是导致本病的因素之一。《医宗金鉴》指出:"因暴怒伤肝,房劳伤肾,则胎气不固,易致不安。"《女科经纶》亦曰:"有怒气伤肝,或郁结不舒,触动血脉而不安。"临床上,孕妇因情绪波动而诱发胎动不安,甚或流产的情况,并非罕见。所以,诊治胎动不安,应了解孕妇的致病性心理因素。在药物护胎的同时,注重情志调摄。努力避免给患者较强的精神情感刺激。具体治疗方法则当因人而异。

十四、产后诸症的心理疏导

(一)胞衣不下

胞衣不下亦称息胞,指胎儿娩出半小时,胎盘尚未排出,现代医学称胎盘滞留。影响胎盘正常剥离的原因很多,精神紧张亦属其中之一。《医宗金鉴》曰:"产妇胞衣不下者,且易谕令稳婆随胎取下,莫使产妇闻之。恐被惊则愈难下也。"遇到此类情况,医生和助产人员应注意保护性医疗,与产妇建立相互信任的关系,及时将产程情况通知产妇,并以言语疏导、关心和鼓励她,以稳定产妇的情绪,消除紧张感。对于过分紧张的产妇,可施以暗示等疗法,并可配合一定的手法促使其排出。

(二)产后血晕

产后血晕是指产妇分娩后,突然头晕目眩,不能起坐,或心胸满闷,恶心欲吐,甚则口噤神昏,不省人事。此病主要源于血虚气脱,或血瘀气逆,而精神因素可促使其发生或加重。从现代看来,产后产妇体力衰竭,复加之精神过度紧张或不良心理因素刺激等,都可影响子宫肌纤维正常收缩及缩复功能,而致产后宫缩乏力性出血,遂见血亏而晕。鉴此,应注意产妇的心理活动,努力稳定产妇的情绪,避免各种不良的刺激。

(三)恶露不下和不止

恶露不下是指产妇分娩后胞宫内遗留的瘀血及浊液停滞不下或下亦甚少。颇近似于现代医学的"恶露蓄留症"。严格意义上,恶露只是指产妇分娩后三周甚至更长时期,经阴道排出的瘀血浊液仍淋漓不断。但中医学一般不这么严格,只要十天以上仍有瘀血浊液淋漓不断者,就应当采取相应的处理措施。

引起恶露不下和不止的原因很多,但都与产妇的精神情感状态有一定的内在联系。《济阴纲目》曰:"思虑动怒,气所壅遏,血蓄不行。"《景岳全书》认为"产后恶露不止"有因"怒火伤肝而血不藏者"。因此,诊治恶露不下和不止时,要兼顾情志因素。在药物治疗的同时,应积极配合非药物疗效,包括心理治疗。对性情急躁易怒的患者,要多多劝慰、解释;对情志忧郁者,要创造适当的情景,以便其消极的情绪发泄而出,获得释脱。也可根据个人的病情,选用暗示疗法、自我调整疗法等。

(四)产后蓐劳

产后蓐劳是指孕妇的临产坐盆时,不慎失检所致的骨蒸痨热病证。相当于现代医学的产褥感染。此病的根本原因在于产后虚弱,元气不复,但与精神情感因素也关系较密切。《妇科玉尺》曰:"蓐劳之由有二,一由内伤,因产理不顺调养失宜,或忧劳思虑,伤其脏腑,营卫不宣。"因此,诊察时须详细了解产妇妊娠和分娩期间的境遇情况和心理活动。在治疗时除须运用药物等外,也应配合心理治疗。可选择包括心理疗法、畅情疗法在内的多种方法。尤其需要注意在精神情感上要给患者更多的支持,让她能充分倾诉内心的体验和感受,避免压抑或过度激动,同时还须设法消除产妇对产后蓐劳常有的过度恐惧不安和悲伤情感,把产妇的注意力从对自身症状的高度重视转移到婴儿身上,并动员家属给予适当的关心和照顾。

第七章 中医心理疏导与中医情志养生

第一节 中医情志养生渊源及学说

自古以来,追求健康与长寿一直是人类最美好的养生愿望之一。中国历代中医学家和养生家经过漫长的实践和探索,总结出一系列与疾病抗衡和延缓衰老的独特方法,创造了一整套民族特色鲜明的养生理论和方法,为后人留下了极其宝贵的财富。

中医养生,古人将其称为摄生、道生、卫生、保生等。养生之养,含有保养、培养、调养、补养、护养之意;养生之生,即指人的生命,乃生存、生长之意。所以养生就是保养生命、增进身心健康的一门学问。养生又称摄生,摄生即保养身体。《黄帝内经》有关养生的内容,当初都被学者们归于"摄生"类。"摄生"一词出自《老子》,所谓"摄生者,路行不遇兕虎,入军不披甲兵"。这里的"不遇"和"不披"都有"不直面",引申为"远离弊害"的意思。事实上也只有不面对或远离弊害,才能有助于养生。"养生"一词最早见于《庄子》内篇。《庄子》有"养生主"一篇,专论养生,养生是人类为了自身生存和健康长寿,根据生命发展的客观规律所进行的能够保养身体,减少疾病,增进健康的一切物质活动和精神活动。而《黄帝内经》则是予以中医养生学独特的灵魂。天人合一的整体观与辨证论治是中医理论体系的两大支柱,也是中医养生学遵守的基本准则。只有如此才能达到调阴阳、和气血、保精神的目的。概而言之,中医养生是人类为了自身更好地生存与发展,根据生命过程的客观规律,有意识进行的一切物质和精神的身心养护活动。这种行为活动应贯穿于出生前、出生后,以及病前(预防)、病中、(防变)、病后(防变)的全过程。它是在中医理论指导下,探索和研究人类生长发育和寿夭衰老的成因、机制和规律,阐明如何安养身心、增强体质、防治疾病,从而达到良好的生存状态和实现以延年益寿为目的的理论和方法的实用性学科。

因为意识到健康才是人类存在和发展的基础,所以随着社会的发展和人们生活水平的提高,人们对延年益寿的渴望与日俱增。同时,亚健康人群的增加、慢性疾病的比例上升、人口老龄化等也促使养生成为个人和社会的需求。世界各地都掀起养生热潮,中国传统的养生理念及养生方法也随着中医学一起备受重视,对世界的养生学产生巨大的影响。中医养生学是中医学在探讨自然规律及生命奥秘的过程中逐渐形成的独特理论体系,它是以中医医学基本理论为指导,以颐养身心、增强体质、预防疾病的方法为宗旨,进行综合性的养生保健活动,从而达到强身防病,延年益寿之目的的实用性科学。它是以未病先防、即病防变、病后防变三大原则为核心,强调预防作用。我国把养生的理论和方法叫作"养生之道",《素问·上古天真论》说:"乃问于天师曰:余闻上古之人,春秋皆度百岁,而动作不衰;今时之人,年半百而动作皆衰者,时世异耶? 人将失之耶? 岐伯对曰:上古之人,其知道者,法于阴阳,和以术数,食饮有节,起居有常,不妄作劳,故能形与神俱,而尽终其天年,度百岁乃去。今时之人不然也,以酒为浆,以妄为常,醉以入房,以欲竭其精,以耗散其真,不知持满,不时御神,务快其心,逆于生乐,起居无节,故半百而衰也。"此文中的道是养生的意思。上古之人由于遵守养生的法则,故能度百岁而去;而今世之人违背养生的法则,则半百而衰,以此来说明人寿命的长短,不在于时世之异,而在于人是否善于养生,是否能够把养生之道贯彻到日常生活中去,从而突出了养生对于祛病延年的重要意义。历代养生家、医家和广大劳动人民,由于各自的实践和体会不同,他们的养生之道在静神、动形、固精、调气、针灸、推拿、食养及药饵等方面各有侧重,各有所长,但都达到了异曲同工的养生目的。从学术流派来看,又有道家养生、儒家养生、医家养生、释迦养生和武术家养生之分,它们都从不同角度阐述了养生理论和方法,大大丰富了养生学的内容。特别是道家思想,对中医养生学的形成起了主导作用,它提出了"精气神"等基本概念,创立了静态养生法,并且崇尚自然,提倡"返璞归真"。古人认为养生之法莫如养性,养性之法莫如养精,精充可以化气,气盛可以全神,神全则阴阳平和,脏腑协调,气血畅达,保证身体的健康和强壮。所以中医学把精、气、神的保养当作最重要的养生内容,认为其为人体养生之根本,是维持人体整个生命活动的三大要素。

早在两三千年前,《周易》《黄帝内经》《老子》里面已经有一套很完整的养生原理,就像一个宝库,值得我们再三探索。中医的养生观包括天人合一、身心合一、阴阳平衡三大法宝。其一,天人合一。中医认为,天地是个大宇宙,人身是个小宇宙,天人是相通的,人无时无刻不受天地的影响,天地的所有变化都会影响到人。所以,中医养生强调天人一体,养生的方法随着四时的气候变化,寒热温凉,做适当的调整。其二,身心合一。中医养生注重的是身心两方面,不但注意有形身体的锻炼保养,更注意心灵的修炼调养。身体会影响心理,心理也会影响身体,两者是一体的两面,缺一不可。其三,阴阳平衡。阴阳平衡的人就是最健康的人,养生的目标就是求得身心阴阳的平衡。什么是阴呢? 阴,就是构成身体的物质基础。什么是阳呢? 阳就是能量,就是外在活动。阴阳是相对的,凡是向上的、往外的、活动的、发热的,都属于阳;凡是向下的、往里的、发冷的,都属于阴。身体所以会生病是因为阴阳失去平衡,造成阳过剩或阴过剩、阴虚或阳虚。只要设法使太过的一方减少,太少的一方增加,使阴阳再次恢复原来的平衡,疾病自然就会消失于无形了。所以,中医养生高度强调阴阳平衡,健康一生。

其实,在我国古代悠久的历史文化中,并没有形成一门独立的心理学,但散见在哲学、政治、文学、医学、教育和其他著作中有关心理学和心理养生的资料、思想却是极为丰富的。中医养生学历史悠久,理论独特,方法丰富多彩,实践经验卓有成效,东方色彩浓郁,民族风格鲜明。它以中国传统的天、地、人、文、史、哲为根基,以中医理论为基础,融汇了历代养生家、中医学家的经验和研究成果,形成了博大精深的中医养生理论体系,是我国传统文化中的一块瑰宝,也是中医学宝藏中的一颗璀璨明珠。

《素问·宝命全形论》说:"天覆地载,万物悉备,莫贵于人,人以天地之气生,四时之法成。"说明自然界的给养是人体生命活动的源泉。人是最高等的动物,人与其他生物的区别在于"草木有生而无知,禽兽有知而无义,人有生有知亦有义"(《荀子》)。所以在原始社会,我们的民族过着没有阶级、没有剥削、没有压迫、共同劳动、共同消费的生活。原始社会生产的发展推动了人们认识能力的发展。尽管人类为了生存过着低水平的生活,在征服自然的环境中斗争十分严酷,但因人类有情有义,所以就有着最基本的情感——好与恶。"喜生于好,怒生于恶",喜与怒、乐与哀的情感是在生产斗争中产生的,反映了人类思维发展的原始状态。

据考古学者分析,我国在五十万年以前,就已经有了人类,在北京人时代人们为了生存已经使用简单的石器和骨器,而且知道用火。大约二十万年前,也就是河套人时代,已经用石片做成简单的工具。到了十万年以前,由于生产力的发展,社会的进步,人类开始了原始公社的生活。研究出土文物发现,北京周口店山顶洞人在尸体周围撒有赤铁矿粉粒。这种埋葬习惯可能认为死者的灵魂可以通过震慑得到平安才这样做的。之后加男女的随葬品中有生前使用的生产工具和生活用具,说明原始社会的人们相信人死后还要继续其生前的生活,所以采用生产工具、生活用品随葬,反映原始社会人们对死者的情感及寄托。孕育着在"神"统治下的心理保健的萌芽。当然也标志着原始社会人们的迷信思想。春秋战国时期是我国从奴隶制社会过渡到封建社会的阶段,也是"诸子蜂起,百家争鸣"的学术思想发展的历史时期。

生活在春秋早期的老子参用韵文题材写了五千多字的哲理诗《道德经》。它的内容就孕育着养生、养气"专心致柔"的观念。老子提出:"道无常好,而无不为。"意思是说"道"是构成万物的基础,因此"道"是无为的;"道"并不是有意志、有目的地构成世界万物,所以它又是"无为"的,"无不为"是以"无为"为条件。这种观点动摇了或者说排除了"神"的统治。他还明确地说:"天地不仁,以万物为刍狗。"就是说天地没有意志,无所谓仁与不仁,它让万物自生自灭。在心理问题上他说:"祸兮福之所倚,福兮祸之所伏。孰知其极?其无正也。""正"通"政",就是主宰者,说明老子已经认识到人的命运的福祸相依,这并非神来主宰,而是人的命运的自然发展,这种思想在当时具有进步性。

古代大教育家孔子在《礼记·礼运》中说:"何谓人情?喜、怒、哀、惧、爱、恶、欲七情弗学而能。"提出了七情情志,并认为这是人的本能,不学自有的。然而最著名的是左丘明,他在《左传》里说:"民有好恶喜怒哀乐,生于六气,是故审则宜类,以制六志。"他提出了早期的心理养生方法。

有人认为我国汉晋以前情志保健思想尚未确立,这种认识是欠妥的。尽管当时没有这方面的专著,但散在医学、文学、道德教育、杂学等古典著作之中是不少的,并且历史不断发展,前面谈到的孔子,他十分强调道德情志。他曾说:"唯仁者能好人,能恶人。"在仁里,道便包含有爱和恨这样相反的情感。诚然,这种爱与恨的情感没有明确其保健价值,但其思想已蕴有其中,这是显而易见的。另外,孔子对性格、情趣进行了深刻研究,并将此付诸教育实践中。如《论语·先进》中,他对他的弟子高柴、曾参、子张、子路的性格进行了分析。他说:"柴也愚,参也鲁,师也辟,由也喭。"意思是说高柴愚直、曾参迟钝、子张偏激、子路鲁莽,孔子结合弟子的性格、情绪等因材施教,提高了教学效果,还培养了三千多弟子,并教育出了不少有才干的学生。像这样较成熟的心理学思想,在那个历史时期,在世界上也是罕见的。

就在这个历史时期,医学上也有了很大发展,出现了名医——医和、医缓。他们不仅总结了人类长期向疾病做斗争的经验,而且对生命的起源,养生的预防思想和措施,都有新提高。例如,提出阴、阳、风、雨、晦、明六气的异常可以影响情志活动的精辟论点,在《左传·医和论阴阳疾病》中提出六气可以"惛埋心耳"。

与其同时产生唯物主义体系核心的"道",对社会科学、自然科学都有着一定的影响,其代表人物就是前面提到的老聃,他的《道德经》可以说是代表了这个时期的情志养生水平。

孟子名轲,也是春秋战国时期著名的心理学家。他主张行仁政,"人性论""仁政论"是他的理论基础。对于心理保健,他提出"寡欲养心"和"理义悦心"。他说:"口之于味也,有同耆焉;耳之于声也,有同听焉;目之于色也,有同美焉。至于心,独无所同然乎?心之所同然者,何也?谓理也,义也。圣人先得我心之所同然耳。故理义之悦我心,犹刍豢之悦我口。"孟子认为人都有感官而引起的共同欲望,由此以推知人心也有其共同的爱好。理与义也可广泛地指人的理性与道德性,是人所共有的。他还说:"生亦我所欲也,义亦我所欲也,二者不可得兼,舍生而取义者也。"也就是说,只有能以理、义悦心的人,才能做到这一点。在心理保健中孟子强调养"浩然之气"。他说:"我善养吾浩然之气。"敢问何为浩然之气?曰:"难言也。其为气也,至大至刚,以直养而无害,则塞于天地之间。"他说养"浩然之气"是难以说明的,但他所养的气,实际上是人的精神状态,是很伟大的、刚健的、正直的。如果这种主观精神状态不断加以培养而不加以妨害,就可充塞于天地之间。

庄子名周,战国时期人,他与孟子同时,略后一些。他提倡无条件的精神自由。他说:"无为有国者所羁,终身不仕,以快吾志焉。"他在《逍遥游》中表述,大鹏飞翔,要靠大风和长翼的帮助,而行千里的人,要带着三个月的粮食,这是一般的生活规律。这样的生活,是有条件的,说不上自由,要求绝对的自由,就必须离开条件限制。庄子认为一般人所以不自由是由于他"有己",受条件限制的是每个要求自己的"自己"。他说:"至人无己,神人无功,圣人无名。"至人、神人、圣人是庄子认为理想的人格的不同称呼。三者都是一种人,像这样的圣人,他不感到自己的存在(至无),自然也不会有所积极建树(无功),他可以不顾别人对自己的毁誉(无名),因而精神上是自由的。庄子的思想在当时有一定影响。

宋钘、尹文是战国中期的哲学家,他们认为世界上一些东西得到了精气,它就存在。对于每个人来说,这种气不能以强力阻止它,可以用德安定它。不能以声音召唤它,倒是可以用意志来迎接它。谨守不要失去,就叫做成德。成德就产生智慧。这是说,精气无所不在,充满一切,它不以人的主观意识为转移,人只有得到它,而不能使它消灭。这种以心理来制约的观点是早期重要的养生方法。

战国还有一位著名的哲学家——荀子。荀子名况,战国末期人,荀子发扬了诸子百家的观点,是我国先秦时期唯物主义哲学的集大成者。他说:"天职既立,天功既成,形具而神生,好恶喜怒哀乐臧焉,夫是谓天情。"这段论述的意思是说,先有物质的身体,后有精神。形体是第一性的,而精神依附于形体。荀子还把人的耳、目、口、鼻等感觉器官叫作"天官",把思维器官(心)叫作"天君"。荀子这里的"天"是指的自然、本来存在的客观物质结构。他认为人的生理器官是自然的,是人类精神活动的物质基础。荀子不仅总结了人的情志有好恶喜怒哀乐,而且强调人的心理活动的物质基础是形体。这种"形神合一"观念的确立,对心理养生理论是一大突出贡献。

先秦古书中含有丰富的病理心理学思想,其中《左传》一书可称为代表。对于人的情绪,书中写道:"民有好恶喜怒哀乐,生于六气。是故审判宜类,以制六志。哀有哭泣,乐有歌舞,喜有施舍,怒有战斗。喜生于好,怒生于恶……生好物也,死恶物也。好物乐也,恶物哀也。"《左传》认为人的情绪是感受外界环境而产生的。对于精神发育不全,《左传》中也有论及。如《左传·左成十八年》有"周子有兄而无慧,不能辨菽麦,故不可立",说明《左传》时期对精神发育不全有了一定的认识水平。

《黄帝内经》对心理学及心理养生做了系统的总结,尤其对生理现象和心理现象的内在联系的认识更为突出,《黄帝内经》认为肝脏病和愤怒的情绪有关,怒伤肝;心脏病和喜悦的情绪有关,喜伤心;脾脏病和思虑活动有关,思伤脾;肺脏病和忧郁的情绪有关,忧伤肺;肾脏病和恐惧的情绪有关,"恐伤肾"。《黄帝内经》还在心理养生的问题上提醒人们要适当控制自己的情感,不要使情感故意放纵。它说:"天有四时五行,以生、长、收、藏,以生寒、暑、燥、湿、风。人有五脏化五气,以生喜、怒、忧、悲、忧、恐,故喜怒伤气,寒暑伤形,暴怒伤阴,暴喜伤阳。"

汉代的《淮南鸿烈》是皇室贵族淮南王刘安招致的门客在他的主持下集体编著的一部论文集。作者署名用"鸿"表示广大的意思,"烈"表示光明的意思,表明《淮南鸿烈》包含着广大而光明的道理。从心理学角度来看,《淮南鸿烈》具有相当丰富的心理学思想。它的《原道训》《精神训》《修务训》是三篇很重要的心理学文献。《原道训》讨论了形神关系及人性的问题;《精神训》讨论了精神的起源及其作用的问题;《修务训》论述了后天学习和教养的问题。这是一部有价值的文献。

魏晋南北朝时期,佛教盛行。用于盛行用宗教的观点来说明人的心理活动,所以许多心理活动都归咎于"神"的支配。比如对做梦来讲,当时提出了心灵主义的观点,认为人做梦的原因是由于"灵魂"。在人睡觉的时候"灵魂"就离开了肉体,即所谓"形静神驰"。但许许多多唯物主义的思想家毅然冲破这些陈腐观点,其代表是梁朝的范缜。他的《神灭论》是我国古代的一篇重要的心理思想文献。他全盘否定了佛教的观点,认为人的心理活动是生理器官的产物,彻底地驳倒了佛教神学的形神分离、形亡神灭的唯心主义观点,对当时有一定的积极影响。

隋朝至唐代,道教占有一定的地位,但道教也吸取了许多佛教的内容,如道教的五戒、八戒、十戒与佛教的某些戒律基本接近。道教戒律条文细节也与佛教有许多相似之处,当时对心理现象的观察也深受道教的影响。如司马承祯主静去欲的道教学说就是代表,他主张修炼主要在于修心,修心在于主静。他并不重视炼丹、服饰、法术等。他说:"夫心者,一身之主,百神之帅,静则生慧,动则主昏。"并在《坐忘论·收心》中提出具体办法:"学道之初,要须安坐,收心离境,住无所有,不著一物,自入虚无,心乃合道。"这和宗教的止观、禅定的修养方法有些类似。

宋代心理学的突出代表有周敦颐的濂学,有程颢和他的兄弟程颐的洛学,有张载的关学,还有朱熹的闽学。濂、洛、关、闽上承孔孟董韩一千多年的儒家正宗,下启宋元明清四代的封建道统,所以很有其代表性。尤其是朱熹的心理思想更为突出。有人认为朱熹是继荀子以后我国古代比较全面系统地研究人的心理的思想家。尽管朱熹的心理观是唯心主义的,是封建伦理纲常的附庸,但是他对于许多心理问题的研究有不少精辟见解。例如,朱熹论"情",他认为"情"有广义和狭义两种。广义的"情"指心理过程,狭义的"情"则指人的情绪、情感。他说:"喜怒哀乐,情也。其未发,则性也。恻隐,羞恶,辞让,是非情也,须明不昧,便是心。辞理俱足于中,无少欠阙,便是性。感物而动,便是情。"这种认识是正确的。

在宋代有著名的《洗冤集录》,作者为宋慈。该书对法医心理学做出了突出贡献,尤其是生理心理学、犯罪心理学,给后人留下了宝贵遗产。该书比1602年意大利人菲德理写的书要早350年,是世界上现存最早的法医学专著。在宋代还有《孔子集语》一书,书中谈及识人的问题,很受后人的重视。其内容是:"运使之而观其忠;近使之而观其微;烦使之而观其能;卒然问焉而观其知;急与之期而观其信;委之以财而观其仁;告知以危而观其节;醉之以酒而观其侧;杂之以处而观其色。"这种心理检测的方法,人们俗称"识人九法"。这与三国时代杰出政治家、军事家诸葛亮在《将苑·知人性》篇中提出的"知人之道有七焉:一曰问之以是非,而观其识;二曰穷之以辞辩,而观其变;三曰咨之以计谋,而观其识;四曰告知以祸,而观其勇;五曰醉之以酒,而观其性;六曰临之以利,而观其廉;七曰期之以事,而观其信"多么相似。翻译成现代语言就是知人识人的方法有七个:一是问他大是大非问题,而观察他的见识高低;二是穷尽辞辨,而观察他的变通能力;三是向他咨询计谋,而观察他的知识深浅;四是告诉他灾祸来临,而观察他的勇气;五是用酒灌醉他,而观察他的性情、性格;六是让他面临利禄诱惑,而观察他是否廉洁;七是委任他办事情,而观察他的诚信。

这些心理检测方法,对于我们今天选拔干部、考察员工仍有借鉴意义。这都是古人给我们留下测人情志规律、个性心理及思想品德的宝贵财富。

元明清时代,心理养生继续发展。明代李时珍首次提出"脑为元神之腑"。清代王清任经过艰苦的实地考察,在《医林改错》的"脑髓说"中提出人的"灵机、记性不在心在脑"的科学论断,进一步否定了心主宰一切的观点。清代的唯物主义思想家戴震在他的哲学著作中有丰富的心理学观点,他认为人性是人区别于动物类的标志,人性善是指人具有比动物更优越的认识能力,他将人的心理分为欲、情、知三部分;他认为有了物质才有人的心理,心理现象的产生是"物至而应"的结果;他还认为"耳目鼻口之官接于物,而心通其则",心是人体的主宰,主张"血气心知"。这些明确的论点是科学的。金元时期的张子和等对心理养生无论理论还是临床都有所建树,给后人留下了宝贵经验。明代的张景岳在其所著的《类经·会通类》中,精选了《黄帝内经》有关七情的二十几条原文,力求融会贯通而列"情志病"类。尤为可贵的是余震的《古今医案按》不仅将临床心理养生的验条得以总结,而且专列"七情类",分别以喜、怒、忧、思、悲、恐、惊进行分类归纳,为后世树立了楷模。

清之后至今,对心理养生不仅广泛重视,而且专著更是如雨后春笋,层出不穷。尤其是与国外的交流,也促进了心理养生的发展,使之成为祛病延年、健康长寿、生活美满不可缺少的重要学科。

我们可以发现,养生之说早在先秦已经出现,如《老子》《庄子》等中有专门关于养生的论述。作为中医学理论体系形成标志的《黄帝内经》的问世,更是养生学发展史上的一块里程碑。该书广泛汲取和总结了秦汉以前的养生成就,为中医养生学奠定了理论基础,建立了中医养生学的科学理论体系,对养生学的形成和发展具有重大的推动作用。至此,养生学成为中医学的重要组成部分,其理论、观点和方法归属于中医学理论体系之中。一些中医学的基本观念,如整体观、辨证观、养护正气观、杂合养生观等,以及一些中医学的基本理论,如阴阳五行、藏象、经络、气血津液、精气神等,都在养生学中得到具体应用。同时,中医养生学对某些中医理论的阐发又进一步深化。例如,《黄帝内经》从整体观出发,认为人与自然相统一、人与社会相统一、人的自身也是统一整体,认识到人类益寿延年与防治疾病的根本大法在于人体与自然、社会的协调,同时强调精神情志、饮食起居、导引运动、环境天时、针灸药物等对养生的重要作用。

《黄帝内经》之后,历代出现了大量养生专论,经过不断地经验积累、理论升华和实践总结,中医养生学已成为一门富有中医特色的中医分支学科,具有相对独立的理论体系与丰富的实用方法。其理论体系以中医基本理论为根基,提出了生命观、寿夭观、和谐观、权衡观、健康观等重要观念,确立了正气为本、天人和谐、形神统一、动静结合、知行并重、审因施养、杂合以养、预防为主的基本原则。在这些理论指导下,中医养生学的养生方法丰富多彩、举不胜举,仅气功导引就有"千家妙功"的美誉。这些养生方法不仅对人体无害,而且简便易行、卓有成效。它充分利用了自然和社会环境的诸多因素,全面调动人体自身调节能力,使人与环境和谐统一,是人类祛病延年的理想手段。

由于历代养生家的各自实践和体会不同,其养生在静神、动形、固精、调气、食养、药饵等方面各有侧重,因而中医养生学又逐渐分化出不同的学术流派。例如,根据传统文化对养生学的不同影响程度,可分为道家养生、儒家养生、佛家养生和武家养生等。这些不同流派从多角度发扬了养生学理论,丰富了中医养生学内容。

在中医理论指导下,养生学汲取各学派的精华,提出了一系列的养生原则和具体方法,如形神兼养、协调阴阳、顺应自然等原则。饮食养生要遵循食养、食节、食忌、食禁等原则;药饵养生要遵循药养、药治、药忌、药禁等原则。传统气功养生的方法繁多,如静功有入静放松功、内养功、强壮功等;动功有太极拳、八段锦、易筋经、五禽戏、大雁功等;动静结合功有鹤翔桩、少林内功一指禅、空劲功、形神桩等。睡眠养生中,涉及正确的睡眠姿态及卧向、失眠的预防与睡眠的禁忌方法等;部位养生中,涉及人体皮肤、颜面、牙齿、手足及眼睛的养生方法等;房事养生中,有房事原则、方法及禁忌等。诸如此类的方法,不仅深受中国人民喜爱,而且远传世界各地,为世界各国人民的养生事业做出了应有的贡献。这些实用性很强的养生方法,将人类带入自然医学、身心医学、社会医学等领域,以全新的视角形成人类健康养生、延年益寿的新思维理念。

第二节　中医心理疏导与养生学说

情志养生又称精神养生、心理养生。中医与现代医学在心理、精神、情志的养生保健方面,虽各有不同的理论、学说、方法,但其基本的主旨是相通、相容、一致的,就是在天人相应的整体观念的指导下,通过怡养心神、调摄情志、调剂生活等方法,保护和增强人的心理健康,达到形神高度统一,预防疾病,延缓衰老的方法。中医学认为,正常的情绪活动,可使人体气血调和协调,正气旺盛,有利于机体健康及疾病向愈;异常的情志活动,可使气血失调,脏腑功能下降,正气衰败,促使疾病恶化。

中医养生学所要求的健康,既要求生理健康,又要求精神健康。《素问·举痛论》说:"喜则气和志达,营卫通利。"可见良好的精神状态是健康的重要标志。

另中医学关于精神的含义和运用又有广义和狭义之分。其中,广义的精神泛指一切生命活动,包括思维、意识、情绪、感知、运动等,即神、魂、魄、意、志五种神志的综合反映,这就是《灵枢·天年》所谓"气血已和,营卫已通,五脏已成,神气舍心,魂魄毕具,乃成为人"的意思。它说明只有在神、魂、魄、意、志都健全地存在于形体组织之间,这样的生命体才可以叫作人。换言说,健康的生命所具备的一切功能活动,都是精神作用的结果,是精神的象征。

关于神的产生,中医学一直认为神由精化生,是阴阳两精相互作用的结果。如《灵枢·本神》说:"两精相搏谓之神。"神和以心为主导的五脏关系最为密切,心是神藏身之所。精神的变化对形体组织功能健全与否影响极大,甚至可以致病或危及生命。由精神因素引起的身心疾病,已是当代社会人普遍存在的多发病和常见病。想要从根本上促进人类健康长寿,必须重视精神养生的研究和实践。

所谓情志,即指喜、怒、忧、思、悲、惊、恐等人的七种情绪。在正常情况下,七情活动对机体生理功能起着协调作用,不会致病。七情六欲,人皆有之,情志活动属于人类正常生理现象,是对外界刺激和体内刺激的保护性反应,有益于身心健康《养性延命录》指出:"喜怒无常,过之为害。"《三因极一病症方论》则将喜、怒、忧、思、悲、惊、恐正式列为致病内因。

中医学将人的心理活动统称为情志,或叫作情绪,它是人在接触和认识客观事物时,人体本能的综合反映。健康的一半是心理健康,心理保健或者称情志养生是人体健康的一个重要环节,在人体中具有重要价值,自古以来就被人类所关注。早在春秋战国乃至更早以前,诸子百家就有较精辟的论述。其中《管子·内业》篇可说是最早论述心理卫生的专篇。内,就是心;业,就是术。内业者,养心之术也。其将善心、定心、全心、大心等作为最理想的心理状态,以这些作为内心修养的标准。

具体地说是三点:一是正静,即形体要正,心神要静,如能这样,就有益于身心;二是平正,也就是和平中正的意思,平正的对立面就是"喜怒忧患";三是守一,就是说要专心致志,不受万事万物干扰则心生安乐。

特别值得提出的是《黄帝内经》,其心理保健思想要比古希腊的《希波克拉底文集》丰富得多,成熟得多。纵观《黄帝内经》,无论是对身心疾病的社会心理致病因素、发病机制的认识,还是对身心疾病的诊断和防治,都有许多精辟的论述,并已形成一定的理论体系。例如,在形神关系方面,《黄帝内经》已认识到形生神而寓神,神能驾驭形体,形神统一,才能身心健康,尽享天年,要求人们做到自我控制精神,抵制和摆脱社会不良风气的干扰。此外,对于心理与生理之间的密切关系,对于个性心理特征的种种分类,对于心理因素在疾病发生发展中的地位,对于心理治疗的意义,对于调神摄生的心理卫生等,《黄帝内经》均做了原则性的总结,提出了很多颇有价值的见解,是我们研究情志保健的宝贵资料。

近年来,世界卫生组织给健康下的定义是健康不仅仅是没有疾病,而是"个体在身体上、精神上、社会上完好的状态"。由于"人类已进入情绪负重的非常时代",当代社会由精神因素引起的身心疾患已是人类社会普遍存在的多发疾病和流行病。现在疾病谱的改变可充分说明精神致病的广泛性,心脑血管疾病和恶性肿瘤已构成对人民健康和生命的主要威胁,而这些疾病的产生与社会心理因素有着密切关系。因此,情志保健与养生的关系非常密切,情志保健在养生中占有重要的地位,对人的健康长寿发挥着不可替代的重要作用。

我国传统的中医理论,向来重视情志在养生中的重要性。中医认为,引起疾病的原因是多种多样的,但"千般疢难,不越三条"(《金匮要略方论》),即六淫、七情、饮食劳伤。六淫是指风、寒、暑、湿、燥、火六种邪毒侵入人体而引发的疾病;七情是指喜、怒、忧、思、悲、惊、恐七种情志过度所引起的疾病;饮食劳伤是指饮食不节,起居不慎等引起的病变。情志是引起疾病发生的重要因素之一,谈养生就不能忽视情志因素在养生中的重要作用。

人在认识周围事物或与他人接触的过程中,对任何人、事、物都不是无动于衷、冷酷无情的,而总是表现出某种相应的情感,如高兴或悲伤、喜爱或厌恶、愉快或忧愁、振奋或恐惧等。喜、怒、忧、思、悲、惊、恐七种情感或心情,在正常范围内,对健康影响不大,也不会引起什么病变。《黄帝内经》把七情和人体养生的关系阐述为:"有喜有怒,有忧有丧,有泽有燥,此象之常也。"意思是说,一个人有时高兴、有时发怒、有时忧愁、有时悲伤,好像自然界气候的变化有时下雨,有时干燥一样,是一种正常的现象。但是,内外刺激引起的七情太过,则可能导致人发生多种疾病,这也是中医情志养生的一个总纲,由此衍生出各种情志养生的方法。

一、情志养生的方法

(一)喜

喜指狂喜,旧时有所谓"四喜":"十年久旱逢甘霖,万里他乡遇故知,和尚洞房花烛夜,捐生金榜题名时"。人们对外界的客观事物引起的内心相应情绪反应是情绪健康的标志之一。换言之,就是遇到令人高兴的事就应当高兴,是正常的情绪反应,是代表此人情绪表现健康的标志之一。但是当喜乐太过、过久,超过人体所能承受的生理承受限度时,就容易导致人体脏腑功能失调。《素问·举痛论》认为,七情致病为"百病生于气也,怒则气上,喜则气缓,悲则气消,恐则气下,惊则气乱,思则气结""喜则气和志达,营卫通利,故气缓矣"。一定限度内的喜的确是一种良性刺激,但过喜、狂喜会使精气耗散太多,导致"心气弛缓",即心气涣散,血液运行无力而发生血瘀气滞,出现心悸、心痛、失眠、健忘等一类病症,久之血气涣散不能上奉于心,出现心神失常、神不守舍,甚至昏厥或死亡。现代医学也证明,过喜会引起高血压、脑出血、心肌梗死、失眠等病症。成语"得意忘形"意思就是说,由于大喜而神不藏,不能控制形体活动。可见暴喜、大喜、狂喜是不符合健康与养生要求的。突然的狂喜,即为喜的异常情志,如大喜时造成中风或突然死亡,中医称之为"喜中"。《精忠说岳》中,牛皋得胜后骑在金兀术背上,虽气死了金兀术,但牛皋也因高兴过度而死。《儒林外史》中,年迈的范进得知自己中了举人后,当场就昏了过去,被邻人淋醒后便披头散发、胡窜乱跑;范进的母亲,一位贫困一生的老太太,在范进中举以后得知自己将要过上富贵生活,就大笑一声,不省人事。明末清初的医学家喻昌在《寓意草》里记载:"昔有新贵人,马上扬扬得意,未及回寓,一笑而逝。"

人们在日常生活中应当正确地调节喜悦之情。从缓解紧张的角度看,笑是有利于健康的。要做到涵养精神、安神益智、保持心情愉快,消除突然、强烈、过于持久的喜得刺激,即可向着健康长寿的方向迈进。

(二)怒

怒是指暴怒和怒气太盛。轻微程度的"怒"有利于情绪的抒发,利于健康。超过人自身调节范围的怒却会使人体发生病理改变。"怒则气上",人发怒就会表现出气血逆流而上。暴怒或怒气太盛是由于某种目的和愿望不能达到,逐渐加深紧张状态,终于引起发怒,可表现为暴跳如雷、拍桌大骂、拳打脚踢、伤杀人畜、毁坏器物,轻者会肝气郁滞、食欲减退,重者便会出现面色苍白、四肢发抖,甚至昏厥死亡。盛怒之下,甚至可以引起大量脱发。现代医学也证明,过怒会引起中风、心绞痛、应激性溃疡等病症。还可引起唾液减少、食欲下降、胃肠痉挛、心跳加快、呼吸急促、血压上升、血中红细胞数量增加、血液黏滞度增高、交感神经兴奋等不良反应,长此以往便会使人患上高血压病等心脑血管疾病。对患有心脑血管疾病者,发怒可导致病情加重,并诱发中风、心肌梗死等,危及性命。长期过怒状态还会降低机体免疫力,易患肺癌、乳腺癌和食管癌。《三国演义》中有这样一段故事,诸葛亮领30万精兵出祁山伐魏,魏王曹睿派曹真、王朗率20万人马迎敌。两军对阵,诸葛亮痛斥王朗,"罪恶深重,天地不容!天下之人,愿食汝肉……",结果使王朗恼羞成怒,气满胸膛,大叫一声,摔下马来,死在马下。《黄帝内经》认为"暴怒伤肝"。生气就是用别人的错误惩罚自己,所以我们要学会调试自己的心,使它平静。

首先,平时要学会忍怒,学会泄怒。怒是一种基本的、与人类紧密联系的情绪形式,如果能及时、自然地以小流量的形式将心中的怒气释放出来,就不会在体内不断积累而最后导致暴怒,且容易调节到心平气和的状态。对于怒这种情志,疏泄之利远远大于堵,所以平时有怒气不妨向知己、亲朋倾诉或大哭一场,或者选择跑步、高声歌唱等,这些都不失为缓解和疏导怒气的好办法。

其次,要学会宽恕,免生闲气、怨气,尽量不为日常生活中的鸡毛蒜皮琐事而生气。如平时买东西时遇到缺斤短两的事情,或家庭生活中的小是小非问题都不要生闲气,不要总对一些人或事进行抱怨或心生怨恨之气。

只要平时注意神志和情志的修养,以积极的态度面对自己,面对周围环境,适应自己的生活环境,善于追求生活的乐趣,就会心胸豁达,性格开朗,而能避免怒气。

(三)忧

忧是指忧愁、苦闷、担心。人有七情六欲,有喜有悲,忧、悲皆属七情范畴。特别是到了深秋季节,天地肃杀,草木凋零,每个人都会或多或少出现一种"悲秋"的情绪,这是人类的正常生理表现。

忧、悲的产生或起自内心,或因外界因素影响。起自内心者又或因心胸狭窄,心神怯弱,多愁善感;或因自身不能达到目的而强思致忧、悲。受外界因素影响的有因事出意外不能排解而成忧患的,有屡遭挫折而久之忧悲者。当这些情志活动超出人体适应能力的时候,人体自身调节功能就发生紊乱,表现出一系列的病症。例如,忧、悲在情绪上表现为失去欢乐、悲伤恸哭、气怯神弱。轻者,愁眉苦脸、闷闷不乐、少言少语、忧郁寡欢、意志消沉、独坐叹息;重者,难以入眠、精神萎颓或紧张、心中烦躁,并会导致咳喘、噫逆、呕吐、食呆、失眠、便秘、阳痿、癫痫等症,甚至诱发癌症或其他疑难重症。

(四)思

思是指集中精神考虑问题,但思虑过度而导致多种疾病。一定程度的思虑活动是处于人体的耐受范围之内的。《黄帝内经》中"思则气结"说的是思虑过度的危害。冥思苦想,思虑过度,可使人的气机郁结不行,引起多种疾病。隋代巢元方在《诸病源候论·气病诸侯》中就提出"结气病者,忧思所生"。大脑由于思虑过度会使神经功能失调,消化功能减退,出现消化不良、食欲不振、腹胀痞满、大便溏泻。

此外,思虑过度还会出现头痛、头晕气短、失眠、神疲乏力、郁闷不舒等现象,严重者甚至导致精神错乱。现代医学研究证实,长期从事脑力劳动和大脑高度紧张的知识分子,易患心脑血管疾病和消化道溃疡病,这和中医学的"思虑损伤心脾"理论是一致的。

脾统血,故有的妇女可因为工作紧张或思想高度集中导致月经量少、经期紊乱等。脾伤还可以表现为气血不足所致的乏力、头昏、心慌、贫血等症状。《三国演义》中的蜀国军师诸葛亮,虽一生足智多谋,能运筹帷幄之中,决胜千里之外,但最终却因思虑过度而死,留下了"出师未捷身先死,长使英雄泪满襟"的千古遗憾。思与忧又常常相互影响,二者共同作用于人体,表现出愁眉苦脸、垂头丧气、意志消沉,形容憔悴等。现代生活中工作压力的增大,导致"过劳死"频繁出现,这也是思虑过度损害健康的表现。思虑过度,伤肾损脾,可导致人体气机郁结。消除忧思的理想办法是要明白"知足常乐"的真实含义。一切从自身的实际情况出发,随遇而安,"美其食,任其服,乐其俗,高下不相慕",若能心底无私天地宽,自然可扫除心中一切顽固、沉重的忧思焦虑,真正做到身心健康。

(五)悲

悲是指悲伤、悲痛、悲哀,其产生与失去所追求、所盼望的事物和目的有关。肺开窍于鼻,故当人因忧愁而哭泣时会流涕;肺主气,为声音之总司,忧愁悲伤而哭泣过多会导致声音嘶哑;肺主皮毛,故忧愁会使人面部皱纹增多、斑秃、神经性皮炎、银屑病、早生华发。人在悲伤忧愁时,可使肺气抑郁、气阴耗散而出现感冒、咳嗽等疾病。悲哀的程度与失去事物的价值有关。若悲哀太甚,可致心肺郁结,意志消沉。正如《黄帝内经》所说:"悲则气消。"忧愁、悲伤的情绪若不能及时排解,就会造成人体气机消沉,久之病疴缠身,悲痛欲绝还能引起昏厥或突然死亡,容易悲伤的人,比其他人更容易得癌症或别的疑难重症。俗话说"多愁多病,越忧越病""忧愁烦恼,使人易老""愁一愁,白了头""不如人意常八九,如人之意一二分"。事实上正是如此,东周伍子胥因无计闯过昭关,一夜之间愁白满头青发;唐代文学家柳宗元被沉闷、忧郁的贬谪生活折磨得形容憔悴、体质虚弱,47岁就含恨长逝;《红楼梦》里的林黛玉性情孤僻、多愁善感,最终在贾宝玉与薛宝钗成亲之日忧伤而死;宋代著名诗人陆游与他表妹唐婉因受封建礼教的压制被拆散,年轻的唐婉不久便抑郁而死,含恨离世。

人生中坎坷总是难免的。遇到不顺心的事,可以找人倾诉或者痛哭一场以宣泄不良的情绪,尽量避免愁闷悲伤的情绪影响身体。

(六)惊

惊是指突然遇到意外、非常事变,心理上骤然紧张;恐是指恐惧不安、心中害怕、精神过分紧张等。惊、恐为七情中的两种,二者联系紧密,常是先有惊意而后生恐,故惊、恐常相提并论。但二者也略有不同,惊多自外来,恐常由内生。惊是指突然遇到意外、非常事变而致精神骤然紧张的心理状态,如耳闻巨响、目睹怪物、夜做噩梦等都会受惊。几乎谁都有这样的体验,惊慌时会感到心脏怦怦乱跳,这是由于情绪引起交感神经系统处于兴奋状态的缘故。恐是指恐惧不安、心中害怕、精神过分紧张,是一种企图摆脱、逃避某种情境的情绪,是一种精神极度紧张所引起的胆怯。

当人受到惊吓后可表现为颜面失色、神飞魂荡、目瞪口呆、冷汗渗出、肢体运动失灵或手中持物失落,严重者表现出惊叫、神昏僵仆、二便失禁,即“惊弓之鸟”的表现。血压升高,也是惊、恐最常见的表现。有人特制了一张靠背椅,一按电钮,椅背便立刻向后倾,让受试者紧靠椅背而坐,并测量血压,随后突然按动电钮,椅背立刻倒下,这人突然受惊,血压便骤然上升。科学试验表明,由惊恐所致血压升高,大多表现为收缩压升高,其机理是心脏搏出的血量增加。恐惧感严重时可表现出神昏、大小便失禁、遗精等症,严重者还会出现精神错乱、癫病或昏厥甚至死亡。正如《灵枢·口问》中描述:“大惊卒恐,则血气分离,阴阳被败,经络厥绝,脉道不通,阴阳相逆,卫气稽留,经脉虚空,血气不次,乃失其常。”其说的正是惊、恐猝然发生,人体不能调节,气血皆发生改变,给身体健康带来危害。

惊、恐对人体健康危害较大。《黄帝内经》认为:“惊则气乱,恐则气下。”现代医学证明,惊、恐可以使血液中的儿茶酚胺等血管活性物质增加,引起全身血液循环、心跳加快,使得血压升高,心律失常,发生呼吸衰竭、心搏骤停、脑出血等严重病情变化,甚至导致死亡。恐(惊)伤肾,精气不能上承,则心肺失其濡养,水火升降不交,可见心神不安、不寐等症状。《三国演义》记载,长坂桥前,夏侯杰被张飞三喝惊吓而亡。

最好的消除惊、恐的方法就是采取恬淡虚静。“静以修身,俭以养德,非淡泊无以明志,非宁静无以致远。”修身养性,是消除情志对人体影响的最好办法。另外,气功中的意守丹田法、坐禅习静法等,皆会对此有所帮助。

所以我们说,七情太过可致病。“太过”又主要指两种情况:一种是情绪波动太大,过于激烈,如狂喜、盛怒、骤惊、大恐等突发性激烈情绪,往往很快致病伤人;另一种是七情持续时间太长,过久也会伤人致病,如久悲、过于思虑、时常处于不良的心境皆可积而成病。情志活动与内脏关系十分密切,过激的情志,是产生疾病的重要因素。人生在世,喜怒哀乐等情志变化充满在生活之中。避免过激情志的较好方法是遇事要镇定自如,冷静地对待目前的复杂事情。事情过后,不要把它长期放在心上,自寻烦恼。培养乐观的人生态度,提高心理上的抗逆能力,胸怀要宽阔,情绪宜乐观。要淡泊宁静,知足常乐,把人生忧喜、荣辱、劳苦、得失视为过眼烟云。万事只求安心,保持精神内守,人则长寿。平日增加各种有益身心健康的爱好,寻找精神寄托,这样对预防情志过度能起到积极的作用。

情志致病的机制主要是影响人体内环境的稳定,如气机运行障碍、脏腑功能失常,以及损伤机体阴阳、精血等。而调神摄生,即现代所说的心理卫生,是保护和增强人的心理及形体健康的原则与方法。精神意志活动化生于五脏精气,但反过来精神意志在一定条件下的反作用又能够控制脏腑功能的功能活动,所以《黄帝内经》在其病因学中将"情志"列为内伤病的重要致病因素。由于精神情志是致病的重要病因,且调养精神意志的方法既关系到脏腑气血的功能活动又涉及排除干扰脏腑气血活动的精神因素,所以充分发挥人的意志作用、重视精神的调养成为《黄帝内经》养生学说中防病和防止早衰的重要理论原则。

二、情志异常导致的系统紊乱

近年来,伴随着社会的进步和时代的需要,中医养生学已成为一门古老而新兴的、充满生机与活力的中医学分支学科。目前,随着医疗卫生工作重心的前移,中医养生学的价值越发凸显。而且在现代中医情志的研究中,也普遍认为七情太过影响健康的机理主要是影响人体内环境的稳定。国外学者胡夫兰德在《人生延寿》一书中指出:"一切对人不利的影响中,最能使人短命夭亡的是不好的情绪和恶劣的心境,如忧虑、颓丧、惧怕、贪求、怯懦、妒忌和憎恨等。"巴甫洛夫也指出:"一切顽固、沉重的忧悒和焦虑,足以给各种疾病大开方便之门。"国外有学者统计,因情绪不好而致病者占74% ~76%;美国某医院对就诊患者统计,发现65%患者的疾病与社会逆境有关。有人调查发现,在遭遇强烈刺激而感情急剧波动后短时间内死亡的170例患者中,59%死于个人不幸与巨大损失消息之下,34%死于面临危险或威胁的恐慌处境之下,7%死于暴喜之时。苏联外科学家皮罗戈夫观察到胜利者的伤口比失败者的伤口要愈合得快、愈合得好。以上皆说明了情绪因素在疾病的发生、发展过程中起着重要作用。从机体的生理变化来看,当任何恶劣情绪的刺激超过一定限度时,就有可能引起中枢神经系统功能的紊乱,主要是交感神经兴奋,儿茶酚胺释放增多,肾上腺皮质和垂体前叶激素分泌增加,胰岛素分泌减少,从而引起体内神经对所支配器官的调节障碍,出现一系列的机体变化、功能失调及代谢的改变,包括心血管系统、呼吸系统、消化系统、内分泌系统、自主神经系统和其他方面异常现象的发生。

在心血管系统方面,情绪持续紧张和精神过度疲劳是原发性高血压病的一个不可忽视的原因。在日常生活中,常有些人由于暴怒、恐惧、紧张或过于激动而引起心血管疾病,甚至导致死亡。有学者观察到,医务人员一句不慎的话,甚至他们的表情和动作都可以造成患者血压的波动。我国曾有医学工作者对323例高血压病患者研究发现,发病前不良的个性情绪在原发性高血压病的病因中占74.5%。实验研究证明,在愤怒的情绪下,由于外周血管阻力增加,可导致舒张压的显著增高;在恐惧的情绪下,由于心脏输出量的增加,可引起收缩压的上升。由此说明情绪对机体的作用是有生物学基础的。

在呼吸系统方面,精神因素亦有影响。当受到较大的打击,心理失去平衡时,可引起胸闷、气急、心率改变、面色苍白、头额冒汗、哮喘等。当因发怒而换气过度时,血液中的二氧化碳成分降低,可出现手指发麻、肌肉颤抖、头晕,甚至昏厥。

消化系统对情绪的反应也相当敏感。据研究统计,因情绪不良而致消化系统功能紊乱者占 70% ~80% 。早在 20 世纪,有位名叫奥尔夫的医生,就发现几乎每一分钟胃的机能都在受到情绪的影响。他报告了一个典型的例子,医生借助仪器对一个 9 岁的孩子观察其情绪对胃的影响。结果发现:当患者发怒时,胃黏膜充血发红,胃的运动加强,胃酸的分泌增多;当患者忧伤、悲痛时,胃黏膜变得苍白,胃的运动减弱,胃的分泌也减少了。

在内分泌系统方面,强烈的刺激可导致糖尿病、甲状腺功能亢进(甲亢)等疾病。内分泌科医生告诫人们,过度紧张、长期焦虑等精神负担,是诱发甲亢的重要因素。从甲亢患者就诊时的主诉可得知,升学、出国、晋级、提职等皆可导致情绪波动,而工作、学习过度劳累引起的精神持续紧张与发病更有密切关系,农村的甲亢患者就较少。

七情太过而导致神经系统的严重失调,会引起各种神经官能症,包括神经衰弱、癔症和强迫症,极为严重的,还可引起精神错乱、行为失常。所谓反应性精神病大都是这样引起的,它是由强烈、突然或持久的精神因素所引起的一种精神障碍。《儒林外史》中"范进中举"这个故事,再生动不过地描绘了七情太过引起精神错乱的情景。

癌症与心、脑血管疾病一起,号称"世界三大死神"。截至 2020 年,全世界患有各种癌症的患者高达两千余万,每年数百万人死于非命。引起癌症的原因尽管很多,但近年来大量科学实验证实,不良的心理 – 社会刺激因素是一种强烈的促癌剂。有动物实验证实,长期处于惊恐不安状态的六条狗中,有三条狗死于癌症,而生活在安静环境中的四条狗则安然无恙。现代医学实验还证实,不良的心理因素及过度的紧张、刺激、忧郁、悲伤可以通过类固醇作用使胸腺退化并引起免疫性 T 淋巴细胞成熟障碍,从而抑制免疫功能,诱发癌症。反观之,这些现代心理医学的发展同样离不开从古至今中医情志致病的研究。

成书于两千多年前的《黄帝内经》认为,精神情志是生命活动的基本体现。精神情志由五脏所产生,同时又能通过反作用于五脏而影响人体脏腑的功能活动。书中强调人们必须要"积精全神""形神合一",才能达到"精神内守,病安从来"。《黄帝内经》中关于"形神兼养""守神全形"和"保形全神"等精神情志养生的论述非常丰富。如《素问·上古天真论》中云:"恬淡虚无,真气从之,精神内守,病安从来。是以志闲而少欲,心安而不惧,形劳而不倦,气从以顺,各从其欲,皆得所愿。故美其食,任其服,乐其俗,高下不相慕,其民故曰朴。是以嗜欲不能劳其目,淫邪不能惑其心,愚智贤不肖不惧于物,故合于道。"书中提出了"恬淡虚无""志闲而少欲"的两个精神调节的具体养生理念,至今仍有十分重要的意义。《灵枢·本藏》中说:"意志和,则精神专直,魂魄不散,悔怒不起,五脏不受邪矣。"《黄帝内经》同样也指出七情过度会伤神。如"怵惕思虑者则伤神""喜乐者,神惮散而不藏""恐惧者,神惮散而不收"。又如"百病生于气也,怒则气上,喜则气缓,悲则气消,恐则气下……惊则气乱,思则气结"。

汉代名医张仲景在其《伤寒杂病论》序中畅言养生的重要性,同时痛斥时医、时人无视养生,劝导世人要重生命,固根本。

《后汉书》载三国时名医华佗,不畏杀身之祸,以激怒疗法治愈太守笃病。他还"晓养性之术",重视心理卫生。

唐代名医孙思邈在其所著《千金要方》中专有"养性"之论。书中不仅整理了唐以前有关调神养心方面的论述,还提出了自己独特的见解,如书中记有十二少、十二多,皆是对情志养生理论的进一步发展。

宋代陈无择《三因极一病证方论》认为七情刺激是三大致病因素中重要的一类,突出强调了心理因素在疾病发生发展中所起的重大作用。

金元四大家之一张子和在其所著的《儒门事亲》中极为重视心理治疗。张子和对于《黄帝内经》的"以情胜情"疗法进行了深刻的研究,还创造了"习以平之"等医疗方法。

明、清时期,心理养生学说有了开拓和发展,如《摄生集览》中提出"养神为首",倡导"入寐之法,首在清心"。《遵生八笺》中还提倡通过鉴赏书画、文房四宝、花卉及游览、登高等活动陶冶精神,实为当今通过旅游、登山以健心身观点的理论之源,仍给我们以方法论启迪。

自古以来,正是中国历代中医学家和养生家经过漫长的实践和探索,反复的推敲和创造,才有了一整套民族特色鲜明的养生理论和方法,才有了千秋万代、历久弥新、不断发展的宝贵情志医学财富。

第三节　情志致病的中医养生保健

中医养生贵在养德,这是健康和长寿的最重要条件。中医养生历来重视精神卫生,早在两千多年前,医书《黄帝内经》中便有言"恬淡虚无,真气从之,精神内守,病安从来",明确提出了养生应注重道德修养方面的提高,要人们保持精神、情感及心理上的健康。

养生要求我们要培养健康的精神、稳定的情绪,这样才能避免精神极端、心理波动和情感不稳定。人的精神状态正常,机体适应环境的能力及抵抗疾病的能力就会增强,从而可以起到防病的作用。

一、情志致病的治疗原则

(一) 清净养神

"清净"是指精神情志保持淡泊宁静的状态,这是调神摄生的主要措施。调神摄生,首贵静养,这种思想来源于老庄道家学说。《道德经》说:"致虚极,守静笃,万物并作,无以观其复,夫物芸芸,各归其根,归其根曰静,静曰复命。"《道庄·九部名教药剂》引老子语说:"静漠恬淡,所以养生也。"老庄学派的清净主张,虽然有消极的一面,但在摄生保健方面却有可取之处。因万事万物,感传于心,心神日理万机,常常处于动而难静的状态。如果心神过于躁动,神不内守,乱而不定,必然扰乱脏腑,耗伤气血,轻则招生疾病,甚则催人衰老,缩减寿命。所以养身之道,贵在一个"静"字。故清代养生家曹庭栋强调"养静为摄生首务"。

欲使思想清净,关键就是要保持思想上的"恬淡虚无"。《素问·上古天真论》说:"恬淡虚无,真气从之,精神内守,病安从来?""恬"就是内无所蓄;"淡"就是外无所逐;"虚无"是虚寂静笃,臻于自然的意思。"恬淡虚无"实则摒除杂念,畅遂情志,神静淡泊,保持"静养"之意。

清净养神,有利于防病去疾,促进健康。《素问·生气通天论》说:"清净则肉腠闭拒,虽有大风苛毒,弗之能害。"保持思想宁静无虚,意志平和顺调,人体正气充盈,肌腠固密,即使有很强的致病因素作用,也不能侵害人体。反之,心躁乱而不静,则可能招疾致祸,故《素问·痹论》说:"静则神藏,躁则消亡。"刘河间也强调说:"心乱则百病生,心静则万病悉去。"

不仅如此,清净养神还有利于抗衰防老、益寿延年。《素问·阴阳应象大论》说:"为无为之事,乐恬淡之能,从欲快志于虚无之守,故寿命无穷,与天地终,此圣人之治身也。"心神清净之所以能起到抗老延年益寿的作用,是因为心神清净者,其精气日渐充实,形体随之健壮;而心神躁动者,精气日益耗损,形体必然过早衰老。古人之所以强调"静者寿,躁者夭",是因为心常静则神安,神安则五脏六腑的气机协调,精气日渐充实,自可延年益寿。

保持"清静"的重要方法是凝神敛思。《医钞类编》说:"养心则神凝,神凝则气聚,气聚则形全,若日逐攘扰烦,神不守舍,则易于衰老。"当然,这种凝神敛思保持清静的养生方法并不是无知无欲、无理想、无抱负,不是人为地过于压抑思想和毫无精神寄托的闲散空虚,因而它与饱食终日、无所用心的懒汉思想绝不相同。专心致志,精神静谧,不仅有利于工作和学习,而且可以排除杂念,驱逐烦恼,使机体处于正常的生理状态。反之,"多思则神殆,多念则志散,多欲则志昏,多事则形劳"。这是由于心不可乱思,神不可过用,思太乱则伤,神过用则疲。因而,从养生学的角度来说,神贵凝而恶乱,思贵敛则恶散。道人吕洞宾提倡"寡言语以养气,寡思虑以养神"的养心敛神方法,不无道理。

清静养神的另一重要方法是减少名利和物质欲望。《素问·上古天真论》认为，若能"志闲而少欲，心安而不惧，形劳而不倦，气从以顺，各从其欲，皆得所愿"，就可"年皆度百岁，而动作不衰"。究竟身体和名利谁重要？当然是身体。如果为了猎取名利而全然不顾惜自己的身体，岂不是因小失大，得不偿失？无疑，如果一个人斤斤计较，患得患失，孜孜汲汲，为名利是务，久而久之，必然会损伤心神，影响健康。

要做到少私寡欲，有赖于思想的纯正。个人主义往往是欲望的根源。忧心忡忡，欲壑难填，胡思乱想，永不知足，使心神处于无休止的混乱中，便会严重影响人体脏腑组织的功能，引起机体气化功能的失调，导致气机紊乱而发病。常言道："知足者常乐。"不要妄想得不到的东西，如不知足，就会产生忧郁、幻想、失望、苦闷等情绪，从而扰乱清静之神。《道德经》曾有"祸莫大过于不知足，咎莫大于欲得"，俗话所谓"妄想一病，神仙难医"，不是没有根据的。而欲清心寡欲，静养心神，必须做到薄名利、禁声色、敛财货、损滋味、除奸佞、去嫉妒。

在生活中，保持达观处世的生活态度，也有利于静心宁神，《寿世青编·养心说》主张："未事不可先迎，遇事不可过忧，既事不可留住，听其自来，信其自去，忿愤恐惧，好乐忧患，皆得其正……此养心之法也。"不为那些非原则的无端琐事而烦恼焦躁，从而使自己心安神静。

古人还认为，要做到心静神宁，须注意闭目定志，因为眼为心灵之窗户，闭目养神有利于心静神凝。如《淮南子》说："眼者神之牖，人多视则神耗，务须时时闭目以养神。"张景岳《类经·摄生类》亦说："目者，精神之所注也。心神既朴，则嗜欲不能劳其目，目视不妄，则淫邪焉能惑其心。"在现实生活中，许多思虑妄念，均是通过眼的视觉而产生的。古人谓不见所欲，使心不乱。因此，闭目制眼与保持心神宁静有着密切的关系。

闭目制眼有助于心神宁静，而心地洁净纯正，即使目视恶色必不会扰我清净之神。在精神紧张，情绪激动，心神疲劳的情况下闭目静养片刻，往往能达到养精蓄锐，振奋精神的目的。

(二) 精神内守

"精神内守，病安从来。"此句见于《素问·上古天真论》，是养神的一条重要原则。"精神内守"主要是指人对自己意识思维活动及心理状态进行自我控制、自我调节，使之与机体、环境保持协调平衡而不紊乱的能力。"内"针对"外"而言，"守"是坚守、保持的意思。强调精神的安定对人体健康的重要作用，即"病安从来"。精神守持于内，人怎么会得病呢？做到"精神内守"宜注意下列几点：首先，防止"不时御神，务快其心，逆于生乐，起居无节，故半百而衰也"。御，驾驭、控制的意思；时，善也。不时御神即是指不善于控制自己的精神，为贪图一时的欢乐，违背生活规律而取乐，有害于身心健康，促使人体过早衰老。精神耗散，不能守持于内，就会引起早衰,原因在于"神者,血气也",气血是神的物质基础,大量、过分地耗散精神,可以使气血损耗,从而产生衰老。精神内守中心意思是要人们对外部环境及事物采取安和的态度。安者,对外界各种事物的刺激顺乎其然的适应;和者,对外界事物的反应要顺之而去,千万不要为各种琐事伤透脑筋,费尽心机。其次,高下不相慕。这也是《黄帝内经》里一句重要养生格言。意思是人的社会地位有高低,不必相互仰慕,而宜各安于本位。在现实生活中,要做到高下不相慕,是十分困难的,自古以来,不少人为了高官厚禄互相残杀,连脑袋都丢了,还谈什么养生呢?还有些人,不但嫉妒比自己地位高的人,甚至连别人的才华、品德、名声、成就、相貌等都高于自己时,都觉得不舒服,常常产生一种"无名火",使心境抑郁、情绪烦躁。现代研究表明,妒火中烧之时体内会发生一系列变化,如交感神经兴奋性增强、血压升高、血清素的活性水平降低,因而引起机体免疫功能紊乱、大脑机能失调、抗病能力下降。无"大量之才"而又"嫉贤妒能",这是一切妒忌心强的人的共同特征,是以自我为中心的病态心理。一般说来,嫉妒往往产生在两个原先水平相仿的人中间。这反映了嫉妒心理具有强烈的排他性。消除嫉妒的根本方法是树立正确的价值观,加强思想意识修养,把极度的心情变成量力而追赶的行动,对感情进行良性控制。再次,少私寡欲。少私是指减少私心杂念;寡欲是指降低对名利和物质的欲求。此即老子在《道德经》中指出的"见素抱朴,少私寡欲"。《黄帝内经》中亦主张"恬淡虚无""志闲而少欲"。《红炉点雪》则强调:"若能清心寡欲,久久行之,百病不生。"事实证明,只有少私寡欲,精神才能守持于内。很难想象,一个私心太重,欲求不止的人的情绪能够安静下来,《太上老君养生诀》说:"且夫善摄生者,要当先除六害,然后可以保性命延驻百年。何者是也?一者薄名利,二者禁声色,三者廉货财,四者损滋味,五者除佞妄,六者去妒忌。"

(三)调情志,免刺激

人有各种各样的情绪,这是人对外界刺激的反应。生活中难免产生这样或那样的不良情绪,关键在于控制和调节。《泰定养生注论》强调养生要做到"五不","喜怒不枉发"列为第二点。只要善于避免忧郁、悲伤等不愉快的消极情绪,使心理处于怡然自得的乐观状态,就会大大提高机体免疫能力。如能提高大脑及整个神经系统的功能,使各个器官的功能协调一致,不仅焦虑、失眠、头痛、神经衰弱等轻度疾病可以避免,即使是像神经分裂症等严重的疾病也会减少发病机会。

(四)以恬愉为务

以恬愉为务是《黄帝内经》里提出的精神养身的一条重要原则,是指人一定要以精神乐观为首要任务。精神乐观是健身的要素、长寿的法宝。如《黄帝内经》所说:"内无思想之患,以恬愉为务,以自得为功,形体不蔽,精神不散,亦可百岁。"《证治百问》也说:"人之性情最喜畅快,形神最易焕发,如此刻刻有长春之性,时时有长春之情,不惟却病,可以永年。"我国广西巴马瑶族自治县是著名的长寿之县,那里的长寿老人有一个共同特点，就是乐观开朗。古往今来的老寿星无不是乐观开朗的长寿者。孔子在《论语》中说："知之者不如好之者，好之者不如乐之者。""发愤忘食，乐以忘忧。"《黄帝内经》认为乐观与心神的关系较为密切。"膻中者，臣使之官，喜乐出焉。"其意为乐为心主，出自膻中，心神舒畅，乐意外达。中医养生学还认为，喜乐与宗气的功能相关，如《延命金丹》云："凡欲身之无疾，必须先正其心，使其心不妄求，心不狂思，不贪嗜欲，不着迷惑，则君心泰然。"只有心神正，宗气行，喜乐才能表现于外，心才不致迷惑。清代有首《祛病歌》非常耐人寻味："人或生来气血弱，不会快乐疾病作，病一作，心要乐，心一乐，病都祛。心病还须心药医，心不快活空服药，且来唱我快活歌，便是长生不老药。"这种快乐祛病法正是从古至今不断从实践中总结出来的。

　　另外，七情和五志皆由五脏功能化生，是人之常情，缺一不可。但七情和五志的表现形式有所不同。七情相对五志而言，是在外来刺激作用下表现于外的情绪。五志是在外来刺激作用下隐藏于内的意志。情志养生法不能忽略五志的调和，故而必不可少五脏的平和。

　　历代养生家皆强调修身养性要做到"中庸"，故调和五志的原则就是保持七情五志既不无动于衷、毫无变化，也不过分波动、损伤脏腑功能。做到这种中庸之道需要自己从主观上加以节制，不要任意妄为，滥用情志。我国古代医家们早就指出人的性格不同，要自行节制、调理，要走中庸之路，不要走极端。人的性格有内向、外向之别，中医称为偏阳、偏阴。我们的祖先早就极为敏锐地根据人的素质、性格，把人分成重阴、重阳、阴阳和调等种种不同类型。有的类型的人较能耐受刺激，有的则较脆弱，对于种种情绪的刺激，"勇者气行则已，怯者则着而为病也"（《素问·经脉别论》）。这就是说，面对同样的病因刺激（在这里主要是指喜怒忧思等七情刺激），只有那些"怯"者才会致病。由此看来，情绪乐观积极向上的人，是能耐受七情的刺激的。情绪刺激有一个限度，正如科学上的所谓"阈"一样，"阈"高者，耐受度就高，反之就不大经得起刺激。而这种"阈"是可以通过主观的积极锻炼而提高的。

　　心为五脏六腑之大主，养生之道最重要的就是养心。《灵枢》中说："悲哀忧愁则心动，心动则五脏六腑皆摇。"金元四大家之一刘河间说："心乱则百病生，心静则万病悉去。"可见"养心"与"养神"是重点。所以调和五志，首先应学会养心。古人崇尚"一生淡泊养心机"，养心立德是一个人健康的内在要素。清心寡欲对健康长寿是十分有利的。"得神者昌，失神者亡"，所以"神"在情志养生中的地位同样很重要。养神的一个重要原则是"精神内守"。"内"针对外而言，"守"是坚守、保持的意思。"精神内守"强调了内环境——精神的安定对人体健康的重要作用。而"病安从来"亦即精神守持于内，人对自己的意识思维活动及心理状态可以进行自我锻炼、自我控制、自我调节，使之与机体、环境保持协调平衡而不紊乱，人自不会得病了。

二、调和五志的基本方法

既然精神情志对我们如此重要,那么我们又应该如何调节五志呢?

(一)学会"御神"

安者,对外界各种事物的刺激顺其自然而适应;和者,对外界事物的反应要顺之而去,千万不要为各种琐事伤透了脑筋、费尽了心机、挖空了心思,有时候不妨"难得糊涂"一点。

(二)怡情养性

怡情养性是指人在精神上能乐观豁达、淡泊名利,能根据自然环境和社会环境条件的变化调节自己的情志活动,用理智战胜不良情绪的干扰,并投身到事业中去,也就是常说的"化悲痛为力量"。最典型的例证是西汉司马迁在惨遭腐刑后仍以坚强不屈的精神完成了《史记》的撰写,通过升华超脱法把身、心里的创伤等不良刺激转变为奋发向上的行动。《素问·上古天真论》在总结上古时代长寿者的经验时指出,要"无嗔之心……内无思想之患,以恬愉为务"。中医养生学认为,保持良好的情绪、乐观的意志、豁达大度的处事方法,可以正确地对待工作、生活和社会,是人生不可缺少的修养,也是保健防病、益寿延年的重要因素。因此,历代养生专家都强调"养生莫若养性",要求人们自觉地培养高尚的理想、道德和情操,培养自身乐观开朗、豁达大度的性格,防止忧郁、愤怒、嫉妒等消极情绪的滋生。

怡情养性的另一个方面是要淡泊名利,少私寡欲。这样才能使形体与精神不为名利所累,保持心神的清净。思想上要把事情看得淡一些,行动上应脱离导致不良情绪的环境。如高考落榜后,有的考生灰心丧气,感到前途无望,个别考生甚至想轻生自杀,这时就要正确理解考试的意义。此时最好找一个安静的环境冷静地思考一下,"天生我材必有用",上大学不是唯一出路,只要不气馁,振作精神,面对生活,面对自己的现实,路就在脚下,前途同样是宽广的,应该挺起胸膛去迎接生活;或者换个环境,如做社会调查、外出旅游等,亦是恢复心理平衡的方法。只有思想上少私寡欲、常知足、外无忧患、内无杂念的人才可以正确处理个人的利害得失、摒弃不必要的精神负担、不良的精神刺激及过度的情绪波动。对一般不愉快的事情要善于自我排解,要对生活充满信心,善于追求生活的乐趣,心地光明,胸中对任何不愉快的事不留一点芥蒂,这才是养生者应当达到的精神境界。

(三)情有所系

通过一定的方法和措施转移人的情绪以解脱不良情绪刺激的方法叫移情法,又称转移法。有些人患病后,整天围绕着疾病胡思乱想,陷入苦闷、忧愁,甚至紧张、恐惧之中。在这种情况下,要分散患者对疾病的注意力,使其思想焦点从疾病转移于他处;或改变周围环境,使患者避免与不良刺激接触,这就是"移情易性"的医疗方法。其意义正如华岫云在《临证指南医案》中所说:"不知情志之郁,由于隐情曲意不伸……盖郁症全在病者能移情易性。""移情易性"的具体方法很多,应用时当根据不同人的心理、环境和条件等采取不同的措施灵活运用。

1.琴棋书画移情法

《北史·崔光传》指出:"取乐琴书,颐养神性。"吴师机《理瀹骈文》亦云:"七情之病者,看书解闷,听曲消愁,有胜于服药者矣。"故应在烦闷不安、情绪不佳时,听一听音乐,欣赏一下戏剧,观赏一场相声或幽默的哑剧,使自己捧腹大笑、精神振奋,紧张和苦闷的情绪也随之而消。平时应根据各自不同的兴趣和爱好,分别从事自己喜欢的活动,如书法、绘画等,用这些方法排解愁绪、寄托情怀、舒畅气机、怡养心神。

2.运动移情法

李东垣在《脾胃论》里说:"劳则阳气衰,宜乘车马游玩。"这说明旅游有利于身体健康的恢复。当思虑过度、心情不快时,应到郊外旷野去,让山清水秀的环境去调节消极情绪,陶醉在蓝天白云、鸟语花香的自然环境里舒畅情怀,忘却忧烦。当情绪激动与别人争吵时,最好的方法是转移一下注意力,去参加体育锻炼,如打球、散步、打太极拳等,或参加适当的体力劳动,用肌肉的紧张消除精神的紧张。

当然,调和五志的一个重要方面还在于精神生活要有所寄托,尤其是现代社会,人们更应当在学习、工作的闲暇之余找到一些适合自己的兴趣爱好,这有助于陶冶性情、充实生活、拓宽视野,还可以缓解工作压力,改变情绪低落、寂寞无聊、感情平淡等消极的精神状态。

事物皆有双面性,过度、过激的情志变化可以致病,因此有时五志也被医家用于治疗疾病。中医学对人的研究注重整体性,治疗疾病不单单从药物出发。早在两千多年前,《黄帝内经》就提出了"以情胜情"的心理疗法,意思是根据体内存在着的由于某种情绪激动过甚而形成的不平衡,激发另一种可以战胜它的情绪,使之恢复平衡的一种方法。《黄帝内经》认为情志活动具有阴阳对立的特点,如喜悦与悲伤、爱与憎等。凡是阴阳属性相反的情感活动,其对生理活动的影响亦互相对抗,这是"以情胜情"疗法的理论依据。《素问·阴阳应象大论》对此种方法记载为"悲胜怒,喜胜忧,恐胜喜,思胜恐,怒胜思"。从此处我们更加可以看出五志对于人身体健康的重要影响。

(四)暗示法

暗示不仅影响人的心理与行为,而且影响人体的生理机能。暗示法一般多采用语言,也可采用手势、表情、暗号或药物等。《三国演义》里"望梅止渴"的故事,即是暗示法的典型例证。《黄帝内经》中记载了运用暗示疗法的范例,如《素问·调经论》里说:"按摩勿释,出针视之,曰我将深之,适人必革,精气自伏,邪气散乱。"意思是医生要先在患者应针刺的地方不停地按摩,并拿出针来给患者看,口里说我将把针扎得很深,这样患者必然会集中注意力,使精气深伏于内,邪气散乱而外泄,从而提高针刺的疗效。明代著名医学家张景岳曾采用暗示法给患者服吐下药,或针灸数百十处的暗示法而治疗"诈病"。

(五)开导法

开导法是用解释、鼓励、安慰、保证的方法解除患者的思想顾虑,提高其战胜病痛的信心,从而配合治疗,促进康复。《黄帝内经》中记载:"人之情,莫不恶死而乐生,告知以其败,语之以其善,导之以其便,开之以其所苦,虽有无道之人,恶有不听者乎?"此为说理开导法的起源。

心理开导最常用的方法是解释、鼓励、安慰、保证。解释是开导法的基础,它是向患者讲明疾病的前因后果,解除其思想顾虑,从而达到康复的目的。而鼓励和安慰则是在患者心理受到创伤、情绪低落之时实行的康复方法。保证则是在患者出现疑心、忧愁、不解之时使用。

医者以充足的信心做出许诺、担负责任以消除患者的紧张与焦虑。

一个人在生活中受到了挫折,甚至遭到不幸,可找亲朋好友倾诉苦衷,以便从亲人、朋友的开导、劝告、同情和安慰中得到力量和支持。正如俗话所说:"快乐有人分享,是更大的快乐,痛苦有人分担,就可以减轻痛苦。"

在进行暗示治疗时要特别注意:第一,患者受暗示的程度是各不相同的,这与患者的个性心理特点及高级神经活动特点密切相关,亦与年龄有关。患者的智力水平与文化程度在能否接受暗示方面并无决定性作用。第二,施治前要取得患者充分的信任与合作。第三,每一次施治过程应尽量取得成功。如不成功,则会动摇患者的信心,影响患者对施治者的信任,如果再做第二次治疗就会困难得多,成功的希望也会小得多。

(六)节制法

《吕氏春秋》说:"欲有情,情有节,圣人修节以止欲,故不过行其情也。"这里讲的就是节制法,即通过节制欲望,防止七情过激,从而达到心理平衡。《医学心悟》归纳的"保生四要"中,"戒嗔怒"即为其中一要。《泰定养生主论》中强调养生要做到"五不",而"喜怒不妄发"名列第二。《寿亲养老新书》中总结了"七养",其中就有"莫嗔怒养肝气,少思虑养心气"。《养性延命录》概括的养生"十二少"主要讲的就是节制七情,诸如少愁、少怒等。

现代研究亦表明,如果能善于避免忧郁、悲伤等消极情绪,常使心理处于怡然自得的乐观状态,就会对人体起着良好的作用。

(七)疏泄法

俗话说:"不尽如人意常八九,如人之意一二分。"一般来说,人的一生中处于逆境的时间大大多于处于顺境的时间。那么,心情不愉快时又怎么办呢?

事实证明,疏泄法可使人从苦恼、郁结的消极心理中解脱,并尽快恢复心理平衡。中医学认为"郁则发之"。当情绪不佳时,千万不要把痛苦、忧伤闷在心里,一定要使之发泄出来。现已证实,结肠炎、消化性溃疡病、过敏性结肠忧郁症、神经衰弱、失眠及一般性胃疼等均与情绪压抑有关。所以当你想哭时,不必强力压抑自己,尽可使泪水流淌排放。另外,现代研究发现,因感情变化流出的眼泪中含有两种神经传导物质,这两种物质随眼泪排出体外后,可缓和悲伤者的紧张情绪,减轻痛苦和消除忧虑。当然,也不宜过悲久哭,谨防中医理论认为的"大悲伤肺"。

由于情志活动与内脏关系密切,所以过激的情志往往是产生疾病的重要因素。人生在世,喜怒哀乐等情志变化充满在生活之中。避免过激情志的较好方法是遇事要镇定自如,冷静地对待目前的复杂事情。事情过后,不要把它长期放在心上,自寻烦恼。培养乐观的人生态度,提高心理上的抗逆能力,胸怀要宽阔,情绪宜乐观。要淡泊宁静,知足常乐,把人生忧喜、荣辱、劳苦、得失视为过眼烟云。万事只求安心,保持精神内守,人则长寿。平日增加各种有益身心健康的爱好,寻找精神寄托,这样对预防情志过度能起到积极的作用。

第八章　中医心理疏导的发展趋势

第一节　中医心理疏导理论的发展趋势

中医心理疏导理论发展经历了若干个阶段。19世纪末和20世纪初西方心理学的传播对我国心理学的形成产生了重要的影响,中医心理疏导也是在心理学逐渐成熟的过程中形成的。

一、中医心理疏导理论的发展

古老的中华民族有不少对心理异常现象的理论认识和实践知识。如早在两千多年前的战国时期,医学典籍《黄帝内经》把人的精神活动归之于"心神","心神"不仅主持人的精神活动,而且统管五脏六腑。《素问·阴阳应象大论》云:"人有五脏化五气,以生喜怒忧恐。"此即为五志,后世在五志的基础上,发展成为喜、怒、悲、思、忧、恐、惊七情学说,这是对精神和躯体功能关系十分精辟的论述。

1949年,中华人民共和国成立以后,中医学专家对中医学理论进行了多方面的研究,中医心理学思想也是研究内容之一。如李聪甫研究员,在20世纪50年代就提出了"形神合一"的命题,开展了形神关系的研究。

20世纪70年代后期,中国医学模式开始从生物医学模式向"生物－心理－社会"医学模式转化。20世纪80年代初,中医院校的一些有识之士,受医学心理学的启迪,开始对祖国传统医学中的心理学思想进行整理、发掘,提出了"中医心理学"的概念。到了20世纪80年代中后期,随着对文献整理挖掘的深入,出现了一批研究成果,如中医形神论、情志论、中医心理疏导等。一批学术性的研究组织陆续出现,专门从事中医心理学的各项研究,如中国中医心理学研究会、中国中医药高等教育学会中医心理学教学研究会等,大大推进了中医心理学的学科发展。寿小云在总结了大量的文献和临床观察的基础上,提出了中医心理脉象的概念,丰富了中医心理诊断学的内容。中医心理疏导在理论与实践上均取得了一定的成果,并逐渐建立起较为系统的学术体系。1982年,成都中医药大学成立了中医心理学研究组。1984年秋,在南京召开的"中医多学科研究学术讨论会"上,成都、南京、湖南、山东等中医学院共 8 个单位发起了"中医心理学研究会筹备组"。

1985 年,玉米渠出版了第一本《中医心理学》;同年在成都召开了"首届全国中医心理学学术研讨会,中医心理学从中医药学母体中"分娩"出来,成为一门新兴学科,中医心理疏导也得以独立出来。1985 年 12 月,福建中医学院建立了全国中医药院校第一个"中医心理学研究室",并在《福建中医杂志》开辟了"中医心理学"专栏,创办"中医心理学"学术刊物——《中医心理学论丛》,设有学科概论、理论基础、七情学说、心理诊断、中医心疗、养心调神等专栏。

1985 年 12 月,在成都中医药大学召开的"首届全国中医心理学学术研讨会"有来自 19 个省市自治区的 182 名代表出席会议,大会宣告了"中医心理学"这门新兴学科的诞生。本次会议首次提出了"形神合一论""心主神明论""心神感知论""五脏情志论""阴阳睡梦论""人格体质论"的"六论"框架,并发表了相关论文《试论中医心理学基础》。自"六论"的基础理论框架提出后,在教材编写及一些专著中得到了充分体现,也得到专家们的充分肯定。2008 年,有关专家对"六论"部分内容进行了必要的补充、完善和调整,提出新的"七论"框架(六论加上"三才整体论")。新"七论"成为构筑中医心理疏导基础理论的坚实框架,总结了七情辨证的方法和步骤,以指导情志疾病的临床辨证论治。

1986 年,中华全国中医学会委托福建中医学会举办"中医心理学讲习班",全国 14 家院校和单位共同编写的《中医心理学》教材正式出版后,很快被译成日文,在日本出版发行。东南亚、日本、香港等地的医学界同仁都很关注中医心理学的发展。随之出版了《实用中医心理学》《中国古代医学心理学》《中医心理治疗》《中医心理学原旨》等,完善了中医心理疏导的理论体系。1987 年在成都举办了第 2 期"中医心理学讲习班";1988 年 1 月在福州召开了有福建、广西、上海等 8 所中医院校参加的"首届全国中医心理学教学研讨会"。随后,黑龙江中医心理学学会、广东中医心理学组、广西中医心理学学会相继成立。

20 世纪 90 年代中期,专家、学者们关于中医心理疏导思想研究的成果越来越丰富。到 1992 年,共举办了 6 届"全国中医心理学学术研讨会"。1992 年,"中国民间中医药研究开发协会"批准"中医心理学专业委员会"二级分会成立。"中国中医心理学研究会"正式成立。

2000 年 1 月,召开了"中医心理学学科的建设论证会",委托中国中医研究院中医心理学研究室薛崇成教授、杨秋莉副研究员,组织了心理学专家(王效道、李心天、张厚灿等)和中医学家(王永炎院士等)及中医心理学研究的主要学者(王克勤、杜文东、汪卫东等)进行讨论,充分论证了发展中医心理疏导新兴学科于中医学、心理学,以至中国科学的重要作用,通过了《中医心理学学科的建设发展规划纲要草案(2001—2005)》。

2001 年起,南京中医药大学、安徽中医药大学、贵阳中医药大学等 10 所院校已开设心理学系或心理学专业,这标志着中医心理疏导逐步作为一门学科开始培养自己的专业人才。

2004年9月,国家级继续教育项目"中医心理学"全国首期学习班在北京开班,来自全国12个省市自治区的32人参加。同年,广安门医院副院长汪卫东教授向原卫生部副部长、国家中医药管理局局长佘靖递交了有关建立"中医心理学专业委员会"的建议书,并于2005年5月10日再次向"世界中医药学会联合会"秘书处李振吉副主席兼秘书长呈交了建立"中医心理学"二级学会的申请。

2005年,国家中长期科学技术发展规划有人文科学与自然科学交叉的研究,为中医心理疏导的发展建设提供了条件,国家中医药管理局的中医药现代化发展前景展望将中医心理疏导的内容纳入其中。另外,中医心理学专业筹委会当时编制的《中医心理学中长期发展规划》得以执行。

2006年6月,"世界中医药学会联合会中医心理学专业委员会"成立,使中医心理学学科发展驶入了快车道。特别是2006年6月,在北京召开的第11届"世界中医药学会联合会中医心理学专业委员会成立大会暨国际中医心理学学术大会",来自中国、新加坡、美国、马来西亚、泰国、英国、日本、德国、韩国、澳大利亚、俄罗斯等10余个国家和地区的专家代表参加,选举产生了"世界中医药学会联合会中医心理学专业委员会"首届理事会、常务理事会、秘书长、副会长、会长。此次大会将中医心理疏导事业推向了一个新的高潮。

2008年,"第12届中医心理学学术研讨会暨第3届国际中医心理学学术研讨会"在北京召开。新加坡医卫出版社出版了《国际中医心理学论丛与睡眠文集》。

进入21世纪,中医心理疏导的确立已不容置疑,其体系与结构正在日趋完善。中医心理疏导不仅有理论上的建树,同时在临床应用领域也具有可操作性及实效性。这使得这门年轻的新学科逐渐被人们所接受。但面对许多新领域、新课题,需有志者在中医理论原则指导下去探索、去开拓。

二、与西方理论的优势对比

近代以来,随着西学东渐,中国古代的天文学、数学、生物学等一度处于先进地位的传统科学先后被近代科学取代而成为历史,唯有中医一枝独秀,非但没有被西医淘汰,而且至今还保持着一定的生命力,这一特有的现象被称为"科学史上的一个奇迹"。这一奇迹的原因之一在于中医学在其概念体系、思维方式、诊治方法等方面均与西方医学不同,其中中医学的天人合一的整体观念是其最主要的特色,即把形－神－环境看作一个不可分割的整体加以考察。中医心理学秉承中医学的特色得以发扬,中医心理疏导更是如此。

(一)中医心理疏导理论的属性

我国对中医心理疏导的研究起步较晚。在西方医学心理学理论传入我国后,一些学者才开始意识到我国中医学理论中蕴涵着丰富的心理学思想。医学心理学在西方医学中是一个独立的学科,但在中国传统医学中则是和其理论体系结合在一起的,无论在东方还是在西方,其实原始的医学都具有心身医学的性质,只是西方医学体系由于现代生物学的发展,走向了"心""身"分离的道路,而中医学体系却由于与西医学体系不同的范式一直保留着"心""身"统一的观念。

中医心理疏导除了具有医学科学的属性外,还具有鲜明的文化学属性,传统中医学的母体就是以中国传统哲学为核心的中国传统文化。中国是世界文明的发源地之一,中国文化源远流长,对当代中国民众和世界文明产生了巨大而深远的影响。曾被美国心理学专家墨菲誉为"世界心理学的第一故乡"。中医心理思想是中医理论重要的组成部分,它根植于我国传统文化和民族心理。中国文化中的"天人相应""人贵论""中庸之道""忧患意识"等思想蕴含着丰富的认识论、方法论、价值论内容,对我国中医心理思想产生了巨大的影响。随着社会的进步,医学科学的发展,人类的疾病谱发生了重大变化,社会心理因素所致疾病凸现出来,人们步入了情绪负重的时代,如何应对新的挑战,世界医学心理学需要中医的参与。中医心理思想在医学模式、心身疾病及心理疾患治疗方面较西方具有鲜明的特点和突出的优势,这些特点和优势其根源在于中国传统文化的影响,只有立足传统文化这个背景与基础,才能更好地解读中医心理思想的精髓。

现代医学心理学是西方科学与文化的产物。目前现代医学心理学已经建立了比较成熟的理论和诊疗体系。但现代医学心理学的理论体系与诊疗方法在发展过程中逐渐暴露出一些问题,随着时代的发展,尤其是后现代文化思潮的冲击及全球化进程的加快,越来越多的心理学家对基于西方主流文化中成长起来的医学心理理论及诊疗思想进行反思,期望找到解决这些问题的突破口。中医心理疏导理论和治疗诞生于和西方迥然不同的中国传统文化土壤,其中一些思想值得借鉴。

从医学心理的角度来看,中医心理疏导在自身理论体系、诊断治疗、预防养生等诸多方面均蕴涵着身心兼顾、身心兼治的智慧。这种智慧实际上体现出的正是在中国传统文化浸润之下的中医文化内涵,即"心身合一"的有机整体观、"人贵论"的人文医学观、"道法中庸"的和谐均衡观、"忧患意识"下的养生防病观,这些文化内涵使中医学在认识论、方法论、价值论方面均有自身的特色,对解决现代医学心理学所面临的问题,具有借鉴的意义。

(二)现代医学心理学、西方心理学的局限

现代医学心理学的问题实际上是西方心理学问题的一种反映或折射。自从德国心理学家冯特 1879 建立第一个心理学实验室以来,心理学就完全从哲学中脱离出来,贴上了科学的标签。科学,特别是自然科学的科学观和方法论就成为主流心理学效仿的主要模型。自然科学成为心理学家的理想,科学化一直是心理学家追求的目标。以自然科学的机械论自然观、实证主义哲学为方法论基础的科学心理

学的典型特点表现在对个体心灵和个体行为给予重点关注,极少从文化的角度和社会历史的背景探讨心理和行为问题,强调经验,忽视体验,注重心理学的科学化和实证化,坚持主客二分的机械唯物论。受现代医学的影响,现代医学心理学尤其是心理治疗,形成了心理与生理两条清晰的路径,疾病观和治疗观都遵循一种机械的、线性的因果决定论的思维方式,以身治身,以心治心,身心分治。科学主义范式虽然在促进心理学的独立与发展过程中意义重大,但由此也导致了个体主义、科学至上主义、决定论、还原论、二元论等一系列问题,通过这样的范式来研究具有自然和社会双重属性的人的心理和行为,往往只注重了人的自然属性,在现代心理学研究中表现出动物化、机械化、被动化、分裂化等倾向。在这种思想的主导下,在具体的心理诊断治疗过程中,心理疏导师往往以对"物"的研究方式——心理学的二歧视野去观察人,在疏导师的眼中见"病"不见"人"的情况更是屡见不鲜。医者更倾向于对心理或疾病进行元素分析,或从单一维度解释疾病的发生,缺乏整体观或系统观;强调个人价值,淡化社会取向;坚持文化中心主义,忽视异质文化对人心理和行为的影响等。

发源于 20 世纪中期的后现代主义思潮,导致了人们对现代心理学的反思,越来越多的心理学家开始认识到现代心理科学观的弊端,而转向了以社会文化的视角来研究心理科学。现代医学心理研究领域也意识到了社会文化差异对心理疏导和治疗的影响。Rogler 在 1999 年曾撰文提出要建立一种对文化敏感的健康心理学。现代心理学及现代医学心理学中存在的问题归根结底是文化与哲学的危机,是西方现代理性精神,即机械唯物主义、伪科学主义、功利主义等思想极端发展的具体表现。要想摆脱困境,一方面应该从其文化内部进行文化自觉,反思与批判;另一方面,应该从某些异质文化中寻找新的出路,进行自我补充与完善。正如美国马尔塞拉等所认为的,研究存在于不同文化中的各种形式的心理疗法,研究文化对心理疗法的影响,研究文化与心理疗法的联系,从而实行文化上相适应的治疗方法,这些既是理论上的需要,也是实践上的需要。与西方社会文化背景相比,我国在历史沿革、文化传统、社会结构、经济条件、价值观念、生活习惯等方面,均有本质的区别,在其基础上形成的中医心理思想可以为现代医学心理学提供一些有益的启示。

三、中医心理疏导理论的展望

(一)现阶段医学模式转型的现状

虽然生物、心理、社会医学模式提出至今已三十余年,但是由生物医学模式转换到生物、心理、社会医学模式目前仍面临巨大的困难。人类精神意识本身的内在本质,迥然各异的心理色彩和意识感受,其本质还不十分明了。现代仪器无论如何精密准确,当精神意识变化时,也难以说明躯体内、细胞内、分子水平上的多层次的变化。用神经过程、物理、化学变化来解释深奥的心理感受是十分困难的,这些使基于生物医学基础上的西医临床医学处于尴尬的状态。

现代医学特点在于其对客观性和实证性的要求,认为医学面临的所有问题只有通过科学理性加以剖析,运用科学技术才能解决。只有依靠科学理性,解决科学问题,运用科学技术,人类才能达到战胜疾病的目的。这种要求的缺陷在于强调实验,忽略体验;强调生物学检验,缺乏心理测验;强调高技术,出现低情感。西医将躯体的生物学的可测量值"偏离正常"作为疾病诊断的标准,特别是经过高精尖仪器检查"无异常发现",而病人又确实感到"异常痛苦"时,医生往往冠以"神经官能症"而敷衍了之,这样的临床诊断使病人对临床医生失去了信任。对科学精神的推崇,使医务人员关注更多的是运用技术进行的观察、判断和治疗,而缺乏理性、全面的辩证思维和综合思考,难以用现代医学模式的整体医学观点对病人的心理、精神、行为方式等方面予以关注。因此,现代生物、心理、社会医学模式虽然在理论上得到人们的认可和支持,但是在实践中的转化困难重重。

(二) 中医心理疏导理论带来的启示

中医学是哲学、自然科学和社会科学三者相互交融的产物,从先秦时期直至今日中医理论体系在研究人体的组织结构、生理功能、病理现象、诊断与治疗、护理与养生等方面都遵循着整体观念,其中"形神统一论""五脏情志论""人格气质学说""天人合一论"等中医心理疏导思想中不仅始终贯穿着生物、心理、社会医学模式的思维方法,而且还有更高层次的生态医学意义,对医学模式的转换有一定的启示意义。

1. 对现代医学心理学的启示

现代医学心理学所面临的问题实际上是西方心理学问题的一种反映或折射。现代医学心理学所秉承的是近代西方文化影响下形成的实证主义的科学心理学的治疗理论和方法。这种科学主义范式虽然促进了心理学的独立与发展,但也导致个体主义、伪科学主义、决定论、还原论、二元论等一系列问题,用这样一种范式去研究人的心理和行为,往往使人的心理表现出动物化、机械化、被动化、分裂化等倾向。而诞生于中国传统文化土壤的中医心理疏导思想在自身理论体系、诊断治疗、预防养生等诸多方面均蕴涵着身心兼顾、身心兼治的智慧。这种智慧实际上体现出的正是在中国传统文化浸润之下的中医文化内涵,即"心身合一"的有机整体观、"人贵论"的人文医学观、"道法中庸"的和谐均衡观、忧患意识下的养生防病观,这些文化内涵使中医学在认识论、方法论、价值论方面均有自身的特色,对解决现代医学心理学所面临的问题,具有借鉴的意义。

2. 对现代医学模式的启示

西方医学至今仍然未能摆脱生物医学模式的魅影,秉承身心二分的传统,把人的心灵与身体分离对立,作为主体与客体来把握,并且任何疾病都以还原论为主导思想进行分析,还原为元素或者是物理化学层次、分子生物形式、基因组成等。尽管由生物医学模式转换到生物、心理、社会医学模式提出已久,但现代医学的理论体系与中医不同,它是诞生于生物、病理、解剖学基础之上的,要在其理论体系之内融入心理、社会等方面的理论和内容,切实实现由生物医学模式转换到生物、心理、社会医学模式还是举步维艰。中医心理疏导从其诞生之日起,其理论体系就是和心理、社会、环境等内容融合在一起的,整体观念是中医心理疏导最重要的特点,"形神统一论""五脏情志论""人格气质学说""天人合一论"等中医心身思想不仅始终贯穿着生物、心理、社会医学模式的思维方法,而且还有更高层次的生态医学意义,对医学模式的转换有一定的启示意义。

随着社会需求和疾病谱的变化,中医心身思想正不断地从大量临床新经验的积累中进行理论上的总结与升华,进而指导实践。尽管包括中医心理思想在内的中医心理疏导中某些理论和学说比较笼统,目前仍处于定性有余,定量不足的实证缺乏状态,但医学不是一门单纯的自然科学,它有着深刻而明显的人学标记。所以,现代医学心理学和现代医学模式的转换应在当代科学技术背景下,从文化的角度去理解医学,借鉴中国传统文化影响下的中医心理思想的思维方式,如"天人合一""形神合一"的整体观、"五脏情志论"的唯物辩证观等"整体""动态"的系统思维模式,还要对中医心理疏导在人文内涵和生态意义上的启示给予关注。

第二节　中医心理疏导实践的发展趋势

我国现代心理疏导工作开展较晚,从解放初期到 20 世纪 80 年代,主要是在精神医学领域开展心理疏导工作。改革开放后,各种心理疏导机构如雨后春笋般地出现。但由于社会变革的速度加快和人们对心理疏导服务需求逐年增长的趋势,尽管心理医生逐年增多,我国心理疏导机构和人员仍十分不足。

一、中医心理疏导实践的进步与缺陷

古老的中华民族有不少对心理异常现象的理论认识和实践知识。如两千年前的《黄帝内经》中有"精神不进,志意不治,病乃不愈"的记载;传统养生健身之道中有"养神先养性"的心理卫生思想;民间的看风水、请神、卜卦等许多民俗活动中有时隐含着缓解人们紧张情绪的心理疏导意义。但总的来说,我国古代尚未整理和发展出一套完整的心理疏导理论方法。在西方,早在古埃及和古希腊时代就已使用暗示疗法治疗疾病,希波克拉底率先将心理异常归结为人身的原因,摒弃了从神那里寻求心理障碍起因的想法。之后,古罗马继承了希波克拉底的理性精神;艾瑞忒欧斯认为躁狂和抑郁是同一种疾病的不同表现;盖伦把疾病分为身体的和心理的两大类,并认为大脑负责心理功能,中世纪是人类对待心理异常者最黑暗的一页,教会和修道院取代医生"治疗"心理异常,许多患者被拷打、禁闭、火烧、水淹,心理疾病被看作是魔鬼附体。直到文艺复兴开始,精神障碍患者的照管才从修道院转到精神病院,现代心理治疗是以弗洛伊德创立的精神分析体系为开端的。在20世纪中期,继精神分析后,陆续出现了行为治疗、认知疗法、认知-行为治疗、人本主义治疗、系统论等心理疏导体系,这些体系又派生出许多心理疏导流派。

(一)中医心理疏导实践的进步

新中国成立以来,随着党的中医政策不断落实,中医心理疏导教育规模不断扩大,初步形成了比较完整的教育体系,主要表现在以下几个方面。

1. 专业设置渐趋齐全

目前全国中医院校学科专业已发展到15个,基本覆盖了中医心理疏导理论与临床学科体系。

2. 教育层次渐臻齐备

研究生教育,本、专科和中专教育得到进一步发展,能培养博士生、硕士生、本科生、大专生和中专生等多层次的中医心理疏导人才,初步适应了我国目前经济建设和中医心理事业发展的需要。

3. 办学形式丰富多样

目前中医教育除招收国家培养的全日制本、专科和中专生外,还具有函授、夜大、师带徒、社会力量办学、自学考试等多种办学形式,为中医心理疏导人才培养开辟了多种途径,初步形成了学校培养、在职教育、继续教育、自学成才的中医教育网络。

4. 现代教学手段的渗透

随着现代科学技术的发展,教学模型、教学图表、电化教学及计算机教学等现代教学手段已在中医心理教学中得到运用。这对于提高教学效果、培养学生智能、活跃教学气氛起了很好的作用。

5. 实验教学的开展

目前实验教学日益受到人们的重视,中医心理疏导也开设了实验课,这些实验教学的开展,不仅能提高教学效果,激发学生兴趣,培养学生动手能力,而且有助于学生掌握现代实验手段研究中医,对中医心理疏导的发展与提高无疑会有巨大作用。

(二)中医心理疏导实践的缺陷

1. 传统口授仍占主导地位

长期以来,中医心理院校课堂教学大多采用"填鸭式"的满堂灌。学生只被当作接收知识的机器而非学习的主体,智能培养和技能训练被忽视,以致造成学生知识面较窄,主动学习、临床运用和科研能力较差。这种状况若长此下去,势必影响中医心理疏导教育质量和人才素质的提升。

2. 实验教学比较薄弱

近年来,中医心理院校虽尝试开展心理疏导理论实验课,但尚有许多不成熟之处。从整体来看,目前中医心理院校的实验教学仍然薄弱。

3. 临床教学有待改进

实践性是中医心理疏导教育的一个鲜明特点,然而目前仍存在着理论脱离实际的状况。不少院校见习、实习基地未能完全配套,大多数中医心理院校的教学实习均安排在最后一年,不仅教学课时不够,而且教学效果也不显著。不少学生走上工作岗位后暴露出动手能力和实验技能较差的弱点。

二、中医心理疏导实践的展望

(一) 中医心理疏导教育层次的展望

1. 新型教学模式的创建

现代科学技术的飞速发展推动着医学科学技术的不断进步。作为新技术革命的微电子学、生物工程、光纤通信、激光技术、核磁共振技术、电子计算机技术及新型生物材料在医学上的应用,促进了医学科学的高度分化和结合,出现了一批新型边缘学科,如生物医学工程、医学电子学、激光医学、超声医学、电子计算机医学应用等。细胞分子学和医学遗传的发展、免疫学的进步、器官移植的成功也给医学科学新理论、新技术的不断涌现创造了条件,世界医学科学正蕴藏着新的突破。同时社会科学、人文科学与医学科学的相互渗透使医学模式的传统观念受到冲击。现代医学科学技术发展的新情况使中医心理疏导理论和实践面临着严峻挑战。因此,未来的中医心理疏导教育必须吸收现代自然科学技术和社会科学成果,建立新型的教学和人才培养模式,大力培养既具有中医心理疏导专业理论知识又能掌握自然科学技术和社会科学成果,并能综合运用的复合型人才。唯有如此,未来中医心理疏导教育才能适应社会环境和综合科学技术发展的要求,才能促进中医心理疏导的现代化,将中医心理疏导纳入现代科学整体化发展的轨道。

2. 教材、教学语言的革命与规范化

中医学理论形成于 2000 年以前,在其创建和发展中渗透着古代哲学、天文、地理、气象、生物、物理、化学、心理学多种学科内容,显示出内容的复杂和精深。同时,由于历史和时代的局限,中医心理疏导理论体系尚欠严密,医学术语概念含混,表达未能规范化,使中医心理疏导理论始终未能摆脱枯燥晦涩、抽象笼统的局限,在一定程度上影响了面向现代人的中医心理疏导理论教学效果和教学质量。未来的中医心理疏导教育必须实行教材与教学语言的革命,逐步实现中医心理疏导理论表述的科学化、规范化和现代化。

3. 培养模式从统一走向个性化

目前,中医心理院校的专业设置、课程结构、教学层次和办学形式大同小异,人才培养模式亦基本相同。这种人才培养模式的统一淡化和削弱了中医心理院校各自的优势和特色,未能适应社会对中医心理疏导人才的多品种需要。随着中医心理疏导教育的改革和发展,未来的中医心理疏导教育将会是各个中医心理院校根据本身的办学条件(师资、图书、设备)和学科优势,因校制宜,设置不同专业,培养带有本校特色和个性的专业人才。不同院校之间可以形成人才培养的互补优势,既可以解决中医心理疏导人才分配专业单一的倾向,又可弥补社会对中医心理疏导人才需求的缺口,有利于造就适合未来社会的多品种、多规格的中医心理疏导人才。

4. 医教研综合系统的建立和完善

高等中医心理院校的主要任务是培养高级中医心理疏导人才,承担医疗和科研任务。院校的附属医院是院校医疗职能的履行者,为中医心理疏导的教学提供重要的临床实习基地。同时,医疗水平的提高又能更新、丰富教学内容。而中医心理疏导理论研究能提高教师的理论水平和专业修养,因此中医心理疏导教育的发展有赖于中医科研的突破和医疗水平的提高。同时,中医心理疏导教育的发展也能为医疗和科研提供专业人才,有利于科研和医疗水平的提高。三者之间是一个互相依从、彼此互补的综合系统。未来中医心理疏导教育应建立和完善医教研综合系统,通过优化医教研各子系统的功能,建立合理有序的系统结构来强化综合系统的功效,提高教学质量和办学效益。

5. 广泛开展与世界医学教育的交流

随着改革开放的不断深入,未来的中医心理疏导教育将深入开展与世界医学教育的广泛交流,大力发展留学生教育,广泛吸收、接纳外国留学生来中国学习中医心理疏导理论,使中医心理疏导理论和技术为人类心理健康事业做出应有贡献。同时,我国的中医心理院校也将陆续派遣留学生、访问学者、考察团、学术交流团去世界其他国家的医学院校学习现代医学科学理论和教育管理经验,促进我国中医心理教育的现代化。

当代中医心理疏导教育为中医心理疏导事业的发展奠定了良好的基础,未来中医心理疏导教育为我们展示了广阔的前景,只要我们勇于开拓,不懈努力,走改革开放之路,深化中医教育改革,加强国内外医学教育领域的交流合作,中医心理疏导教育必将走向世界,走向未来,走向现代化,为全人类的心理健康事业做出更大贡献。

(二)中医心理疏导社会层次的展望

自 20 世纪 80 年代以来,中医心理疏导服务通过引进西方在整合心理病人治疗、康复和社区服务方面的思想、知识和实践模式,已走在现代化的大道上。中央政策、相关文件及法律的制定表明,中医心理疏导服务将进入一个新的时期。然而,随着近十年来经济的飞速发展,商业化和市场化也在心理疏导服务中发挥着重要作用。中央财政投入相关的机构需通过消费者付费来维持运作,心理卫生服务仅仅对能负担得起医疗药物费用的人来说具有可及性,那些贫穷、贫困和不受关注的人无法获得任何的服务。随之而来的结果是在专业实践中谋求金钱和利润的思想及作风日益盛行,甚至连相关专业注册和资格考试也成为相关部门谋取利益的有效方式。政府应采取长期而强硬的手段对目前的税收、医疗保险和心理疏导服务资金进行审视,使中国所有地区的心理病人都能得到和负担得起心理疏导服务。政府应该采取措施确保相关心理疏导服务专业人士能获得稳定的收入,过一个体面的生活,提高他们的专业训练以确保其获得心理病治疗、康复和社区融入方面的知识训练。心理疏导教育应该在中国所有地区得到普及,提高中国人对心理疾病的知晓率,使心理病人及家庭照料者能获得相关的心理疏导知识和服务。中央和地方心理卫生制定者、专业人员及心理疏导机构都应该对这些进行倡导,否则,近年来发展起来的心理疏导服务的优势迟早会被可及性差,资金、专业培训不足和服务质量的参差不齐等问题掩盖。心理疏导服务未来的发展担子将由于心理疏导服务均衡发展和特别关注贫困地区的困难而加重。均衡发展意味着所有的资源、政策和立法应该在中国所有的地区保持一致,特别关注模式意味着在资源、福利和救助方面应该注重对贫困地区,如中国西部地区的分配,以提高那里的心理疏导服务质量。事实上,因为中国不同地区在经济、文化和社会条件等方面的巨大差异,不同的省、市、自治区可能需要制定当地的心理疏导政策,提高区域内的心理疏导服务。

第三节　治疗理论和方法技术的选择

中西医结合是我国卫生工作的既定方针,各种疾病都可实施中医心理疏导疗法。中医对心身病早有认识,理法方药自成系统,治疗方法多种多样,有些与现代心理治疗契合,成为现代心理疗法的先驱,有些疗法新颖奇特,别具一格,闪耀着东方灿烂文化的特色,丰富与充实了心身疾病的治疗手段。美国学者科维勒曾对中医心理治疗给予高度评价,认为中国人首创了信仰治疗、转移兴趣、改变环境等独特疗法而且疗效明显。另一美国学者墨菲也强调"世界心理学的第一故乡在中国",并认为中医心理治疗源远流长。目前,不少中外学者正酝酿创立中医心身医学,这也说明治疗心身疾病确为中医所长。

心理疏导法包括中医正言开导法与中药梳理开泄法正言开导是一种最典型、最基本的心理治疗,旨在使病人明达事理,解除病本。中医认为开导病人,争取患者的信任与合作非常重要,《素问·师传篇》有这样一段话:"人之情,莫不恶死而乐生,告知以其败,语之以其善,导之以其所便,开之以其所苦,虽有无道之人,岂有不听者乎?"这里的告知、语之、导之、开之就是所谓正言开导法。正言开导法对多种心身疾病都有良效,甚至包括一些疑难病例。

正言开导法符合认知疗法原理,而中药梳理开泄法符合行为调节药疗法原理,可应用于各科心身疾病。

常用中医心理疏导疗法有很多,如默坐澄心法、中医娱乐疗法、情志相胜疗法、中医自然疗法、调欲疗法等。

一、默坐澄心法

默坐澄心法即中医的松弛疗法,本质上属于中医独特的心理疗法,美国生理学家雅克布森是创立渐进放松疗法的先驱。中医受老庄哲学与道家思想影响最深,不少卓越的医学家信仰道教,如王冰、孙思邈、葛洪、陶弘景等,道家的养生原理把效法自然、清静无为、见素抱朴、静观冥想贯穿于中医的松弛疗法之中。中医松弛疗法除受道家恬淡虚无、清心寡欲思想影响外,还渗透着佛教原理及儒家的中庸观念,正如《大藏经》所说:"思无邪偏是一药,性宽心和是一药,心平气和是一药,心静意定是一药。"其适应证为原发性高血压病、支气管哮喘、失眠、呕血、焦虑症、肌紧张头痛、窦性心动过速、阵发性室上性心动过速、性功能障碍等多种心身疾病。

二、中医娱乐疗法

中医娱乐疗法是通过各种娱乐活动增进身心健康的一种心理治疗方法,中医娱乐疗法主要指音乐疗法。我国素有礼仪之邦之称,很早就认识到音乐可以影响人们的身心活动。《礼记》中说:"乐者音之所由生也,其本在人心之感于物也。"《乐记》一书也谈到音乐对调节生活和谐和增进健康都具有重要作用,而《黄帝内经》更是重视音乐医疗和康复养生,《素问》指出"脾在音为宫,肺在音为廘,肝在音为角,心在音为徵,肾在音为羽",说明音乐作为一种特殊娱乐与脏腑之间有互动的内在联系。需要强调的是,中医在长期临床实践中总结出一系列精湛独到、行之有效的音乐治疗理论方法,这些理论与方法异军突起,源远流长,颇具特色,独树一帜。如阴阳乐曲、五行施乐、乐药同源、脏乐互动、音乐养生等,至今仍对防治疾病具有重要的价值,而且扩充并完善了音乐治疗学术体系,扩大了音乐治疗研究的视野,值得人们深层次思考与进一步探索并发扬光大。中医音乐治疗的方式方法有以下五个方面:辨证施乐、三因制宜、打造乐境、音乐电疗和音乐保健。其可用于各种心身症与心身疾病。

三、情志相胜疗法

情志相胜疗法即内经所谓悲胜怒、恐胜喜、怒胜思、喜胜忧、思胜恐。元代名医朱震亨据此演绎为"活套疗法",即"悲可以治怒,以恻怆苦楚之言感之;喜可以治悲,以欢乐戏谑之言娱之;恐可以治喜,以祸起仓促之言怖之;思可以治恐,以虑此忘彼之言夺之;怒可以治思,以污辱欺罔之言触之"。情志相胜疗法是中医独特的心理治疗,这种情志互相制约的心理疗法要比沃泊1958年出版的《交互抑制心理疗法》一书早了将近2000年。情志相胜疗法的机制在于情志生于五脏,而五脏存在克胜关系,所以情志之间也存在克胜关系,《黄帝内经》中此说对后世影响很大。《医方考》云:"情志过极非药可愈,须以情胜。"《黄帝内经》亦言:"百代宗之,是无形之药也。"情志相胜疗法选择了最基本的情志——喜、怒、思、悲、恐,故情志相胜疗法主要有喜胜法、怒胜法、思胜法、悲胜法、恐胜法及两极转化法。其可用于治疗心身疾病、神经症与某些精神病。金元四大家之一的张子和曾用这种以情胜情的疗法治好许多心身疾病患者。一位病人因过度悲伤心中结块而痛不可忍,张子和说:"《黄帝内经》言忧则气结,喜则百脉舒和,又云喜胜悲。"于是以谑浪亵狎之言娱之,患者大笑不止,一两天后,心下结块皆散。前已谈及的张子和用脱敏疗法治疗恐惧症一例也是一种情志相胜治疗,属于思胜恐。张先生让病妇明白产生惊恐的原因,而思属脾土,恐属肾水,脾土可以胜克肾水,故思可以制约恐吓。清代《冷庐医话》中介绍了一例恐胜喜的心理疗法,说的是江南一书生在京考中状元,因过于高兴而发狂,医生以危言惧之以死,说他不过十天就会死的,应该赶快回家,不然就见不上家人了,这位书生惊恐忧郁,心窍闭合,返回家乡时已如常人。尽人皆知的范进中举,也属于以情胜情法的"恐胜喜"。《医术名流列传》还记载了以喜制怒的相反情绪疗法,原文如下:"一女伤于怒,内向卧不得转,迪诊之,因索花作妇人妆,且歌且笑,患者闻之,不觉回顾,大笑而愈。"

四、中医自然疗法

中医自然疗法又称天然疗法。人赖自然界以生存,自然界给人类创造了赖以维持身心健康的自然景观,如高山、大海、森林、花草等。悠悠数千年,我国劳动人民在与大自然的抗争中发明和发现了许多实用、简便的自然疗法,迄今仍流传于民间,包括景观疗法、色彩疗法、花木疗法、高山疗法等。工作之余应寄情山水,投入大自然怀抱,或读诗书、弄琴瑟、习书法、对弈棋,或养花种竹、焚香煎茶、小酌半醺、益友清谈,或登城观山,或静坐垂钓,这可使人们心情愉悦,心身都得到完全的松弛,还可从大自然中获得取之不尽、用之不竭的力量,从而恢复体力、增添活力、振作精神、发奋工作。投身大自然,进行日光浴、森林浴、海水浴、沙石浴,是治疗心身疾病的好方法。旅游于他乡异域,饱览山川形胜之美,面对大自然无与伦比、绚丽多彩的美景,心胸中积累的块垒也会一扫而光。中医自然疗法适用于各科心身疾病与各种神经症,色彩疗法主要用于病房、病床、墙壁、窗帘、灯光等的布置。忧郁症患者可将墙壁窗帘等设计为暖色中的红色、橙色;躁狂症选冷色中的青、蓝、绿;如属狂、癫、惊恐等情志异常者,可选用平肝镇胆的粉红色。

五、调欲疗法

欲指人之欲求,即欲望要求,即人的需要。这种需要有物质的、精神的、生理的、心理的、自然的、社会的、低层次的、高层次的,其中食欲与性欲是人的基本生理需要,"乃人之大欲焉"。调欲疗法是以患者欲求为心理操作对象,具体来说,调欲疗法有节欲法、从欲法、导欲法与养欲法。人人皆有七情六欲,人的欲望如长期得不到满足就会产生负性情绪,使行为异常、意志丧失,导致精神萎靡、神志颓唐,甚至酿成疾病。积极地给予心理干预,调欲以和心身,就能达到防治疾病的目的。节欲即节制欲望,节欲法是通过节制过度的欲求,以保心身处于和谐状态。其主要方法是端正认知,调整欲求目标,要让患者理智地认识到欲求是人性使然,而且欲求具有能动性,可以促进人的行为与行动,但欲求具有两重性,如期望值过高,欲求过奢,则会因难以实现而感到失望与惆怅,进而造成心身伤害,故应知足常乐,节制过高的欲求。从欲法又称顺志法,指治病不仅要顺从人的生物规律,而且要顺应心理规律,要顾及患者的意愿、欲求,它们包括:显欲,即意识层面的欲求;主欲,即主导欲求;潜欲,即潜在欲求。导欲法即引导欲求。当欲求难以实现时,应引导出其他欲求以替代当前受挫欲求,新欲求的确立要遵循易导原则、现实原则、个体化原则与外部支持原则,新欲求还需要及时地强化与巩固。本疗法主要针对欲求低落者的一般欲求的调整,通过扶持、养护受挫欲求者,恢复其积极的生活态度,恢复其积极心态,而积极心态与心身健康是相伴随的。以上疗法适用于各种心身疾病与各种神经症。

　　中医心理疗法开拓了中医心理疏导的新途径,增添了心理疏导的内容,丰富了临床心理疏导的内涵。总之,中医心理疏导疗法犹如价值连城的和氏璧,应该将这块璞玉加工雕琢成无瑕美玉,应该让它堂堂正正地走向临床第一线。心理疏导在临床中常用于心理障碍、社会适应不良等的治疗。心理障碍多见于七情致病,常表现为烦恼、抑郁、紧张、多疑、惊恐等。治疗通常"必伏其所主",而"先其所因",分析疾病本质及引起情绪异常的根本原因,用疏泄情绪的办法,通过自己明白事理,以理胜情,抑情顺理而愈。此外,青少年口吃、遗尿、多动、网瘾、学习困难、注意力不集中等不良习惯;婚恋感情纠葛、家庭生活波折、职业选择、人际关系处理等问题;老年人孤独、丧偶、续弦等问题;药物依赖、酗酒、残疾人心理障碍等心理问题,均可通过洞察患者心理,动之以情,晓之以理,重塑认知,来帮助患者解除心理上的困扰,并辅以适当调养方式而获愈。心理疏导还可用于心身疾病的治疗。由于心理因素对躯体疾病的影响,从病因到转归预后均可见,故而心理疏导贯穿于疾病治疗的全过程。特别是近年来随着心身医学的发展,中医心理疏导不仅针对"不寐""脏燥""梅核气""郁病""阳痿"等病因及临床异常心身现象表现突出的疾患疗效明显,而且对于"偏头痛""心动悸""胃溃疡""呃逆""厌食""消渴""痛经""经前紧张综合征"等各种疾病运用心理疏导辅助治疗,常常能收到意想不到的效果。

参 考 文 献

[1] 陈来. 儒家文化与民族复兴[M]. 北京:中华书局,2020.

[2] 叶晋良. 中国传统文化与中医文化研究[M]. 西安:三秦出版社,2019.

[3] 杨学鹏,张维波,李守力,等. 中医阴阳学导论[M]. 北京:华龄出版社,2019.

[4] 鲁龙光,黄爱国,陈建国. 强迫症疏导治疗及长期随访案例[M]. 南京:东南大学出版社,2017.

[5] 鲁龙光. 心理疏导疗法解读[M]. 南京:东南大学出版社,2017.

[6] 陈利国,马民. 中医养生康复学[M]. 广州:暨南大学出版社,2013.

[7] 邓晓芒. 儒家伦理新批判[M]. 重庆:重庆大学出版社,2010.

[8] 金香兰. 古代大医养生之道:中医养生名家学术思想研究[M]. 北京:北京科学技术出版社,2014.

[9] 李进. 老年精神卫生[M]. 上海:上海科学技术出版社,2004.

[10] 李婷. 金元时期(1115—1368)情志病案整理研究[D]. 哈尔滨:黑龙江中医药大学,2016.

[11] 李德新. 中医基础理论[M]. 北京:人民卫生出版社,2001.

[12] 李慧吉,武成. 情志医学的研究[J]. 天津中医,2000,17(6):37 – 38.

[13] 李翠娟,巩振东. 从脾论治情志病探析[J]. 时珍国医国药,2018,29(4):930 – 931.

[14] 梁海凌. 从脾脑相关理论探讨脾胃与情志的关系[J]. 福建中医药大学学报,2013,23(5):50 – 51.

[15] 林乾良,刘正才. 养生寿老集[M]. 2 版. 北京:中国中医药出版社,2012.

[16] 刘占文,马列光. 中医养生学[M]. 北京:人民卫生出版社,2007.

[17] 刘珍贵. 气功疗法实践[M]. 石家庄:河北科技出版社,1985.

[18] 马光烈,蒋力生. 中医养生学[M]. 北京:中国中医药出版社,2016.

[19] 梅雨霖. 长寿有方:献给每一个中国人的自助长寿秘诀[M]. 北京:中国中医药出版社,2017.

[20] 孟昕,汪卫东. 中医五行音乐疗法的理论和应用探析[J]. 环球中医药,2017,10(10):1118 – 1121.

[21] 牛腊红,刘涛. 情绪与健康[J]. 中华中医药学刊,2007,25(3):544 – 545.

[22] 裴立新.老年抑郁症患者的心理疏导及精神护理[J].中国实用医药,2018,13(2):187-188.

[23] 裘沛然.中医名言辞典[M].长沙:湖南科学技术出版社,1992.

[24] 任嘲,景利华,楼立清.中老年人自我保健方法[M].北京:金盾出版社,2000.

[25] 孙晓生,徐峰,谢波.传统精神养生与心理疗法的比较[J].广州中医药大学学报,2013,30(2):262-264.

[26] 林崇德.咨询心理学[J].北京:高等教育出版社,2002.

[27] 鲁龙光.心理疏导疗法[M].北京:人民卫生出版社,2006

[28] 黄爱国,杜文东,陈建国.鲁龙光心理疏导疗法简介[J].中国行为医学科学杂志,2006(2):182-183.

[29] 潘爱胜."疏导心理疗法"科研成果评审会在宁召开[J].中华神经精神科杂志,1985,181(1):12.

[30] 黄爱国,杜文东.论先秦时期医学心理学思想[J].中华医史杂志,2006,36(2):87-90

[31] 张艳萍.中医学的知识本体解析及启示[J].医学与哲学(人文社会医学版),2010(2):60-62.

[32] 陈英敏、高峰强.以有机哲学的视角看中国传统心理治疗思想[J].心理学探新,2009(2):15-18.

[33] 仲茂凤,黄雪强,魏燕燕,等.运用中医体质学说对心理健康干预的可行性初探[J].心理学探新,2017,37(5):392-395.

[34] 唐敏.中医情志护理干预对改善冠心病病人心理状态的影响[J].蚌埠医学院学报,2017,42(4):543-545.

[35] 刘静茹,毛智慧,刘晨冰.中医"七情"在临床心理护理中的应用[J].辽宁中医杂志,2015,42(6):1331-1332.

[36] 王洪志.中医心理治疗理念简述[J].中国心理卫生杂志,2015,29(10):729-732.

[37] 佟欣,赵法政,左军,等.中医心理暗示疗法的来源及医疗应用[J].中国医药导报,2015,12(16):149-152.

[38] 王建琴,霍有萍,杜渐."祝由"内涵及在现代中医心理治疗中的意义[J].中国中医基础医学杂志,2014,20(8):1047-1048.

[39] 李世通,汪卫东,王米渠.探索中医心理之《教育治疗学》思想[J].国际中医中药杂志,2013,35(10):865-867.

[40] 谭曦,张靖,杨秋莉,等.阈下抑郁的中医心理干预及其作用机制研究[J].中国全科医学,2013,16(28):2649-2651.

[41] 翟春晖.中医心理疏导在临床治疗的重要性[J].中国社区医师(医学专

业),2012,14(29):175.

[42] 闫少校,郎俊莲.中医"情志相胜"心理治疗的优势、弊端与改进对策探讨[J].中医杂志,2012,53(4):294－296.

[43] 罗岚,陈阳.中医情志心理疗法初探[J].江西中医学院学报,2011,23(1):17－20.

[44] 邹小娟.论中医心理治疗的方法及特点[J].光明中医,2011,26(1):17－20.

[45] 石君杰,徐发莹,陈树婷.古代中医情志相胜的心理疗法初探[J].江西中医药,2010,41(4):12－14.

[46] 崔志义,王磊,崔健,等.论中医心理治疗[J].辽宁中医药大学学报,2010,12(3):49－50.

[47] 李红,任玉珍.中医心理疏导四步法的应用[J].护理研究,2008,22(A2):63.

[48] 李杰,吴红金,黎频,等.不同中医证候心力衰竭患者的心理状况分析[J].中华护理杂志,2007,42(1):15－18.

[49] 李兆健.中医心理治疗研究[J].上海交通大学学报(医学版),2006(10):1182－1185.

[50] 杨倩.中医心理治疗的行为疗法初探[J].广州中医药大学学报,2006(3):189－192.

[51] 张纯,陈利国.中医心理治疗理法探析[J].陕西中医,2004,75(8):728－730.

[52] 刘海燕,吴爱勤.几种中医心理疗法在精神科临床中的应用[J].神经疾病与精神卫生,2004,4(1):44－45.

[53] 孙丽,张雪亮.建立中医特色医养结合病房模式的探讨:以北京市朝阳区孙河区卫生服务中心为例[C].世界中医药学会联合会医养结合专业委员会成立大会暨首届学术年会论文集,北京:[出版者不详],2016:47－52.

[54] 孙学东,朱小松.实用心理学论文荟萃[M].武汉:华中科技大学出版社,2016.

[55] 汤春燕.老年糖尿病中医证候与情志异常的相关性研究[D].北京:北京中医药大学,2016.

[56] 魏铁力.情志病治法刍议[N].中国医药报,2000－10－19(6).

[57] 王米渠,王克勤,朱文锋,等.中医心理学[M].武汉:湖北科学技术出版,1986.

[58] 王利,王淼.太极拳锻炼对中老年人心理因素影响分析[J].中国临床康复,2004,8(6):1128－1129.

[59] 王宏伟.《辨证录》情志疾病用药规律研究[D].南京:南京中医药大学,2017.

［60］ 吴玉韶,党俊武.中国老龄产业发展报告(2014)［M］.北京:社会科学文献出版社.2014.

［61］ 许笑盈.《养老奉亲书》老年养生思想研究［D］.合肥:安徽中医药大学,2016.

［62］ 徐泽,王爱杰.中国传统养生术［M］.北京:中国医药科技出版社,1992.

［63］ 姚春鹏,姚丹.黄帝内经译注［M］.上海:上海三联书店,2015.

［64］ 晏显妮,陈瑞芳.浅谈健身气功八段锦与中医养生治未病的关系［J］.湖南中医杂志,2017,33(9):135－136.

［65］ 叶浩生.西方心理学理论与流派［M］.广州:广东高等教育出版社,2004.

［66］ 朱永新.心灵的轨迹:中国本土心理学研究［M］.北京:人民教育出版社,2004.

［67］ 张问渠,张昱.名老中医谈养生延寿［M］.北京:科学技术文献出版社,2008.

［68］ 张玉辉,杜松,刘理想.陈直老年养生思想探析［J］.中国中医基础医学杂志,2011,17(1):8－9.

［69］ 张亮亮.叶天士老年医学学术思想研究［D］.福州:福建中医药大学,2006.

［70］ 张丽萍,张伯礼.情志病的中医药研究现状分析与思考［J］.辽宁中医杂志,2008(3):349－351.

［71］ 朱俊楠,张雪亮.《寿亲养老新书》老年情趣养生法述要［J］.中华中医药杂志,2016,31(10):4166—4168.

［72］ 周振.老年痴呆症的研究探析［J］.国医年鉴,2010:393－396.

［73］ 曾文星.文化与心理治疗［M］.北京:北京医科大学出版社,2002.

［74］ 周亚勋,陈大可,张继尧,等.长寿知识大全［M］.天津:天津科学技术出版社,1988.

［75］ 卓廉士.天人合一全彩典藏图文本［M］.乌鲁木齐:新疆人民出版社,2009.

［76］ 曾序求.中医调理脾胃法则在老年养生康复中的意义及应用［D］.长沙:湖南中医药大学,2007.

［77］ 佚名.黄帝内经素问［M］.北京:人民卫生出版社,2005.

［78］ 国医编委会.黄帝内经译释［M］.哈尔滨:黑龙江科学技术出版社,2014.

［79］ 荀子.荀子［M］.上海:上海古籍出版社,2010.

［80］ 荀子.荀子全鉴［M］.北京:中国纺织出版社,2016.

［81］ 庄周.庄子通释［M］.北京:西苑出版社,2016.

［82］ 班固.汉书·董仲舒传［M］.北京:中华书局,2016.

［83］ 张仲景.伤寒论［M］.北京:人民卫生出版社,2005.

［84］ 许慎.说文解字［M］.北京:中国戏剧出版社,2008.

［85］ 陈寿.三国志(下)［M］.北京:中华书局,2011.

[86] 孙思邈.千金翼方[M].北京:中国中医药出版社,2009.

[87] 管仲.管子[M].上海:上海古籍出版社,2015.

[88] 孙思邈.千金翼方[M].太原:山西科学技术出版社,2010.

[89] 陈无择.三因极一病症方论[M].北京:中国中医药出版社,2011.

[90] 陈直.寿亲养老新书[M].福州:福建科学技术出版社,2013.

[91] 张从正.儒门事亲[M].北京:中国医药科技出版社,2011.

[92] 刘完素.河间六书[M].太原:山西科学技术出版社,2010.

[93] 李东垣.内外伤辨惑论[M].北京:中国中医药出版社,2007

[94] 忽思慧.饮膳正要[M].上海:上海古籍出版社,2014.

[95] 朱丹溪.朱丹溪医学全书[M].太原:山西科学技术出版社,2014.

[96] 高濂.遵生八笔[M].北京:人民卫生出版社,2007.

[97] 龚廷贤.寿世保元[M].上海:第二军医大学出版社,2006.

[98] 胡文换.寿养丛书全集[M].北京:中国中医药出版社,1997.

[99] 胡文换.类修要诀[M].北京:中国古籍出版社,1987.

[100] 冯辉.中医辨证配合心理疗法治疗焦虑症 86 例[J].天津中医,2002,19
(5):54 - 55.

[101] 严灿,邓中炎,潘毅,等.从现代心理应激理论研究中医肝主疏泄功能[J].
广州中医药大学学报,2000,17(3):209 - 211,274.

[102] 寿小云.中医心理脉象的临床识别[J].北京中医药大学学报,1997(3):16 - 20.

[103] 周龙标,王义方.中医心理治疗与中国传统文化[J].上海精神医学,1997
(2):99 - 101.

[104] 潘凤仙,黎红丹,兰鹏.浅谈中医情志学说与心身疾病的关系[J].湖南中
医杂志,2019,35(11):108 - 109.

[105] 王梁敏,胡海荣,季坤,等.浅谈五音疗法在中医情志护理中的应用[J].环
球中医药,2018,11(12):1987 - 1989.

[106] 李银华.从《黄帝内经》看中医情志护理[J].全科护理,2018,16
(16):1987 - 1988.

[107] 王立国,部爱贤.从中医情志学说思考亚健康状态[J].中医临床研究,
2016,8(19):64 - 65.

[108] 白娟,禄保平.基于中医情志理论探讨"治未病"[J].中医学报,2016,31
(6):818 - 821.

[109] 李亚真.论中医情志相胜疗法作用机理[J].福建中医药,2016,47(2):34 - 36.

[110] 章道宁,陶晓华,王天芳.中医整体观在情志疾病中的体现[J].河南中医,
2015,35(12):2878 - 2880.

[111] 钟祖军.从中医"情志"谈肿瘤[J].世界最新医学信息文摘,2015,15(34):

22 – 23.

[112]　邢玉瑞.中医情志概念研究[J].中华中医药杂志,2015,30(7):2278 – 2280.

[113]　林海慧,魏红.中医论治情志病研究[J].辽宁中医药大学学报,2014,16
(10):155 – 157.

[114]　白世敬,李峰,刘燕,等.道学对中医情志养生理论形成及发展的影响[J].
中医杂志,2014,55(8):642 – 644.

[115]　刘斯文.结合经典论著浅谈中医情志疾病[J].继续医学教育,2012,26
(10):66 – 68.

[116]　武嫣斐.基于中医神志学说的情志疾病理论探讨[J].光明中医,2012,27
(7):1426 – 1427.

[117]　柯兰,李娟.情志疾病的中医发病学探讨[J].江苏中医药,2011,43(5):10 – 12.

[118]　申力,韩江余.国内近5年中医情志学说研究分析[J].辽宁中医药大学学
报,2011,13(5):73 – 75.

[119]　苏玉茹.浅谈中医情志相胜疗法[J].白求恩军医学院学报,2011,9(1):36 – 38.

[120]　罗岚,陈阳.中医情志心理疗法初探[J].江西中医学院学报,2011,23(1):
17 – 20.

[121]　马月香.中医情志理论源流探析[J].中华中医药学刊,2010,28(9):1838 – 1840.

[122]　吕淑琴,赵丹.从《黄帝内经》情志致病反思中医心理疗法[J].吉林中医
药,2009,29(8):727 – 728.

[123]　张家玮,裴俭.中医心理学情志疗法略述[J].国际中医中药杂志,2009
(4):351 – 353.

[124]　张良骥,张震炀,张振雷.中医治疗情志病浅谈[J].浙江中医药大学学报,
2008(6):715 – 716.

[125]　徐筱莉,陈继根,王丽萍.七情致病及中医情志护理[J].中国现代医生,
2008(16):107 – 108.

[126]　聂绍通.中医情志相胜疗法的理论探析[J].湖南中医杂志,2008(3):
80 – 81.

[127]　杜怀钢.谈中医情志病[J].中国医药导报,2008(9):67 – 68.

[128]　周杰,赵文景.论中医情志及情志疗法[J].陕西中医杂志,2007(10):
1359 – 1361.

[129]　滕晶,齐向华.中医情志致病学说浅谈[J].中医药临床杂志,2007(3):
301 – 302.

[130]　徐浩岚,游向宇,张介平.论传统中医心理疗法的情志观[J].泸州医学院
学报,2004(6):568 – 569.

[131]　吕直.解读中医情志疾病研究[J].中医药学刊,2004(9):1601 – 1602.

[132]　徐蕊,侯雪艳,李淳,等.中医情志音乐治疗库构建的初步研究[J].中国中医药信息杂志,2017,24(11):12-16.

[133]　韩晓绘.浅谈中医情志护理的方法[J].中华护理杂志,1990(11):595-596.

[134]　王晓蕊,李萱,王贝贝.中医辨证联合心理疗法对焦虑症的疗效分析[J].心理月刊,2021,16(24):70-72.

[135]　李晓曦,张宏敏,李梦楠.基于心理契约视角下的中医院校护理兼职教师工作满意度、职业倦怠关系的相关性分析[J].湖南中医杂志,2021,37(9):110-112.

[136]　崔盈,王媛.中医情志疗法结合八段锦操对腰椎间盘突出症术后患者腰椎功能、心理状态及生活质量的影响[J].临床医学研究与实践,2021,6(27):177-179.

[137]　吴婷婷,谢艳秋.中医体质及心理状况与中重度痤疮中医证型的相关性研究进展[J].中医临床研究,2021,13(19):130-133.

[138]　施翠芬,谢斌.《灵枢·本神》中的神伤与饮食调护[J].江西中医药,2014,45(5):4-6.

[139]　张介宾.类经[M].北京:学苑出版社,2014.

[140]　曹庭栋.老恒言[M].福州:福建科学技术出版社,2013.

[141]　尤乘.寿世青编[M].北京:中华书局,2013.

[142]　叶天士.临症指南医案[M].北京:中国医药科技出版社,2011.

[143]　李兆健,王庆其.古代中医心理治疗医案评析[J].中医文献杂志,2007(1):23-26.

[144]　张靖,罗浩.试论明代社会养老情况与中医养生著作盛产的关联[C].世界中医药学会联合会医养结合专业委员会成立大会暨首届学术年会论文集,北京:[出版者不详],2016:87-92.